"大リーガー医"に学ぶ

地域病院における一般内科研修の試み

松村理司
医療法人洛和会総長

医学書院

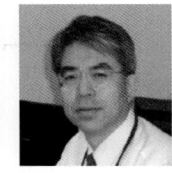

＜著者略歴＞
松村理司（まつむら　ただし）
1948年10月6日生まれ
1974年　京都大学医学部卒業
1974年　～1975年　京都大学結核胸部疾患研究所胸部外科研修
1975年　国立療養所岐阜病院外科勤務
1977年　国立がんセンターで胸部X線読影研修
1979年　京都市立病院呼吸器科勤務
1983年　沖縄県立中部病院で呼吸器病学・救急医療・一般内科学研修
1983年　～1984年　米国バファロー総合病院循環器科, コロラド州立大学病院呼吸器科研修
1984年　市立舞鶴市民病院内科勤務. 1991年副院長
1998年～　京都大学医学部臨床教授（総合診療科）
2004年　洛和会音羽病院副院長・洛和会京都医学教育センター所長. 同年院長.
2013年　洛和会総長
2015年　洛和会京都厚生学校学校長（兼務）
〔連絡先〕　〒607-8062 京都市山科区音羽珍事町2番地
　　　　　　洛和会音羽病院
　　　　　　TEL：075-593-4111
　　　　　　rakuwadr002@rakuwadr.com

"大リーガー医"に学ぶ―地域病院における一般内科研修の試み
発　行　2002年9月1日　第1版第1刷©
　　　　2016年4月1日　第1版第6刷
著　者　松村理司
発行者　株式会社　医学書院
　　　　代表取締役　金原　優
　　　　〒113-8719　東京都文京区本郷 1-28-23
　　　　電話　03-3817-5600（社内案内）
印刷・製本　三報社印刷

本書の複製権・翻訳権・上映権・譲渡権・公衆送信権（送信可能化権を含む）は（株）医学書院が保有します.

ISBN978-4-260-13898-7

本書を無断で複製する行為（複写, スキャン, デジタルデータ化など）は, 「私的使用のための複製」など著作権法上の限られた例外を除き禁じられています. 大学, 病院, 診療所, 企業などにおいて, 業務上使用する目的（診療, 研究活動を含む）で上記の行為を行うことは, その使用範囲が内部的であっても, 私的使用には該当せず, 違法です. また私的使用に該当する場合であっても, 代行業者等の第三者に依頼して上記の行為を行うことは違法となります.

JCOPY 〈出版者著作権管理機構　委託出版物〉
本書の無断複製は著作権法上での例外を除き禁じられています. 複製される場合は, そのつど事前に, 出版者著作権管理機構（電話 03-3513-6969, FAX 03-3513-6979, info@jcopy.or.jp）の許諾を得てください.

序

　2001年夏から初秋にかけて，市立舞鶴市民病院の内科病棟と外来は，実習医学生であふれている．1週間単位で同時には5人ずつまでなのだが，混み合っているのには，次の2つの事情が絡む．1つは，236床の地域病院にあって，内科は60床の混合病棟（年間入院患者は約1,000例）にすぎないからだ．ICUがないので，内科系重症患者もこの混合病棟に入室する．研修医（卒後3年目まで）を含めて現在16人（"大リーガー医"を加えると17人）の内科医がいるが，この5人を加えると，なんと21人となってしまう．チーム制を採用しており，回診などもチーム（現在3チーム）ごとに行っているが，総回診のときなどはふくれかえってしまう．もう1つは，単なる見学で事足れりとしていないからである．原則としてクリニカル・クラークシップの下に，医学生の主体的参加が鼓舞されている．クリニカル・クラークシップ自体は，すでに17年間以上続いているピラミッド型（屋根がわら式）の研修指導体制の一番下に学生を配置すれば築くことができる．そのことよりも，集まってくる医学生が昔よりも一層優秀で，動機が確かなだけに，病棟や救急室での滞在時間が並ではなくなるのだ．深夜や早朝の熱気は，余計に混み合った雰囲気を醸し出す．直接の指導に当たる1〜2年次研修医が最も疲弊するので，これ以上の実習希望は残念ながらお断わりしている．それでも，年間の実習生は100名を超えている．

　田舎での実習の人気の秘密は何か．いくつか箇条書きにしてみよう．

　❶16人の内科医全員が，「できるだけ間口を狭めず，かといって深み・緻密さ・微妙さを極力失うことのない一般内科と地域医療の展開」という，欲張ってはいるが同じ志を共有している．したがって，医師間の垣根が低く，内科全体の臨床姿勢が医学生にもわかりやすい．

　❷クリニカル・クラークシップの下で，医療面接（病歴聴取）や身体診察を反復見学・訓練できる．

　❸僻地にある付属診療所での診療は，正にプライマリケアの原点である．

またその地域は，人口約5,200人，高齢化率35％を超える（舞鶴市全体としては22％）だけに，一緒に連れていってもらった往診では，浮き彫りになった高齢化社会の一断面を目の当たりにする．在宅での臨終の光景に遭遇する機会さえ，たまにはある．

❹ 常駐する"大リーガー医"に接して，北米臨床医学の実力を体感する．生の医学英語が満喫できる．本場のEBM（evidence-based medicine；根拠に基づく医療）の真髄に接近できる．

❺ 回診やカンファレンスが多く，常に医学生の意見も求められる．大仰にいえば，「民主的な議論に基づく科学的なチーム医療」への参画の雰囲気に浸ることができる．癌告知や緩和ケアカンファレンスや病理解剖にも積極的に参加してもらっている．

異見はつきものである．OB医からでさえ，「我田引水なのではないか．感銘を受けて帰ってゆく者が多いといっても，一般の医学生が感銘を受けるのではなく，舞鶴にわざわざ来るような医学生のみが感銘を受けるのである．すでに感銘を受ける心の準備をした医学生たちが，舞鶴に来て感銘を受けるともいえよう．まあ，ひいき歌手のコンサートに行くような感じではないか．井の中の蛙ではだめだ」との反応がある．もっともな指摘だが，一般の医学生が刺激を受けないとはまだ確かめられていない．

「"大リーガー医"って本物？ イチローよりすごいの？」とも囁かれる．その答えの一面になりそうなエピソードを最近耳にした．それは，来年度（2002年）春に京都で開催される国際内科学会（会長 黒川清東海大学医学部長）における症例検討会の米国代表が3人〔William Hall先生（142頁），Robert Gibbons先生（161頁），Lawrence Tierney先生（183頁）〕いて，その3人ともが私達がかつて招聘した"大リーガー医"であり，かつ，うち2人は常連だということである．私達には，とても楽しい地球の狭さである．もっと嬉しいことは，初老の彼ら3人が，臨床現場の一般内科医・教師（clinician-educator）であり続けていることだ．具体的症例に則して，専門医や超専門医がかき集められたわけではない．さらに言うと，やはり3人ともに教授や臨床教授の肩書きはあるものの，Gibbons先生とTierney先生の2人は大学付属病院勤務医ではなく，私達と同じく一般病院勤務医であること

だ。だから，私達にとっては，余計にたくましいロールモデルとなる。国際学会での臨床討論の輪が，狭い意味での大学人に限られない現実こそ，「米国発の医療版グローバル・スタンダード」になってほしいものだ。

　小さな規模での，いわば寺子屋式教育とでもいえる私達の試みは，果たして普遍化できるのだろうか？　地域病院での一般内科の実践は，どこでも可能だろうか？　可能だとしたら，どういう条件がいるのだろうか？　その前に，一般内科の今日的意味とは何だろう？　"大リーガー医"に本当に学べるのだろうか？　何が学べるのだろう？　学べないものがあるとしたら，それは何だろうか？

　これから，それらについて考えてみたい。

　さて，ほぼ1年が経った。国際内科学会の症例検討会も大成功であった。特にTierney先生の，全く準備をしない，それでいて幅広い即戦力が光った。そして，眩しい初夏となった。1年で最も賑やかな学生実習の時期の到来である。さまざまな出会いの場でもありたい。

　2002年　初夏

松　村　理　司

目次

I 卒後臨床研修の実態　　1

1. 最近の日本医学教育学会大会でのさまざまな意見 ―― 2
2. 良い医者は作られているか？ ―― 3
3. 研修医の率直な声 ―― 7

II 市立舞鶴市民病院内科の卒後臨床研修　　9

1. 現状 ―― 10
2. "大リーガー医"に学ぶ ―― 22
3. "大リーガー医"招聘の沿革と将来 ―― 23
   1) 試行期（1984〜1985年）……… 23
   2) G. C. Willis 先生（1986年冬〜1990年春）……… 25
   3) "大リーガー医"常駐作戦（1990年秋〜1994年夏）……… 26
   4) "大リーガー医"継続作戦（1994年秋〜2001年秋）……… 29
   5) IT時代の"大リーガー医"招聘 ……… 31
4. 成果 ―― 32
5. 問題点 ―― 40
6. 教え子からの便り（研修医列伝） ―― 45
7. 展望 ―― 81

III 個人的な軌跡　　83

1. 団塊の世代の医学教育 ―― 84
2. 私の'転向' ―― 84
3. 沖縄県立中部病院（アングロ・アメリカ方式の卒後臨床研修プログラム）で学んだこと ―― 86
4. 米国の医療を垣間見て ―― 88
5. '軟着陸'と同時に ―― 93
6. 『ええにょぼ』の頃 ―― 96

IV "大リーガー医"達の背景と生の声　　99

1. Jules Constant 先生 —————————————————100
2. G. C. Willis 先生 ——————————————————102
3. Robert (Bob) Pieroni 先生 ————————————119
4. Richard (Dick) Diamond 先生 —————————123
5. Paul Gerber 先生 —————————————————126
6. Martin (Marty) Raff 先生 ———————————133
7. William (Bill) Hall 先生 ————————————142
8. Gerald (Jerry) Stein 先生 ———————————145
9. Thomas (Tom) Cooney 先生 ——————————147
10. Nortin Hadler 先生 ————————————————151
11. Robert (Bob) Gibbons 先生 ———————————161
12. Enrique Fernandez 先生 —————————————167
13. Joseph (Joe) Sapira 先生 ————————————174
14. Kishor Shah 先生 —————————————————179
15. Lawrence (Larry) Tierney 先生 ————————183
16. Om Sharma 先生 —————————————————189
17. George Meyer 先生 ————————————————195
18. John Kennedy 先生 ————————————————199
19. Robert (Dobbin) Tao-Ping Chow 先生 ————202
20. Chester Choi 先生 ————————————————204
21. Tah-Hsiung Hsu 先生 ——————————————206
22. Louis Leff 先生 —————————————————210
23. Brian Mandell 先生 ———————————————212
24. William (Bill) Schlott 先生 ———————————214
25. Jonathan Ross 先生 ———————————————217
26. Koichiro David Hayashi (林 弘一郎) 先生 ——219
27. William (Bill) Browne 先生 ———————————223
28. Ramin Ahmadi 先生 ———————————————227
29. Jack Ende 先生 —————————————————235

V その他の米国人医師の声　　237

　1．Y. B. Talwalker 先生 ──────────────238
　2．Maura Jo Brennan 先生 ──────────240

VI Non-medical talk（'市民講座'）　　243

VII 卒後臨床研修の刷新の方向　　247

　1．総合診療・一般内科・一般外科の充実（more generalism）──248
　2．EBM の展開 ───────────────255
　3．議論・討論の習慣の涵養 ────────257
　4．コメディカルとの協働 ─────────260
　5．臨床教授制 ───────────────261
　6．「説明の医療」 ─────────────264
　7．「寺子屋式教育」の普遍化 ────────265

VIII 浮かび上がる問題点　　267

　1．卒後臨床研修義務化に関して ────────268
　2．学位制度に関して ─────────────270
　3．医療事故に関して ─────────────275
　4．臨床医学の論理に関して─EBM の日本的限界 ───280
　5．臨床医学の倫理に関して─インフォームド・コンセント
　　を阻むもの ──────────────288

IX 医療現場の和魂洋才　　303

　あとがき ──────────────315

I

卒後臨床研修の実態

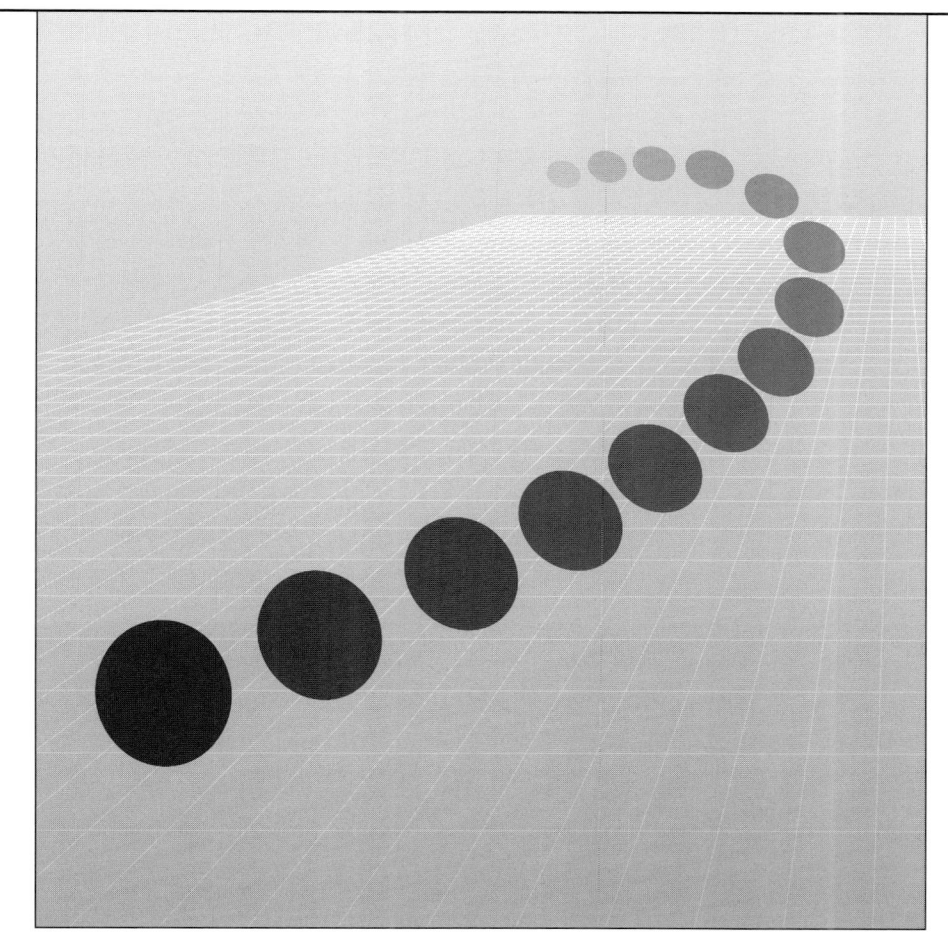

 最近の日本医学教育学会大会でのさまざまな意見

　斯界の泰斗や長老達の突出した持論は，多くの参加者の心をゆさぶる。2000年夏，仙台での第32回大会で黒川清先生（東海大学医学部長）が示された1枚のスライドは印象的だった。疾駆する新幹線の前に馬にまたがった侍達。「最新の技術と300年前の侍のメンタリティの共存─これが，欧米人の日本を見る目ですよ。」　シンポジウム「臨床医学教育と卒後初期研修」では，聖路加国際病院理事長の日野原重明先生がフロアから発言されたが，お声のつややかさは相変わらずであった。「日本の医学教育は，過去50年間何の進歩もなかった。大学病院の教官数も，微々たる増加ではどうしようもない。」

　つい煽られて，こんな場では中堅にしかすぎない私もフロアから一言。「研修医が労働者として扱われるのはよくない」という意見への反論である。「研修医は，当然労働者でもあるべきだ。したがって，年齢と労働に見合った適当な賃金と休息と保険が保障されなければならない。一部の大学病院で全くそれが守られていないのは，端的には財源の枯渇に基づくものだろうが，いろんな甘えや縛りに彩られた歴史的経緯も想像に難くない。早急に改善されるべきだ。しかし，最大の問題は'研修効率'というか'労働採算性'であって，これがおそろしくお粗末な現状も早急に刷新されるべきだ。研修が総じて暇すぎる日本の現状は良くないが，忙しさは，主として耳学問の活発さと対であるべきだ。私達は中小病院の枠の中で'研修医志向性病棟'を築いてきたが，もっと大きな規模で展開され，格調と歴史のある沖縄県立中部病院を手本にしてきた。」

　東京大学6年生の女生徒も挙手。「2つの質問あり。1つは，実習で各教室を回っても，専門性に徹した細切れの知識の授受ばかりで困る。もう1つは，細切れでない卒後臨床研修を求めても，その全国的な情報がほとんどない。」

　2001年夏，東京での第33回大会での黒川清大会長の特別講演「医学教育のリフォーム─新世紀への挑戦─」も圧巻であった。「交通手段の発達とインターネットの普及による情報の国際化により，医学教育にも『グローバ

ル・スタンダード』が求められる時代になっている。しかしながら，日本人の価値観や精神構造は，長く続いた鎖国の間に築かれた閉鎖性にいまだに支配されている。医学教育に限ってみても，明治維新期に導入されたドイツの制度の遵守は，『講座制』『教授権限』『学位制度』といった諸制度を継続させている。そして，最大の悲喜劇は，この構造の権力者が改革の必要性を全然理解していないことだ。医学教育の刷新は，私を含め退場しつつある者の大きな課題でなければならない」というような内容であった。

　私のような在野に近い立場の者には，「それは，本来なら，ゲリラ戦を闘っているような私達のせりふであって，前東京大学第１内科教授の発言ではないのではないか」という冗談めいた感慨が，いつもながら湧き上がる。ともあれ，斯界の最高指導者がここまでおっしゃるのに，日本の医学界がなかなか変わろうとしないのはなぜだろうか？　黒川先生がごく少数派だからなのか？　それはあるだろう。黒川先生がアメリカかぶれだからか？　それもあるだろう。黒川先生があまりに歯切れがよいからか？　いや，大層失礼な物言いながら，黒川先生に浮いているところがあるからか？　もしそうなら，どの点においてなのか？　そんなことをも吟味できたら，してみたい。

2　良い医者は作られているか？

　良い医者は，陸続とは作られていない。個々の臨床現場での散発的な努力がみられる程度であって，作ろうとする努力は，医学界の支配的な価値ではなかった。その最大の原因は，研究の偏重・臨床の軽視に尽きると思われる。教育などは最も軽視される代物というわけである。明治初期の西洋近代医学の導入以来，ずっと歴史的にそうであった。欧米列強に伍したいという願望は，基礎研究の国際的成果をこそ欲したようである。臨床や教育の充実といった課題は，さぞ地味だったに違いない。富国強兵や銃後の守りといった施策に含まれる医学的課題は，保健衛生や福祉の分野では問われこそすれ，臨床や医学教育の中ではあまり問われなかったようだ。政治や軍事への医学の従属は，第二次世界大戦以前には豊富に認められるが，例えば，満州第731部隊による中国人捕虜に対する人体実験のように，非人道的・否定的な色彩

を帯びやすい。

　ところで，以下の脚本はとげとげしく唐突に響くかもしれないが，個別的・具体的な状況への誹謗中傷ではないので，耳を傾けていただきたい。外でもない，教授選にまつわる逸話である。教授選に落ちた医学部臨床系助教授の平均的困惑ほど，現在の日本の臨床や医学教育の不備や無秩序を物語るものも少ない。狭い領域の基礎的研究という枠に閉じこもってきたため，専門分野の臨床知識でさえ，広がりと深みに欠けることを改めて自覚させられる人生の岐路でもある。再就職の受け皿となる大手の病院でも，実は誰も喜んではいない。臨床が秀でていないのに，かさ高く，動きも緩慢ときているからだ。学閥による人事の世話が期待できない場合は，開業の可能性もでてくるが，一層幅広い臨床力を求められることが多いだけに，苦悩も深い。

　医学部の権力の頂点は，いうまでもなく教授であるが，臨床系教授選考における研究業績至上主義や年功序列制一辺倒が，これまで良き臨床医の形成に大きな歯止めを欠いてきたといえる。この頃はやりのインパクト・ファクターも，対象は圧倒的に基礎的研究中心で，臨床や教育は素通りである。この傾向は，最近大学院大学になったような大学だけでなく，良き開業医養成が大きな目的なはずの大学にもずっぷりと浸透している。医学校が臨床医養成に重きを置かず，医学研究に主力を投入してきたという指摘は，文部科学省ですらが，自らの責任には一切言及することなく，一定程度は公にしている[1]。ここで，文部科学省の責任というのは，第1には，科学的グローバリゼーションに構造的に逆らう医局講座制を温存させている大本の責任者であることである。第2には，例えば，臨床系教室を運営する際の財政的基盤の中では最大の貢献因子である科研費（科学研究費補助金）の分配が，業績，つまりは基礎的研究の多寡で決定されやすいままである事態を指す。ところで，教授に選考された勝者の臨床力のなさや教育への関心の乏しさが，一旦選考された後に公的な評価の対象になることはない。医局講座制の壁は，なんといっても堅固である。講演会で「あまり臨床ができないので…」と断わろうものなら，かえって謙虚さや勇気が賞賛されるぐらいだ。だから，教授選考に漏れた敗者の進路や心境にこそ，矛盾が凝縮されるといってよい。

　このように，臨床系教室において，恩師が研究派で，昇進と存在感が研究

で決まれば，弟子が臨床や教育を重視しないのは自明である．だからこそ，次のようなぼやきが生じる．当院での研修を終え，現在大学病院で研究と臨床の2足のわらじを履く卒後約10年目の医師の生の声である．

「結局，助教授や講師が臨床家でないのが致命的なんです．症例検討会なんか最たるものですよ．なまじの責任感と存在誇示欲から，狭い自分の臨床領域に引きつけてものを言おうとするから，木を見て森を見ず，正に重箱の隅をつつくわけです．何時間もかかり，毎回ということになると，うんざりしてきて，臨床を志したい医員なんか寄ってこなくなりますよ．基礎研究の討論会ではそこそこ以上のことを言いますが，これが同じ人かと思えるほどのギャップですよ．教授は基礎系だから，こんな場面は全く収拾できないですし…．無駄な検査ならせずに…と言うのが精一杯ですね．具体的な内容はあげずに…」

臨床や教育は，優れた基礎的研究論文を書ける頭脳をもった医師なら，ちょっと時間をかけて修練すれば免許皆伝するわけではないのが，よく描かれている．裸の王様はそこここに居るのだが，事を荒立てたくないという日本的風潮と，そこそこ以下の臨床能力の医師集団には見破られにくいという日本的制限が，情報公開への大きな障害になってきた．もちろん，自然治癒力がこういう事態を大きく隠蔽する事実は，世界的なものであるし，名医が誤診することもあれば，やぶ医者でも当たることも当然あるわけだが．

この風潮は，大学関連の臨床研修指定病院にも，大きな影響を確実に与え続けてきた．したがって，世間的に立派な病院の部長や医長の肩書きが優れた臨床能力を必ずしも保証するわけでないのは，医学界の内輪の真実である．こういう環境にあって，孫弟子やひ孫弟子に当たるのが研修医ということになる．

ところで，日本の超一流の医学部に入学する学生のIQや学力は，先進諸外国と比べてはたしてどうか．ずばぬけて高いように思われる．次に，一流医学校はどうか．やはり，高いと思われる．平均的なところならどうか．これも米国と比べても決して遜色ないだろう．では，卒業時の一般的臨床能力はどうか．これは，どうやら負けのようだ．卒後10年目，20年目の総合的臨床力はどうだろうか．縮まるどころか，開く一方のようだ．しかし，その後に

何とか持ち直すようにみえるのは，ひとえに個人的な修復努力による．システム構築が貧しいのに諸個人の能力がそこそこなのは，きわめて日本的な光景だが，医学界にも妥当するようだ．システムが貧しいから個人が頑張るのか，個人が落伍しにくいからシステムが作られないのか？

　結論としては，日本は卒前，卒後，生涯教育がおそまつなので，玉であっても磨かれないから光りにくい，ということになる．高校までの受験教育の厳しさは大学入学で吹っ飛ぶのが通例だが，医学部でも例外ではない．本来なら大学や大学院でこそ真の高等教育が展開されるべきだが，米国の充実ぶりと比較すると，日本は遥かに見劣りがする．ヒト・モノ・カネがどれも欠乏するので，三重苦である．本来なら日本の医学生・研修医は，もっともっと伸びてしかるべきなのだ．虚心に振り返ってみると，明治初年以来，基礎研究に比べてなおざりにされてきた臨床教育の実像に慄然とする．教える，教えられることなど考えられたことすらない臨床現場も，大学病院や臨床研修指定病院にさえ散見され，これは知識の出し惜しみどころではない．教え方の工夫も，近年の先端技術の応用努力に比ぶべくもない．

　なんといっても，医学教育への資本投下が少な過ぎた．教育に専念できる時間が，教師にもっと保証されなければならない．生徒は先生の背中を見て育つとよく形容される．逃げ腰や猫背もたまには愛嬌があるが，しゃんとした背筋に接するのが理想だ．臨床現場に見習いたい教師がごろごろいるためには，やはりお金が要る．日本の教育一般にいえることかもしれないが，医学教育においても精神的鼓舞が強すぎる．物質的裏付けがもっと尊重されるべきだ．日本もこれほどお金持ちになったわけだから，この程度は十分可能なことに思える．要は，発想の転換に尽きる．

　実り豊かな研修制度を築くのは，実年世代の責務であろう．この国の教育一般への熱意と投資の伝統から考えれば，実現は夢ではない．いつまでたっても心ある研修医を右往左往させるようでは，医学界の見識が疑われる．「兵と下士官は働き者なのに，士官，特に上級士官以上の作戦の立て方の貧しさが負け戦の一因でもあった第二次世界大戦での日本の伝統」は，そろそろ捨て去られるべきである．

1) 木曽功:内科の臨床教育と研修の在り方. 第 93 回日本内科学会総会・講演会パネルディスカッション, 1996 年 4 月

 研修医の率直な声

　1998 年の日本医学教育学会大会での当院の発表演題の 1 つに,「プライマリケア医を目指す研修医による臨床研修病院 3 施設の比較検討」[1] がある。当院を含めた規模の異なる 3 つの代表的臨床研修病院(一般内科研修方式をとる当院 A, 米国式研修方式をとる 600 床の地域中核病院 B, 総合病棟研修を中心とした複数科ローテート研修方式をとる 1,000 床を超える大規模病院 C) での研修経験者に対する, プライマリケア研修に関するアンケート調査が主な内容である。対象者は, ABC 経験者 1 名, AB 経験者 2 名, AC 経験者 2 名, BC 経験者 1 名である。調査項目は, 救急医療, 症例数, コンサルテーション, 研修の継続性・自由度, EBM, 研修医と指導医のやる気となっている。結果は次のようであった。A はコモンな疾患を豊富に経験できるが, 迅速にコンサルテーションできる専門科が足りない。C はコンサルテーションできる専門医は充実しているが, コモンな疾患や救急医療が少ない。EBM よりは経験的医療が多く, 教育的な指導医は一部だけである。B は両者の長所を持ち合わせているが, 慢性疾患が少ない。3 施設ともに, 研修の自由度は高い。

　相当多くのバイアスから免れることができず, 比較検討とはおこがましいが, 一般的には以下のように結論づけてよいかと思われる。

❶ 理想に近いプライマリケア研修体制はあっても, 満点のものはまだない。
❷ コモンな疾患の豊富な経験が, プライマリケア研修の第一歩である。
❸ 救急医学教育が欠かせない。
❹ 慢性疾患も欲しい。
❺ 研修の自由度も欠かせない。
❻ コンサルテーションの充実は必須だが, 専門医の回答様式がプライマリケア研修にふさわしいかどうかは必ずしもわからない。

❼ 教育的な指導医は一部だけである。

❽ EBM は，臨床の中に確立していない．特に，専門科にその傾向が強い．

その他，一般に言えることとして，研修医のやる気は欠かせまい．また，外来診療や診療所診療の訓練が必要なことも，指摘されて久しい．それから，ぜいたくな指摘になるが，知識・技術の詰め込みで研修医が疲労困憊すると，態度や死生観に歪みをきたすことがあることにも留意したい．

1) 濱口杉大，他：プライマリケア医を目指す研修医による臨床研修病院3施設の比較検討．第30回日本医学教育学会大会，1998年7月

II

市立舞鶴市民病院内科の卒後臨床研修

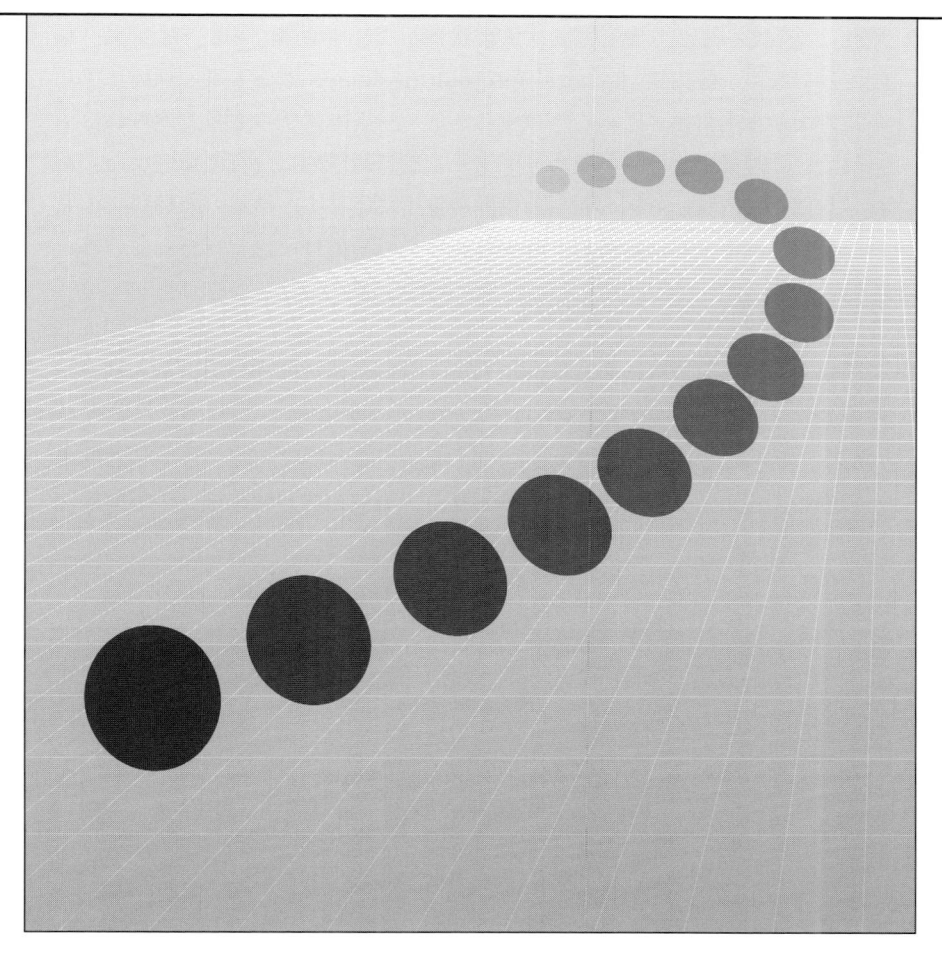

1　現状

1) スーパーローテートは困難

　内科の卒後研修は，従来のインターン制に教育内容が加わったもの（最近ではスーパーローテート方式と呼ばれる）を経て，内科一般を学んだ後，それぞれの内科系専門科に進むのが理想である（図1）。米国では，学生時代に既にインターン制を終えているという近年の事情はあるが，これが基本的な流れになっている。しかし，日本の現状はかなり無秩序であり，インターン制だけでなく一般内科（general internal medicine）研修も素っ飛ばして，卒業直後から内科系専門科を専攻するストレート方式すら数多くみられる。当院では，規模の小ささのためインターン制は組織的には行えていない。ただし，個々の内科研修医の希望と周囲の支持に応じて，他科（麻酔科，小児科，外科，産婦人科，脳外科，整形外科）での研修は，適宜行われている。

2) 中規模病院ゆえの一般内科

　内科一般の研修は，大規模病院においては内科系専門諸科の占める割合が圧倒的に大きく，一般内科はあってもごく小さな影響しか及ぼしていない（図2）。それに対して当院のような300床以下の中規模病院では，必然的に一般内科の占める割合が大きくなる（図3）。当院の内科臨床は，中規模病院

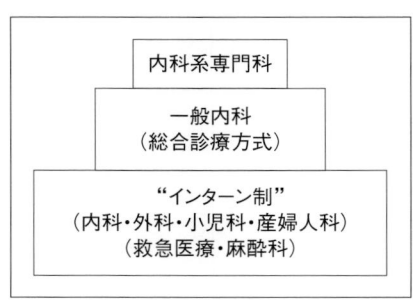

図 1　内科の卒後研修

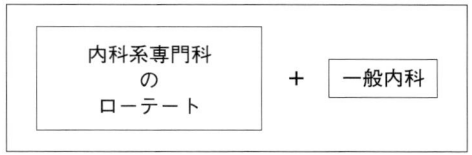

図2　大手の病院の場合

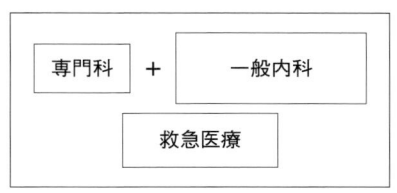

図3　中小病院の場合

におけるこの本来の特質を極限まで追求したものといえる。すなわち，内科医全員が一般内科医であり，「できるだけ間口を狭めず，かといって深み・緻密さ・微妙さを極力失うことのない一般内科と地域医療の展開」という，欲張ってはいるが同じ志を共有している。この規模では一般に教育資源が乏しいが，何とか充実させるべく努力してきた。この時期には，専門病棟よりも混合病棟での研修のほうが教育効果は上だとも考えている。

　また，救急医療は教育と切り離せないので，「365日24時間不休」の当院救急室でも研修医に大いに活躍してもらっている。実際，年間約1,000名の内科入院患者のうち，救急室経由が常に6割を超えている。日本では300床以下の中規模病院であっても，高度経済成長化の下で特化した専門性や画像機器の豪華な装備を追求するあまり，臨床教育に必要なジェネラリズムを喪失してしまっている光景にも事欠かないが，その全く反対の形態を求め続けてきたといえよう。いわば，専門分化以前の'古典的'内科像の良質なものをである。

3）病院プライマリケアの節操

　本来開業医や診療所にかかるべき患者を経営的な理由でみだりに取り込まないこと，本来プライマリケアのみでよい患者にセカンダリー以上のケアを

施さないことの2点を，病院におけるプライマリケアに関する節操と考えた。ただし，許されるのは当院の金欠病までであり，倒産ではないので，若干の日和見はやむを得ない。

4）専門医招聘・自前の手技

もちろん，専門医との連携は欠かせない。当内科でも，さまざまな専門医（神経内科，膠原病科，腎臓内科，循環器科）をコンサルテーションのために主として京都大学病院から招聘している。また，地域中核病院の内科の責務として，CAG（冠動脈造影検査）やPTCA（経皮経管冠動脈形成術）を主として近隣の舞鶴共済病院に依頼する以外は，ほぼすべての検査や治療を自前で行っている。一般内科医が手分けして，ほぼあらゆる生検や内視鏡を行っていることになる。血液透析ももともとは救急医療上の必要から始まったが，今では慢性例も含めて内科の主要な業務の1つとなっている。このあたりは，米国の一般内科や家庭医療と大きく異なるところである。

5）"臨床医・教師"として

さて，広く日本の臨床研修現場を虚心に眺めると，"臨床医・教師"（clinician-educator）が大層乏しいことに気付かされる。研修医による治療が，「蚊を仕留めるのに大砲が用いられたり，反対に，象を射るのに吹き矢で済まされている」（Willis 先生の言，112頁）ものであっても，点検されず，放置されていることも間々ある。それではいけない，医療現場では誰もが"臨床医・教師"であるべきだ，というのが私達の出発点である。

6）研修目的

私達の研修目的は明確であり，「各種のありふれた（コモンな）内科系疾病を，より多く，より速く，より安く，できれば深く診断・治療する臨床能力」である。もちろん，珍しい疾病も時には必要である。患者に対する丁寧な「説明の医療」も，大きな学習課題である。「おまかせ医療」のほうをより好むタイプの患者にも，可能な限りの「説明の医療」を心がけるようにしている。

7）研修内容

　何よりも，医療面接（病歴聴取）と身体診察を重視している。ベッドサイドティーチング・ラーニング（これは文字通りベッドサイドでの身体診察の重視のことを指しており，最近医学教育畑で指摘されがちな見学型の教育を意味しない）を徹底しており，具体的には入院患者全例に毎日2～3時間を費やす心構えでいる。その際，"See one, do one, teach one" として，技術の習得においても，学んだことをすぐに後輩に教える米国式が奨励されている。最近は年中全国から医学生が研修・見学に来ているが，クリニカル・クラークシップの下，彼・彼女らが後輩に含まれるのはいうまでもない。研修医と指導医が質問を遠慮し合わない雰囲気が何よりも大切である。

　鑑別診断は，病歴と身体所見と検査所見を混みにして行わない。病歴と身体所見も一緒くたにしない。必ず，まず病歴だけで鑑別診断を行う。それも頻度の重み付けを加える。つまり，第1に何，第2に何，… 逆に考えにくいものは何，考えられないものは何，というふうに展開する。その際，「しまうま探しには陥らない」ように気を付ける。「ひづめの音を聞けば，まずは馬であって，しまうまではない」と考える。"Common things are common" 一番多いのはありふれた病気というわけである。また頻度の重み付けとともに，重症度の重み付けも大切である。つまり，少々考えにくくても重症な疾患なら存在感が大きくなる。その後に，身体所見を足して整理を図るようにするわけである。身体診察では眼底検査や直腸診もはしょらない。「頭のてっぺんから足の爪先（つまさき）まで」を合い言葉にしている。

　診断と治療の標準化も大切だ。先述したように本来プライマリケアのみでよい患者にセカンダリー以上のケアを施さない。重症度が同じ肺炎の患者であっても，入院先の病床数が多くなるほど検査が'派手'になるとすれば，おかしい。そのため，一部の例外を除き，参考書や雑誌を欧米の定評のあるものに限っている。水準の低い我流は，独創的でもなんでもないとして極力排している。はやりのEBMという言葉を使うなら，「EBM，EBMと小うるさくないのに，EBM的な臨床スタンスがごく自然に各世代間を交流する雰囲気」を，かなり早くから真剣に医療現場で求めてきたともいえる。

臨床と研究の分離にも留意している。人体実験まがいの臨床研究は、いかに誘惑に満ちていても排除すべきである。一般病院は，etwas Neues (something new) を打ち上げる場ではない。したがって，薬漬け・検査漬け医療の排斥は必然となる。

具体例として抗菌薬の使用法をあげよう。日本では抗菌薬が乱用されやすいが，わけてもセフェム系や新キノロン系の使用が多く，ペニシリン系の消費は相対的に少ない。これはとりもなおさず広域抗菌薬に頼りやすいということであり，実際，ペニシリンGが常備されていない教育病院さえ散見される。本来はペニシリンGのような非常に狭域の抗菌薬を自家薬籠中のものにすることこそ，感染症診療の基本にほかならない。何よりも耐性菌の出現防止のためであり，感染部位と起炎微生物をできるだけ明確にする努力が使用の不可欠の条件となるからだ。私達は，各種検体のグラム染色の励行によって，病棟・外来・救急室で使用される抗菌薬をできるだけ狭域に保つ努力をしてきた。

新薬に対しては，可能な限り良き保守主義を守りたいと思っている。つまり，新薬にはできるだけ飛びつかないでおきたいと考えている。新薬の最新情報には敏感でありたいが，薬害はできるだけ避けたいし，自然治癒力ほど侮れないものはないという信念に基づく。しかし，薬価基準収載後2～3年の短期間で市場から消えていった最近の2つの新薬（トログリタゾンとセリバスタチン）については，この原則が守れていない。なお，新薬治験は第II，III，IV相ともにほぼ一切行っていない。

8）ピラミッド体制（屋根がわら方式）

研修方法として，ピラミッド体制（屋根がわら方式）を築いている（図4）。1年次の研修医は主治医として病棟に専従し，2～3年次の者がマンツーマン指導にあたる。研修は3年間であり，4年目以降の身分は地方公務員である。教育上は4～5年次の者は病棟医長になり，卒後約10年目以降になって初めて指導医（アテンディング医）として指導に当たる。ただし，当院の規模の関係もあり，病棟医長と指導医との境は必ずしも厳格ではない。そして，その上に部長や副院長や外国人講師がいるという形である。なお，大勢が団子

```
1. ピラミッド体制
  ・当科 1 年次の 2〜4 名      → 主治医として病棟専従
  ・2〜3 年次の 2〜4 名        → 後輩をマンツーマン点検
  ・4〜5 年次の数名            → 病棟医長格
  ・卒後約 10 年目の医長数名   → アテンディング医
  ・部長
  ・外国人講師                 → 教育者としてのみ存在
2. '研修医志向性病棟'
3. 病棟主治医の年間担当患者数は約 200 例
```

図 4　研修方法

になっても教育効率は悪いので 3 チームに分かれるが，チーム間の意見交流や'のぞき見'は最大限に尊重されている．それぞれのチームは 5〜6 人で構成され，半年〜1 年ごとにチーム編成を変える．研修の公平性を保証するためでもあり，医療空間の開明度を高めるためでもある．

全体のコンセプトは，研修医は現状以上にもっと体と反射神経を，指導医はもっと頭と大脳皮質を使うべきだということであり，特に外国人講師は"大リーガー医"と称して教育者としてのみ存在してもらっている．研修医の医学知識は，彼・彼女ら自身の「本や論文を読む」勉学に支えられるのではなく，「耳学問」による吸収であるべきである．こうしてほとんどすべての入院患者の主治医に研修医がなるので，'研修医志向性病棟'（resident-oriented ward）といえよう．たとえ，市長の奥さんや病院長の内科入院の場合であっても例外にはならなかった．いくつもの欠点はあるが，教育上の効率は大変良いと考えている．なお，病棟主治医の年間担当患者数は約 200 例となっているが，卒後数年間での主治医としての経験は 500 症例はほしい．それも，患者に対してかなり責任をもたされるのでなければ意味がない．症例をみる深さも要るが，この時期に広がりがなければ話にならない．ただし，卒後年次や日数を考えて，きめ細かに担当患者や疾病が選択されるべきである．つまり，いくらピラミッド体制の指導があっても，卒後初期に急性心筋梗塞患者，終末期の癌患者，きわめてまれな疾患をもった患者，ベテラン医でも扱いにくい'問題'患者などを受けもたされるとすれば，単なる無謀としかいえない．ありふれた対処しやすい患者が選択されるべきである．

```
 7:30～ 8:00   ジャーナルクラブ
 8:00～ 9:00   ワーキング回診
10:00～11:00   アテンディング回診
12:00～13:00   新患（ランチ）カンファレンス
15:00～16:00   講義
16:00～17:00   アテンディング回診
17:30～        各種のカンファレンス（退院カンファレン
               ス，誤診検討会など）
19:00～        まとめ
```

図 5　研修日程

　指導医は，頭と大脳皮質を使う以外に，責任をとる存在でもなければならない。やくざが暴れるといった救急室でのごたごたこそ指導医の出番である。体を張るべきであって，ここで指導医が逃げては研修医の寄る辺がなくなる。ピラミッド体制は容易に瓦解する。なお，指導医が入院患者の主治医になるのは，そうしなければ人情を欠く範囲内で許されている。

　ともかく，長幼の序をうまく超えた議論が奨励されている。回診中に患者の前で医師間の若干の意見の食い違いが展開されることもあっても，やむを得ない。ただし，喧嘩になってはだめである。ともあれ，ふだんからの患者との信頼関係が欠かせない。

　研修医の男女比率は均衡してきている。医学生の研修・見学者も女性の割合が増えており，かつ男性よりも一般的に勉強家である。男性優位の医療界で，研究中心の大学の支配的秩序からは女性のほうが自由なのも一因かと考えている。

9) 研修日程

　公式の日程（図5）は，毎朝7時半からのジャーナルクラブで始まる。欧米の臨床的息吹に敏感であるためと，自分達の臨床のアイデンティティを確認するためである。多く取り上げられるジャーナルには，Big 5 といわれる New England Journal of Medicine, Annals of Internal Medicine, JAMA (Journal of American Medical Association), Lancet, BMJ (British Medical Journal) 以外にも Mayo Clinic Proceedings, Postgraduate Medicine, ACP Journal Club, Archives of Internal Medicine, American Journal of Internal Medicine などがある。CD-ROM の UpToDate も比較的最近参加するようになった。病棟ワーキング回診ではグループに分かれて入院全症例を点検するが，研修医が指示を出す関係で，8時という朝の比較的早い時期に"大リーガー医"なしで行っている。これは，できるだけ日勤の早い時間帯に指示を出してほしいという看護サイドの要求にもよっている。1，2年次研修医は，およそ7時頃には患者診察を始めないと，この回診での入院患者の経過説明の準備ができないので，よほど能力があってもジャーナルクラブには参加できない。なお，早朝5時半頃から英会話やその他の勉強会が自主的に行われていたりするが，それに比例して肝心な昼間の症例検討や講義での居眠りが増えるので，私個人は奨励していない。ともあれこんなことができるのも，公舎から病院まで遠い者でも10分しかかからないという田舎ゆえの便利さによる。実際には，多くの研修医が平日は病院のどこかに泊り込んでいるようだ。

　午前のアテンディング回診は，"大リーガー医"と研修医で，午後のアテンディング回診は，"大リーガー医"とすべての医師で行う。もとよりほぼすべてが英語で行われるので，症例呈示は一定の緊張から免れないし，たいていの研修医には一種の'他流試合'になっていると思われる。"大リーガー医"が居ないときも，基本的な流れは変わらない。

　お昼の新患カンファレンスは，別名ランチカンファレンスと呼ばれる。ごく最近の入院患者や問題症例について，研修医・医学生と病棟医長格の者とで文字通り昼食を食べながら討論が行われるが，ざっくばらんな質疑応答が鍵となる。詳細な病歴からの重み付けを伴った鑑別診断が，主な討論内容になっている。約7年前に米国を見学してきた若手医師の発案から始まった。

　講義もあるが，ともかく回診とカンファレンスの多いのを特徴としている。ワーキング回診以外の回診や種々のカンファレンスは，研修医，特に2，3年次の者にとっては担当以外の患者を知る絶好の機会でもある。経験を広げる絶好の機会であるとして，参加が義務化されている。また，4，5年次の病棟医長格の者にとっては，正に主体性が試される場でもある。そこでの討論では，身内だけにしか通じない言葉や専門用語はできるだけ使わない。患者呈

示も簡潔でいいが，性，年齢，既往歴などをはしょらない。ある程度"改まった感じ"のしゃべり方のほうが好ましい。退院カンファレンスでも同様である。カンファレンスには誤診検討会も含まれるが，指導医が自らの誤診例を提供する'ゆとり'や謙虚さが大切であり，私も率先している（誤診が多い？）。週1回の私の総回診（副院長回診）も，この時間帯で行っている。

最近，「まとめ」が登場してきた。19時から22時の間の約1時間，各チームごとに担当症例の検討を行うざっくばらんなカンファレンスである。病棟詰め所で立って行われている。指導医の参加率も増えてきた。熱心な医学生には，ことのほか好評のようである。なお，研修医の夕食は，このカンファレンスの後になる。

これらの日程は，月曜から金曜まで毎日繰り返さないと意味がない。

10）外来研修

一般外来研修は，卒後1年次より医療面接係をしてもらった時期もあるが，現在は組織的には行えていない。外来空間にゆとりがないのが最大の理由である。外来は，卒後2年次の後半〜3年次から1人立ち参加してもらっている。1時間に7人以内の完全予約制なので，3分間診療からは遠い。ここでも「説明の医療」を徹底してもらっている。外来診療患者数が少ない代わりというわけでもないが，救命救急部（年間受診14,000例）の医療面接係として活躍してもらっている。2年次より救急当直体制に組み込まれるからでもある。

11）療養型病棟・付属診療所研修

236床のうちでは，一般病床213床，療養型病床23床（うち介護療養型病床12床）となっている。療養型病床の運営にも内科は深くかかわっているので，福祉や介護の実態に研修医もたっぷり接触する。

また，人口約5,200人，高齢化率35％を超える僻地にある付属診療所（加佐診療所）での診療は，地域医療・プライマリケア・高齢化医療の原点である。一定積み重ねた臨床能力がいるので，卒後3年次以降に毎日の外来診療・往診の一翼を積極的に担ってもらっている。

12) その他の診療活動

　近隣に身体障害者療護施設「こひつじの苑舞鶴」（社会福祉法人京都太陽の園を構成；野中廣務理事長）があり，1987年の開苑以来，当院医師が歴代の診療所長を務めている。同苑での診療には内科が主体的にかかわり，内科病棟には入苑者の何人かが，入れ代わり絶えず入院している。研修医の担当領域を拡大させる貴重な源泉の1つとなっている。

　入院患者の退院後に，外来受診が不可能で，往診が主体になることがある。本人や家族が開業医紹介を望まない場合や，在宅人工呼吸器管理などの特殊な処置を要する場合には，主治医であった研修医が継続担当することが多い。したがって，在宅死も経験することになる。なお，往診医療に向き不向きがあるのは，研修医ごとの往診件数の多寡でわかる。

13) 連携医療（院内連携，病病連携，病診連携）

　連携医療は，日本の医療界が決して得意としてきた分野ではなく，むしろ大いに苦手としてきた領域に属する。第1には，診療所では診療所の医療，病院では病院の医療が自己完結的に展開される傾向が歴史的に続いてきたからである。第2には，患者と主治医（担当医）の関係が固定化しやすく，いわば「私の患者」「私の先生」の格好になりやすいからである。処方や指示をめぐっての医師間の垣根は，まだまだ高いものがある。こういう不幸な現状ではあるが，連携のためには研修医の参加が欠かせない。

　たとえば病診連携においては，名刺に'宜しく'だけや電話だけでの開業医から救急室への患者紹介の場合にも，返信するように研修医を指導している。ただし，丁寧な紹介状に対するほどには詳細に記載できない心情になるのはやむをえない。診断・治療の内容に疑問や不足があれば，電話などで紹介医に直接尋ねるようにする。その際，25歳の研修医が80歳の長老開業医に質問する格好になることもある。欠かせないさまざまな社会的配慮に指導医の目が届くべきである。入院となった紹介患者のその後の情報提供を嫌がる紹介医はいない。頻回なほうがいい。ただし，わかりやすく，読みやすくないと意味がない。私は，常々研修医に，「地方会の症例発表だと思え」と発破を掛

けている．できるだけ日本語であるべきだし，ワープロで書かれていれば一層ありがたがられる．電子メールのやり取りも急速に増えてきた．なお，研修医の文面は指導医がさっとでいいから点検され，両名の併記が望ましい．

14) チーム医療

'研修医志向性病棟'では，チーム医療の中心的な役割をさえ研修医が担うことが多くなる．また，当院内科の規模が小さいので，ともかく'変わっただけ'の研修医が1人でもいれば，痛手をこうむるというか，致命傷になる．今日まで'変わった'研修医こそ例外的にはいたが，'変わっただけ'の研修医がいなかったのは幸いであった．それどころか，がん患者を考える会（後に緩和ケアの会），ケアノート，告知記録用紙などは，特定の研修医や若手医師の発案と実行力によって始まっている．因みに，入院患者の癌告知の場などには看護婦も共に参加するのがごくふつうの光景になっている．

15) さまざまな院内外活動

中規模病院の常として，活動は診療行為だけにとどまらない．研修医も例外ではなく，リハビリテーション科の七夕祭り，舞鶴市花火大会，舞鶴インターナショナル・デュアスロン大会救護班，待合いホールコンサート出演，病院旅行，こひつじの苑慰問演奏，聖歌隊参加，ボランティア温泉ツアーなど，さまざまなイベントに駆り出されたり，楽しんだり，自主的に運営したりしている．

16) 対外的症例発表など

その他の'他流試合'も奨励している．近隣病院同士での症例検討会での発言，インターネット上での臨床討論，大学病院（京都大学）を拠点とする一般内科（総合内科）医の集いでの症例呈示，各種地方会での発表では，未熟さは付きまとうものの，若者らしいはつらつさと先輩医に学ぼうとする進取の気風で勝負してもらっている．'研修医志向性病棟'からのメッセージなので，一般内科に偏った症例が研修医によって発表されることが多くなる．発表の貴重な場としてきた内科学会地方会（日本内科学会近畿地方会）では，

感染症はなんとか独立しているが，一般内科はセクションとして独立していないので，配属された専門科で並いる専門医に教えを受ける形になる。病棟業務に相当忙しい中での発表なので，チーム内外のカバーリングが欠かせない。

17）強調されるべき研修内容

ともあれ，現状の一般的な内科臨床研修は，医療技術や画像診断に教育対象が偏り過ぎている。基本的なものの考え方こそが，もっと徹底的に教え込まれるべきだ。数多くの入院患者・外来患者・救急患者・高齢患者・超高齢患者・要介護者・心身障害者などさまざまな病者の医療面接や身体診察を行い，鑑別診断を行い，問題点を整理し，それらをきっちとチャートに書き，かつ限られた時間で要領よく情報伝達するといった基本的な能力と作業が不足していては，その後の臨床医としての成長はたかが知れている。

臨床討論の訓練も大切だ。論理面に関しても，倫理面に関しても，活発な討論が歓迎されるのは，臨床研修の第1歩であるべきだ。もちろん，それを支えるには，「医療空間の開明性」が不可欠である。そして，それらを踏まえた上での患者に対する「説明の医療」も，強調されるべき学習課題である。

18）その他

市立病院なので，地域の社会的・文化的現状をまともに受ける。高齢化の波なら，とっくに受けている。内科入院患者の平均年齢が，男女ともに70歳に近づくようになって何年にもなる。ある日のある女性部屋では，6人全員が90歳を超えておられたこともあった。老化と病理の区別，医療と介護の境が見えにくい。

「社会的入院」も避けられない。最弱者の方々の入院も頻繁である。そういった事態に共感できる人情を培う場とさえいえる。患者さんからの謝礼の類は，病院の方針でもあり，一切お断りしている。お菓子の類で，返却が人情の機微を壊す場合のみを例外としているが，受領の責任は各医師・研修医にある。

2 "大リーガー医"に学ぶ

　"大リーガー医"達から学んだことは多くある。

　1つは，臨床力の幅広さと深さである。236床という私達の病院の規模と掲げる理念の関係から一般内科を主体としてきたわけだが，内科学本来の緻密さ・深さを失わない間口の広さは見事であった。かなり狭い専門性に閉じこもるか，浅い幅広さに満足しがちな現在の日本の医学界ではなかなかみられない。

　2つ目に，大教授の気さくさがすがすがしい。50歳代，60歳代になっても若々しく，息子・娘達の世代と丁々発止できるのは，生涯現役医の特権といえよう。教授ともなると何かと構えがちな日本の流儀は，米国には少ないようだ。選ばれた'開業医'（といっても病院勤務のことが多いが）に対する clinical professor の称号も，社会的栄誉だけではなく，臨床的・教育的価値のあるものだとは，招いてみて初めてわかった。

　3つ目は，医学知識の整理と技術の利用の仕方に指導医間の差がきわめて少ないことだ。基本的な部分に関しても指導医達の見解がずれやすく，そのずれの調整が研修医や看護婦に転嫁されやすい日本とは対照的である。秀でた臨床医が，難解な呈示症例を時には複数の文献も諳んじて引用しながら見事に解きほぐした後，研修医に向かって，「あなた方の仕事は，さらにエビデンスを求めて私達年長者の権威に挑戦することです」(Paul Gerber 先生, 127頁) と述べる晴れ晴れとした身と頭脳が引き締まる光景は，日本ではきわめてまれであろう。こんな EBM なら，誰もが引きつけられる。

　4つ目は，個人または個人主義を尊重する気風である。医療現場でもいろんな形で出てくるが，概して快かった。

　こういったことを支える条件をいくつか考えてみよう。

　まず第1に，彼らのほとんどは，clinician-educator ("臨床医・教師") といわれ，臨床や教育のプロだということだ。基礎であれ臨床であれ研究活動に力点を置く physician-scientist と異なり，臨床や教育に秀でることによって，アカデミックな世界で昇進し，教授にもなれるわけである。研究や論文

も一定必要だが，臨床や教育に関するものが主である。そういう道（track）が，既に敷かれているのだ。なお，最近では，clinical track といって，完全に現場の臨床や教育に燃焼し，研究や論文とは無縁の型も認められつつあるらしい。program director（研修部長）の称号をもつ方々にも多数参加してもらってきた。独立した権限をもち，連盟（内科研修部長連盟；APDIM：The Association of Program Directors in Internal Medicine）も作り，米国の卒後臨床研修に不可欠な重責だが，日本でなら教授や部長の持ち回りに終わってしまうだろう。日本では，ひとえにコンセプトが乏しいのだ。

　第2に，＜論理の普遍性＞の築き方に1日以上の長がある。というと小難しく聞こえるが，要は，確実なことか不確実なことかの煮詰めの討論が，彼らは上手なのだ。医学の現在の発展段階では，数学や物理と違って，臨床的真実も絶対的ではなく，相対的であらざるをえない。だから，「医療現場の民主主義」に基づく白熱した討論が重要になるのだが，私達は，総じてこれが下手くそだ。猪突猛進するか，諦めて黙ってしまいやすい。なお，彼らの熱心な討論精神と上手な調整方法が，良書（ここでは Washington Manual や Harrison）の真髄をも支えているに違いない。

3 "大リーガー医"招聘の沿革と将来

1) 試行期（1984〜1985年）

　1984年に，傲慢にも次のように考えた。
　「毎年8,000人もの医学生が，医者の卵になる。その最大公約数的なもともとの資質が，持続し，開花してゆける環境の整備こそ重要だ。かつての秀才達がまともな臨床医にすら育ちにくい現状は，わびしすぎる。出来の悪い指導医の下で育った頭の良い研修医が，臨床とはこの程度のものかと思い込み基礎研究へと去ってゆく光景も，さびしすぎる。」
　そして，開花してゆける環境についての理念の通奏低音は，以下であった。「医療は密室で展開されてはならない。」「検査に振り回されるのではなく，頭

脳と五感（病歴聴取と身体診察；history and physical examination, H & P）を大切にするやり方で，医療空間はもっと知的なものにできるはずだ。」

さて，突出した出来の指導医は，どこにいるか？ 私自身は，「今は無理だ」とはなから諦めた。もっと学んでからだ。私よりも年輩の医師は，本格的な教師になれるか？ 残念ながら，能力の点でも，時間のゆとりの点でもなかなか困難だ。では，国内に招聘にふさわしい人材はいるか？ 乏しい上に，長期間応じられる勤務形態はない。だから，外国人教師というわけだ。教育のみに専念できる特権は，彼らだからこそ享受できるという現実的な読みも働いていた。

初期の2年間は試みとして，数日から1週間に限って，約10人の方々に来てもらった。いろいろなつてを頼ったが，先行の沖縄県立中部病院のおすそわけにもあずかった。病院長（〜1992年3月，瀬戸山元一。現高知県・高知市病院組合理事）の理解と支援が不可欠であった。

内科が主体だったが，外科や小児科や婦人科の医師の中にも共感する光景が散見された。そこで，より長期間の招聘を考え，聖路加国際病院の日野原重明先生の口添えもいただき，1986年初頭にG. C. Willis先生を迎えることができた。6カ月の予定が4年3カ月にもなったのは喜ばしい限りだった。なお，短期間の招聘計画も今日まで続けてきている。

<短期間招聘医>

1984〜2001年 毎年5月ないし6月	Jules Constant	臨床循環器病学	ニューヨーク州立大学医学部臨床准教授
1984年11月	James Bayuk	救急医学	ウィスコンシン州ラ・クロス・ルテラン病院救急部
1985年1月	Martin Wingate	「アメリカにおける医療費と医療効果」等	ニューヨーク州立大学医学部副学長兼産婦人科教授
1985年5月	Ruth Harada	呼吸器病学	コロラド大学医学部准教授

1985 年 5 月	Reuben Cherniack	呼吸器病学		コロラド大学医学部教授
1985 年 6 月 1988 年 6 月	Martin Raff	感染症学		ケンタッキー州立ルイヴィル大学医学部教授
1986 年 9 月	Clifford Zwillich	呼吸器病学		ペンシルバニア大学医学部教授
1987 年 6 月	Talmadge King	呼吸器病学		コロラド大学医学部教授
1988 年 2 月 1989 年 1 月 1990 年 2 月	Om Sharma	呼吸器病学		南カリフォルニア大学医学部教授
1989 年 4 月	George Barnes	臨床放射線診断学		アリゾナ大学医学部臨床教授
1990 年 7 月	Edward Morgan	呼吸器病学		ハワイ大学医学部准教授
1993 年 2 月	Ulrich Costabel	呼吸器病学		ドイツ・ルールランド・クリニック部長
1993 年 5 月	Y. B. Talwalkar	小児腎臓病学		オレゴン大学医学部教授　元沖縄県立中部病院卒後臨床研修計画委員長
1994 年 11 月	Anders Eklund	呼吸器病学		スウェーデン・カロリンスカ研究所教授
2000 年 12 月	Gerald Stein	一般内科学・リウマチ学		フロリダ大学医学部准教授
2001 年 12 月	Gerald Stein	一般内科学・リウマチ学		フロリダ大学医学部准教授
2002 年 2 月	Thomas Cooney	一般内科学		オレゴン大学医学部教授

2）G. C. Willis 先生（1986 年冬～1990 年春）

　何といっても，臨床力が破格だった。北米と英国の正統な臨床医学を修め

たカナダ人のWillis先生は，卓越した一般内科医，救急医，プライマリケア医であり，ともかく守備範囲が広かった。「御専門は？」に対して「熱帯医学です」が口癖の先生の経歴は，カナダや英国での活動にとどまらず，シンガポール（シンガポール総合病院）3年，ボルネオ（ジャングル）7年，沖縄（県立中部病院）5年，エチオピア（アジス・アベバ大学）1年に及ぶ活躍に彩られている。また，得意の臨床神経学，臨床循環器病学，皮膚科学でも並いる専門医をたじたじとさせた。だから，オールラウンドな専門医とでもいえただろう。それでもなお，ACP（American College of Physicians，アメリカ内科学会）のMKSAP（Medical Knowledge Self-Assessment Program，3年ごとに改訂される生涯教育用の問題集。内科専門医向きの水準と内容である）の全問を日々解き続けておられた姿は，いまだに瞼から離れない。「タダシ，Immunology（免疫学）は，私にはいつも一番むずかしい。」 H＆Pの力に秀でたバランスのとれた臨床医が，ベッドサイドで頻繁に指導して初めて，薬漬け・検査漬けを遠ざけることができる。また，現場で各論に終始する優れた初老医の生涯現役の姿ほど，およそ青年医師の客気をあおるものはない。

　先生が展開されるHとPの組み合わせの妙もすばらしかったが，病歴だけでのホームラン，身体診察だけでの大ヒットにも事欠かなかった。まず病歴だけで鑑別診断を行い，ついで身体所見を加えて調整や修正を図るのが，先生のスタイルの鉄則であった。

3）"大リーガー医"常駐作戦（1990年秋〜1994年夏）

　1990年秋以降は，"大リーガー医"にサバティカル（大学教員などに一定期間ごとに与えられる長期の有給休暇）を利用してほぼ3カ月単位で常駐してもらった。New England Journal of Medicine, Annals of Internal Medicineをはじめ数誌に広告（図6）を載せたところ，予想外にも100名近い応募があった。この広告の文言は，沖縄県立中部病院のを大いに参考にさせていただいた。同院の臨床研修計画は，実はハワイ大学の権限で行われていたので，Hawaii University Medical Education Programとあった。そこでその代わりに，Kyoto University Medical Education Programとさせてもらった。

3. "大リーガー医" 招聘の沿革と将来   27

> GENERAL INTERNAL MEDICINE FACULTY IN JAPAN, IDEAL FOR SABBATICAL—Kyoto University Medical Education Program in Maizuru, Japan, invites applications for faculties in general internal medicine for 3 to 12 months (since June '90). We are seeking a strong clinical teacher and bedside diagnostician rather than a research oriented individual. Salary commensurate with experience plus appropriate overseas allowance, airfare, furnished accommodation with all utilities paid. Application with CV to : Tadashi Matsumura, MD, Chairman, Department of Internal Medicine, Maizuru Municipal Hospital, Maizuru, Kyoto, Japan 625. Serious inquiries call collect 0773-62-2630 (ext. 202).

図 6　広告

表 1　外国人医師招聘一覧 （※は再訪）

期間	氏名・所属
1990.10.1〜1990.12.26	Robert Pieroni（アラバマ大学医学部教授，家庭医学・老年学）
1991.1.21〜1991.4.20	Richard Diamond（ボストン大学医学部教授，感染症学）
1991.4.27〜1991.5.25	Paul Gerber（ダートマス大学医学部准教授，一般内科学）
1991.5.31〜1991.8.30	※Martin Raff（ケンタッキー州立ルイヴィル大学医学部教授，感染症学）
1991.9.5〜1991.11.27	William Hall（ロチェスター大学医学部教授，老年学・呼吸器病学）
1991.12.1〜1992.2.29	Gerald Stein（フロリダ大学医学部准教授，一般内科学・リウマチ学）
1992.7.2〜1992.9.18	Thomas Cooney（オレゴン大学医学部教授，一般内科学）
1992.10.1〜1992.12.28	Nortin Hadler（ノースカロライナ大学医学部教授，リウマチ学）
1993.6.1〜1993.6.30	※Paul Gerber（ダートマス大学医学部准教授，一般内科学）
1993.8.1〜1993.8.31	Robert Gibbons（聖ヨセフ病院内科研修部長・コロラド大学医学部臨床教授，一般内科学・リウマチ学）
1993.10.1〜1993.12.31	Paul van Lith（テネシー大学医学部ファカルティ，一般内科学・呼吸器病学）
1994.4.1〜1994.4.30	Enrique Fernandez（コロラド大学医学部教授，呼吸器病学）
1994.6.1〜1994.8.31	※Robert Pieroni（アラバマ大学医学部教授，家庭医学・老年学）

　当時京都大学にはそもそも Medical Education Program なんてなかったが，関連病院の'よしみ'で勝手に僭称させていただいた次第。しかし，反響があまりに多かったこともあり，当時の井村裕夫京大医学部長に僭称の事後承諾をしていただいている。国内外の何人かの方々の協力を得て，取りあえ

II. 市立舞鶴市民病院内科の卒後臨床研修

契 約 書

市立舞鶴市民病院（以下「市民病院」という）が地域医療及び市民病院の医療水準の向上に資するため 医師（以下「医師」という）を招聘するにあたり，市民病院病院長（以下「病院長」という）と医師は次の通り契約を交すものとする．

記

1. 医師の指導内容及び執務時間等は病院長が定める．
2. 市民病院は，医師に対し日本円で月額百万円の謝金を隔週に支給する．
3. 市民病院は，この契約の期間中，医師の日常生活に要するもの（水道，電気，ガス，電話，テレビ，洗濯機，アイロン，ベッド，料理用品，食器等）が備った宿舎を提供する．
4. 市民病院は，医師の執務上必要と認められる書籍等の運送費を負担する．
5. 市民病院は，この契約の期間中，医師に乗用車を貸与し，これに係る諸経費を負担する．
6. 医師が市民病院以外における講演等のため出張しようとするときは，事前に病院長の許可を必要とする．
7. 市民病院は前項の出張に係る必要経費の実費を負担する．ただし，出張先からの謝金等は市民病院に支払われる．
8. 身体，財産に係る被害の補償は，市民病院の過失または執務に関係する事故等を除き，医師の負担とする．
9. 市民病院は医師夫妻の往復航空運賃（エコノミークラス）を支給する．
10. この契約に定めのない事項については双方協議のうえ定める．
11. この契約の期間は， 年 月 日から 年 月 日までとする．

市立舞鶴市民病院
病院長
医師

図 7 契約書例

ずおよそ10人に絞り込めたが，236床という当院の規模から考えて，超専門医ではなく，一般内科に強い臨床医を招聘の対象とした．ただし，中には感染症医やリウマチ医のように，一般内科にも強い優れた専門医もおられた．後半は，臨床に強い専門医なら，必ずしも一般内科に秀でておられなくても招き始めている（**表 1**）．契約書（**図 7**）は新たに作成したが，基本的にはWillis先生の頃のを踏襲している．

どの方も日本に興味があり，何年もの滞日経験のある方もおられたが，滞在がなにしろ3カ月と短いので，環境整備には苦労がつきまとう。病棟医は，回診時間以外で患者のケアに粉骨砕身しなければならないし，スタッフ医師は，教育と診療や雑用の時間を今まで以上にうまく調和させなければならない。看護部門や他科の医師にも寛容さが要求されるし，病院長（1992年4月～，大隈喜代志）はじめ管理職の見識と理解も不可欠である。どの歯車が狂っても，医学知識や知性にまつわる世代間の流れはよどむ。もちろん若干の狂いはつきものだが，感度高く，機敏な修復が欠かせない。

4）"大リーガー医"継続作戦（1994年秋～2001年秋）（表2）

臨床現場での"大リーガー医"の恒常的活躍は，周囲にすっかり溶け込み，「継続こそ力なり」の時期に入った。Joseph Sapira先生やLawrence Tierney先生のように，こちらから招聘の手紙を出した方々もなおおられるが，幸いなことにリピーターになってやろうという方々も続出するようになった。さらには，同僚・先輩・後輩を紹介してくれる方々にも事欠かなくなってきた。ジョンズ・ホプキンス一派，ダートマス一派，台湾出身派。さらにこの時期には，1992年招聘のThomas Cooney先生が，APDIMの会長（1997～1998年）になり，当院を宣伝してくださった関係で，あちこちの内科研修部長・副部長から連絡が入るようになった。

リピーターは要領も心得ているので，滞在も1カ月でちっとも困らない。最近は米国でもサバティカルが取りにくくなってきたらしいが，1カ月ならサバティカルを取るまでもないようだ。中には2週間の休暇しかない場合もあるが，それでもどうしても招聘したい方もある。こちらも，速い展開にかなり慣れてきた。というようなわけで，最近は1カ月の滞在がすっかり板についてきた。招聘の主体は一般内科医だが，一般内科に造詣の深い専門医，臨床に強い専門医も一層混ざり合ってきている。

この時期から，non-medical talk（'市民講座'）と称して，当院一般職員や広く舞鶴市民の方々にも開かれた講演をお願いするようになった。ただし，舞鶴市民とはいっても，実際は，舞鶴市国際交流ボランティアの方々がほとんどである。

表 2　外国人医師招聘一覧（※は再訪）

期間	医師名
1994.9.1〜1994.9.30	Joseph Sapira（セントルイス大学医学部教授，一般内科学）
1995.5.19〜1995.6.3	John Kelly, Jr（ジョージ・ワシントン大学医学部教授・学部長，神経内科学）
1995.6.17〜1995.7.1	Kishor D. Shah（インド・ボンベイ大学医学部臨床教授，循環器病学）
1995.7.24〜1995.10.23	Lawrence Tierney, Jr（カリフォルニア大学医学部サンフランシスコ校教授，一般内科学）
1996.3.18〜1996.4.12	※ Om P. Sharma（南カリフォルニア大学医学部教授，呼吸器病学）
1996.5.10〜1996.6.13	※ Robert Gibbons（聖ヨセフ病院内科研修部長・コロラド大学医学部臨床教授，一般内科学・リウマチ学）
1996.7.29〜1996.9.28	※ Joseph Sapira（セントルイス大学医学部教授，一般内科学）
1996.10.14〜1996.11.8	※ Kishor D. Shah（インド・ボンベイ大学医学部臨床教授，循環器病学）
1996.11.13〜1996.11.27	※ Lawrence Tierney, Jr（カリフォルニア大学医学部サンフランシスコ校教授，一般内科学）
1997.1.6〜1997.1.31	※ Paul Gerber（ダートマス大学医学部教授，一般内科学）
1997.2.28〜1997.5.31	George Meyer（ジョージア大学医学部准教授，消化器病学）
1997.7.1〜1997.7.31	John Kennedy（アラバマ大学医学部バーミンガム校内科准教授，一般内科学・呼吸器病学）
1997.8.1〜1997.8.31	※ George Meyer（ジョージア大学医学部准教授，消化器病学）
1997.9.1〜1997.10.11	※ Kishor D. Shah（インド・ボンベイ大学医学部臨床教授，循環器病学）
1997.10.13〜1997.11.9	Jon Lurie（ダートマス大学医学部ファカルティ，一般内科学）
1997.11.10〜1997.11.21	※ Lawrence Tierney, Jr（カリフォルニア大学医学部サンフランシスコ校教授，一般内科学）
1998.6.13〜1998.7.31	※ George Meyer（消化器病学）
1998.8.1〜1998.8.31	Robert Tao-Ping Chow（ジョンズ・ホプキンス大学医学部准教授，一般内科学）
1998.9.1〜1998.9.30	※ Kishor D. Shah（循環器病学）
1998.10.1〜1998.10.31	Chester Choi（カリフォルニア大学医学部ロサンゼルス校教授，感染症学）
1998.11.8〜1998.11.24	※ Lawrence Tierney, Jr（カリフォルニア大学医学部サンフランシスコ校教授，一般内科学）
1999.3.15〜1999.4.12	Tah-Hsiung Hsu（ジョンズ・ホプキンス大学医学部准教授，内分泌学・一般内科学）
1999.5.28〜1999.6.25	Louis Leff（ピッツバーグ大学医学部臨床准教授，一般内科学・医療情報学）
1999.7.3〜1999.7.28	Brian Mandell（クリーブランド・クリニック内科研修副部長・ペンシルバニア州立大学医学部ハーシー校臨床教授，リウマチ学）

1999.8.2～1999.8.26	※ Robert Gibbons（聖ヨセフ病院内科研修部長・コロラド大学医学部臨床教授，一般内科学・リウマチ学）
1999.8.28～1999.12.1	※ Enrique Fernandez（コロラド大学医学部教授，呼吸病学）
2000.3.19～2000.4.8	William Schlott（ジョンズ・ホプキンス大学医学部准教授，一般内科学）
2000.4.23～2000.5.20	Jonathan Ross（ダートマス大学医学部准教授，一般内科学）
2000.5.28～2000.6.24	Paul Chang（ジョージ・ワシントン大学医学部臨床教授，消化器病学）
2000.7.15～2000.8.26	※ Kishor D. Shah（循環器病学）
2000.8.26～2000.9.10	Koichiro David Hayashi（カリフォルニア大学医学部デービス校臨床准教授，循環器病学）
2000.9.10～2000.10.7	※ George Meyer（カリフォルニア大学医学部デービス校臨床准教授，消化器病学）
2000.10.29～2000.11.12	※ Lawrence Tierney, Jr（カリフォルニア大学医学部サンフランシスコ校教授，一般内科学）
2001.2.8～2001.2.22	※ Nortin Hadler（ノースカロライナ大学医学部教授，リウマチ学）
2001.4.9～2001.5.5	※ Robert Gibbons（聖ヨセフ病院内科部長・内科研修部長・コロラド大学医学部臨床教授，一般内科学・リウマチ学）
2001.5.5～2001.5.19	※ Tah-Hsiung Hsu（ジョンズ・ホプキンス大学医学部准教授，内分泌学・一般内科学）
2001.5.21～2001.6.23	William T. Browne（アイゼンハウアー陸軍医療センター内科研修部長，ユニフォームド・サービス大学臨床助教授，一般内科学・critical care）
2001.7.2～2001.7.28	※ Louis Leff（ピッツバーグ大学医学部臨床准教授，一般内科学・医療情報学）
2001.8.1～2001.8.22	※ Robert Chow（ジョンズ・ホプキンス大学医学部准教授，一般内科学）
2001.8.27～2001.9.28	Chen Stuart（ミズーリ・カンザスシティ大学医学部教授，消化器病学）
2001.10.1～2001.10.26	※ Kishor D. Shah（循環器病学）

5）IT 時代の"大リーガー医"招聘

　2001年8月になって，この年の11月分の思わぬキャンセルがあり，前項で先述のThomas Cooney先生の情報網（メーリング・リスト）を利用させてもらった。彼の好意あふれる推薦の言葉が幸いし，物の1週間で，20人近い錚々たる履歴の内科研修部長・副部長から「興味あり・応募したい」旨の電子メールをいただいた。これまでの数年間も，特定の応募医との交信はほ

表 3　外国人医師招聘一覧（※は再訪）

2001.11.9〜2001.11.30	Ramin Ahmadi（エール大学関連グリフィン病院内科研修部長・エール大学医学部臨床助教授，一般内科学）
2002.1.6〜2002.2.3	Jack Ende（ペンシルバニア大学医学部教授・内科副部長，一般内科学）
2002.3.15〜2002.4.7	Richard Haber（カリフォルニア大学医学部サンフランシスコ校教授，一般内科学）
2002.5.16〜2002.5.31	※ Lawrence Tierney, Jr（カリフォルニア大学医学部サンフランシスコ校教授，一般内科学）―京都での国際内科学会参加
2002.6.2〜2002.6.15	※ Robert Gibbons（聖ヨセフ病院内科部長・内科研修部長・コロラド大学部臨床教授，一般内科学・リウマチ科）―京都での国際内科学会参加
2002.6.23〜2002.7.12	※ George Meyer（カリフォルニア州 Mather 在郷軍人病院スタッフ，消化器病学）
2002.7.17〜2002.8.9	※ Ramin Ahmadi（エール大学関連グリフィン病院内科研修部長・エール大学医学部臨床助教授，一般内科学）
2002.8.19〜2002.9.6	Nayan Kothari（ロバート・ウッド・ジョンソン医科大学内科研修部長・臨床教授，リウマチ学）
2002.9.9〜2002.10.2	John Fitzgibbons（ペンシルバニア州立大学医学部教授・内科副部長，腎臓病学）

ぼすべて電子メールで行ってはきたが（招聘までに，ふつう往復16〜20回のやり取りがある），不特定の相手との交信はあまり経験がなかった。ITの便利さとともに，俊敏な判断の難しさ，また同時に，契約書を除いた我流の手作りに近い英語書類への手入れの必要性も感じさせられた。なお，この方々の受け入れは，2003年秋頃までかかる。何とも嬉しい悲鳴ではある。うち，2002年秋までの分を示す(**表3**)。なお，※印のお馴染みの面々との交渉は，このルートによってはいない。

④ 成果

1）'ずっぷり' 内科

「ここは，'ずっぷり' 内科ですね」とよく言われる。研修した医学生を初

め，見学に来た中堅医・ベテラン医にかかわらずである。一定の評判を聞いてやって来たが，「同じメンバーが，内科全般を最期（解剖）まで完遂している」姿への驚きと評価である。大学病院を初め，大規模病院では，総合診療の定義や実際の役割をめぐって，議論がかまびすしい。全国津々浦々で，構築が一定せず，いまだに産みの苦しみ中ということであろう。学生教育，振り分け外来，臨床研究（EBM，臨床疫学，臨床倫理），家庭医療，介護保険，専門外来，心療医学，コンサルテーションなどのどれかの組み合わせを，それぞれの設立条件に応じて優先させているようであるが，'ずっぷり'内科というのは例があるまい。専門化という名の人間（患者）や知識の分断が目立つ現代医療の中で，1つのロールモデルとして定着させたいものである。専門医療の中では，患者が移動しやすく，医師のキーパーソンが不在になりがちだが，私達の'ずっぷり'内科は，その風潮とは無縁でありたいと思っている。時には，研修医すらが十分キーパーソンとして機能している。おまけとして，'神経症患者'に廊下や電話で付きまとわれている研修医の姿も散見される。

　ある日ある時の入院患者を一覧すればよくわかる。肺炎（誤嚥性肺炎を含む），脳梗塞，心不全，不整脈，糖尿病，肝硬変，気管支喘息，出血性消化性潰瘍，めまい，癌末期，てんかん，薬物中毒といったありふれた疾病と並んで，血漿交換・血液透析中のグッドパスチャー症候群，脳梗塞を合併した17歳のウェゲナー肉芽腫症，重症筋無力症との鑑別に難渋したランバート・イートン筋無力性症候群，典型的だと判明し，副腎皮質ステロイド薬を開始しだしたクロンクカイト・カナダ症候群，腎細胞癌術後の腸閉塞症状（腹痛・便秘）に悩むエルドハイム・チェスター病といったかなりまれな疾病も共存している。超長期間の人工呼吸器装着患者も2人いる。1人は重症妊娠悪阻に続発したウェルニッケ脳症による遷延性意識障害患者で，13年間を超える装着（149頁）。もう1人は筋萎縮性側索硬化症の患者で，8年間近くになる装着。この2人を除いて，7人（肺炎5人，髄膜脳炎1人，筋萎縮性側索硬化症1人）もが人工呼吸器を装着していたこともある。第一線の地域医療の現場には，どんな患者もいるし，どんな疾病もある。

　国内外の専門医の協力を仰ぎながら，ほぼすべての内科系疾病を担当する「一般内科の自己完結性」を保持してゆきたい。

2）病理解剖

　内科病棟は，60症の混合病棟であり，約40症の急性病棟と約20症の慢性病棟からなっている。年間入院患者数は約1,000例，平均在院日数は約20日，急性例だけだと約14日となっている。年間死亡例は80〜110例で，病理解剖[1]は死亡例全例に求め，30〜40％となっている。死体解剖保存法・認定医の指導下で各チームが主体となって執刀しているが，チーム間連携が欠かせない。内科の'研修医志向性病棟'で病理解剖率が比較的高く維持できている事実は，臨終の看取りに至るまでの研修医の患者・家族へのサービスが満足すべき状況にある，つまりは，現状の研修方式が地域からさほど浮いていない証左の1つかと考えている。CPCは2〜3ヵ月以内に全例に行い，必ず遺族に報告している。

1) 西岡進，他：一般市中中規模病院におけるCPCの意義について．第8回日本総合診療医学会（2000年2月），第35回京都病院学会（2000年6月）

3）医療現場のEBM

　若手医師は，知識の領域で随分成長した。以前よりも学力が優秀な研修医が全国から集まるようになったせいもあるが，国際的一流誌を読む習慣もすっかり身についた。EBMに基づく合理的な臨床スタンスもごく自然なものになった。私達の世代が，すでに窓際族に追い込まれていると体感させられることすらある。英語会話の達人にも事欠かない。症例検討の質も高くなった。指導医に質問を遠慮するいたわりや臆病さも追放された。少々の長幼の序なら，やんわりと包み込める科学の声も聞かれる。病院プライマリケアの意味も，しっかり把握していて驚かされる。「この地域出身のベテラン循環器科医が，当院で働きたい希望があるのだが，君達はどう思うか」と私。「ICUナースの育成が現状では望みにくいし，当院でCAG（冠動脈造影検査）を開始する必要はないと思いますが…」と若手医師。

4）"臨床医・教師"

1年を通じて全国からの医学生の研修・見学が絶えない大きな要素として，クリニカル・クラークシップ下での研修医の面倒見の良さがあげられる。臨床医として，動機がしっかりしており（motivated），献身的である（dedicated）であるだけでなく，すでに良き教師としても機能しているのだ。

5）'他流試合'

"大リーガー医"との'他流試合'にも慣れてきた。何事にでもいえるが，早くから一流にまみえ，混じることほど成長を促す要件も少ない。学会発表にも慣れてきた。研修3年次の初めに，国際学会で発表[1]する機会を得た者すらいる。連携医療にも慣れてきた。生涯教育活動の恩恵から遠くなられた長老開業医との紹介患者をめぐる情報交換も，割合円滑にゆくようになっている。

百～数百症例をまとめた臨床検討や臨床研究も，数は少ないが発表している[2~7]。抗菌薬の使い方に関するものが多いが，研修医による昼夜をおかないグラム染色の励行が欠かせない。

1) 森本剛, 他：Pulmonary Involvement in 3 Cases of Behçet's Disease. 5 th WASOG (World Association of Sarcoidosis and Other Granulomatous Disorders) Meeting, 1997年9月, ドイツ
2) 松村理司, 他：市中細菌性肺炎に対する Penicillin G の有効性. JIM 4(5)：470-473, 1994
3) 松村理司, 他：医師がグラム染色を行うことの有用性についての検討. 総合診療研誌 2 (1)：15-23, 1997
4) 鈴木富雄, 他：誤嚥の疫学—市中病院における実態. JIM 8 (12)：984-987, 1998
5) 松村理司, 他：一般病院での抗酸菌症の治療. 結核 74 (2)：129-131, 1999
6) 鈴木富雄, 他：一般市中病院での誤嚥性肺炎の実態. 第97回日本内科学会講演会, 2000年4月
7) 鈴木富雄, 他：一般市中病院での超高齢者の病院死の実態について. 第42回日本老年医学会学術集会, 2000年6月

6）「説明の医療」

　私の世代からみると，当院内科の研修医は，インフォームド・コンセントの時代の申し子という観がある。指導医として，時間のかけ過ぎや不確かさの強調はかえって良くないのではないかと指摘する必要すらある。患者・家族のありようや取り方によっては，かえって不安感が増すからである。内科外来は初診以外はほぼ完全予約であるが，実際に計ってみても，研修医や若手医師の再診外来での消費時間は患者1人で10分を超えている。正面きって言うのははばかられるが，内心では「時間の注射」などと思い，喜んでいる。

7）倫理的課題

　若き研修医達が，医者だからといって偉ぶらないのは気持ちがいい。ほぼ寝たきりのおじいちゃん，おばあちゃんに接する態度も，総じて立派で，彼らと同年代の頃の私のそれをはるかに上回る。彼らの創案による現在の往診風景も，正に「地域医療派」の面目を感じさせる。時代の流れも大いに手伝ってはいるが，看護婦さんとの接触点での'ごく自然な対等さ'は，チーム医療の下での緩和ケアを推し進める原点であろう。癌告知もインフォームド・コンセントも，研修医が主体的に参加する大きな課題となっている。

　当院は，市立病院であり，かつ積極的に救急医療を担ってきただけに，社会的・経済的に弱者の患者層が比較的多い。接遇や医療面接の間口を広く，豊かにする訓練は，必然的に磨かれる。いわば，「医者は患者に育てられる」。

　私は，昔はひたすら以下のようにぼやいていただけに，研修医や若手医師の近年の超克ぶりに接すると，とても嬉しい。

　　高齢化社会の医療現場に満ち満ちている倫理的課題はどうすればよいだろうか。寝たきりの'植物人間'患者の胃瘻造設に対する適応や思惑も，術後に扱う脳外科とそうでない内科とでは，異なることもあるだろう。そういった患者を共同診療する際の主導権が，研修医だけに委ねられてはなるまい。若くて，老や死が生理的に実感しにくい彼・彼女らが＜延命の思想＞に行き着くのは，豊かで太平

な現代の必然だからだ。臨床現場に年長医の熟成した死生観が＜延命の思想＞と同時に漂うこと，また，バランスのとれた考え方の指導医が，度重なる回診を通して研修医と時間と空間を共有し合うこと，さらに，こういった問題をふだんからコメディカルと語り合う習慣が築かれていることにしか解決の道はない。倫理的課題は論理的課題よりもずっと不確実で，解答は1つには決まりにくい。しかし，チームワークの下でのこのような論議こそが，医療や卒後教育の豊かさの1つでありたい。

8）のびやかさと生意気さ

　医学生が当院での研修を望む理由の上位に，「研修医の先生方が生き生きと討論しているから」があるのも，嬉しい限りだ。時には，見学に来られた相当ベテランの先生が，おっしゃる。「よくわかりました。誤算でした。ここに来るまでは，松村先生達の指導能力が高いからうまくいってるものだとばかり思っていましたが，はっきり言って悪いですが，違いました。研修医や若手医師のやる気が抜群で，優秀なんですよ。」　伸びやかさと生意気さは，どうしても重なる。しかし，巣立った彼・彼女らの許容できない生意気さを寡聞にしてまだ聞いていないのは幸いである。'研修医志向性病棟'の威力だと思われる。

　彼・彼女らの多くが，自力だけで向上したわけではない。だから将来遭遇する確執に必ずしも粘り強いとはいえないし，違った環境の中を力強く切り開いてゆけるかどうかも疑問だ。ちょっとかじったEBMぐらいでは，'未熟な原理主義'のレッテルを貼られるのがおちかもしれない。しかし，平均をちょっと（中には遥かに）超えた知能の研修医が，やる気があればすくすく伸びてゆくことこそかえってすがすがしい。専門科の乱立がなく，一般内科中心にまとまりやすいことが，最大の好条件だろう。

　こんな結束があるので，小さな所帯なのに自前の訳本[1]を出版できたり，ホームページを維持できているのだと思われる。そのホームページでは，これまでに招聘した"大リーガー医"を専門科ごとに分け，銘々のメールアドレスを公開してさまざまな医学交流に資したいと考えている。

1）松村理司監訳：診断と治療　ポケットガイド．医学書院，2000

9）院外ボランティア活動

　最近，当院の若手医師の以下の文章にたまたま接して驚いている．当院内科で研修を始め，終え，現在4年次の横川直人医師が企画実行した温泉ツアーの記事である．私は，全くあずかり知らなかった．研修医時代からの主治医としての'お付き合い'の延長である．若さ特有の無謀さに異論・反論もあるかとも思うが，そのまま載せることにする．

■ それいけ幸太郎　思い出の百万石温泉ツアー

　　平成13年7月7日（土曜日）から8日（日曜日）1泊2日
　　目的地　加賀山代温泉　ホテル百万石
　　山下幸太郎さんは82歳の芸術家肌の男性で，筋萎縮性側索硬化症という進行性の難病により，四肢麻痺（両上肢全廃，両下肢不全麻痺），呼吸筋麻痺で人工呼吸器管理を必要とする重症の患者です．にもかかわらず，本人は，にこにことして「こころは20代．することはたくさんある」と話されるような方です．
　　「4年前に奥さんと2人で宿泊した思い出の加賀山代温泉ホテル百万石にもう一度泊りたい」という幸太郎さんの強い希望に促され，今回の旅行を約2カ月前から予定しました．
　　実際はこの数カ月でもかなり筋力低下が深刻に進行し，少しも立つこともできない状態となっており，我々ですら実現できるかは不安な状態でした．ただ昨年にも，誰もが無理かと思った甲子園阪神応援ツアーが成功した自信と勢いが在宅医療チームにあり，出発5日前のミーティングの際には，強行することですでに皆の気持ちは一致していました．もう1つの悩みは費用のことでした．幸太郎さん夫婦は，「このような時にお金をとってあるんです」と言ってくださるのですが，自分の考えでは，「ボランティアでも自分のことは自分で」という気持ちと，「あまりに金額が高くボランティアの負担が大きすぎる」という気持ちの葛藤で悩んでいました．実際，デイサービスの方々や訪問看護婦さんの中でも，自分にかかる費用は自分たちである程度は負担するべきだという意見と，ボランティアでも自分の家計をけずってまでは負担が大きいとの意見があり，ボランティアで

も意見が分かれました。そこで，同行するボランティアの方も含めて，「それいけ幸太郎　思い出の百万石温泉ツアー」などと適当に銘打って無記名で募金を募る方針にしました。予想を上回る反響で，幸太郎さんを知らない人も含めて協力していただき，後で計算してみると，76,183円1セント（？）にのぼりました。

　今回の車は日本レンタカーの協力で，車椅子の自動リフト付きのものをわざわざ舞鶴までもってきていただき，しかも安価でお借りすることができました。そのようにして夢の実現が見えたその後でした。当方の不注意で，出発前夜，大切な車を電柱と接触させ，左側面に大きな傷をつけてしまいました。それでも動くのであれば乗ってもよいとのレンタカー会社側のお許しをいただき，集合に向かうことができました。ところが，山下邸の近くでセッティングを自分でしていたときのことです。なんと車のドアがどうやっても開きません。旅行中の万一の対応を考え，約30分程悩み，リーダーである自分の判断，責任で中止にしようと考えて，うなだれて山下邸に向かいました。状況を察した真愛の家の濱口さんは，「なぜ1人で悩んでいるんや，うちらにもっと早く言え！」と私を一喝。その後，二人がいろいろ工夫した結果，不可能と思われたドアも開いてくれました。ちょうど昨年，甲子園球場でよい席が確保できず結局最上段となり悩んでいたときに，2人が介護ひもを使って一気に駆け上がったことが思い出されました。本当に頼りになる仲間です。また車椅子の固定もレンタカーのものでは全く不十分で困惑しましたが，デイサービスのものを持ってきて完璧に固定し，胴回りも手製ひもで固定することができました。道中，路面が予想より悪く非常に揺れが強かったのですが，真愛の運転手西川さんの腕，濱口さんのスーパーサブ，ベテラン訪問看護婦丸山さんの気配り，リハビリ石井先生作製の揺れに強い装具と呼吸器搭載できる車椅子，そしてなんといっても奥さんの愛情が加わり，車中の安全は確保することができました。また，前日までの悪天候も究極の晴れ男である幸太郎さんにはかなわないようで，天候にも恵まれ，体力を消耗せずにすみました。

　約5時間かけて到着した目標の百万石は，1つの町があるのかというほどの規模のホテルでした。有名なホテルであり当日も満室で1,000人宿泊していたようです。知る人ぞ知る美人おかみのお迎えも心意気を感じました。部屋は別館数寄屋風旅館のバリアフリーの部屋で，カーペットを利用すれば車椅子の使用も可能であり，非常に助かりました。さっそく部屋の風呂に入浴したのですが，両脇から介助が可能であり，安心して入浴できたようです。また食事も，我々の経験したことがないような最高のものでおいしくいただきました。幸太郎さんのもう1つの楽しみは，お祭り広場という催しです。津軽三味線にあわせて皆が踊るのには驚きました。もちろん幸太郎さんの奥さんも丸山さんと踊っていました。その

後は，広場でのカラオケ大会となるのですが，とにかくスケールが大きく，また某会社社長が歌がプロ並みに上手であるのに，お客さんは皆驚いていました。その後，騒いだお詫びとして，幸太郎さんのリクエストで社長が美空ひばりの曲を熱唱してくださいました。実際に元歌手であったようで，感激した幸太郎さんの涙と流涎はしばらく続きました。

その後，幸太郎さんも何年ぶりになるのでしょうか，羽毛ぶとんで皆と同じようにならんで床につきました。ただし，運転で疲れ切った西川さんは騒音予防のため別室のベッドで寝かされていたようです。

翌朝は，目標であった大浴場露天風呂も，オークスライフケア事業部によるシャワーキャリーの提供もあり，実現することができました。部屋の風呂もよかったのですが，さらに温泉らしさを満喫されたようです。地元の方のご協力はなお一層嬉しく感じました。

ホテルでの夢のような滞在を終え，東尋坊の観光にまで欲を出していくことができました。東尋坊も「よかろう」さん（店名）のおかげで車椅子のままで，間近で見ることができました。帰路は，幸太郎さんを含め全員ぐったりしていましたが，予定時に舞鶴に到着。笑顔で訪問看護婦が休みにかかわらず総出で迎えて下さいました。

皆様のおかげで幸太郎さんの夢が実現しました。本当にありがとうございました。

5 問題点

問題点も多岐にわたる。

❶ 薬漬け・検査漬け医療の排斥は，経営基盤を直撃する。地球的規模での医療費節減派の Willis 先生のときは，きつかった。「地球上の他のすべての地域では，こんな場合，第三世代の抗生物質は使わない。ペニシリンがベストだ。日本が金持ちになったのも，最近ではないか」（113 頁）。もとより赤字のなかでのやり繰りなので，なんでもかんでもが原則通りにはゆかない。時には'ひよる'こともある。例えば，できるだけ速い回転の入退院をふだんから心がけているが，病床利用率が極端に落ちると，その掛け声は鈍る。経営の仕組みの国家レベルでの転換が望まれる。

❷病棟看護業務の増加があげられる。指示の訂正も増えるし，教育・経営効率を上げるための平均在院日数の短縮の影響もまともに受けた。「卒業したばかりの何も分からない医者を複数採用しないでほしい。医師ばかりゴロゴロして，結局負担になるのは看護婦なのだから」とは，看護婦の自由記載。

❸英語で囲まれる患者の不快さがある。「なんで進駐軍の医者に診てもらわないとあかんのや」とは，相当年配の患者さんの声。"大リーガー医"招聘の狙いをすべての患者さんに理解してもらうのは，なかなか難しい。

❹高齢患者の心理的特性をカバーしきれない若手病棟医の未熟さは，つきまとわざるをえない。かといって，2年次研修医の救急当直，3年次研修医の外来診療は，例外を除いて，ルーチンであるべきだ。「市民病院は，若い医者ばっかりや」という町の声を真摯に受け止めつつも，現状を維持している。また，留意していても，それなりの説明をしているつもりでも，「通院診療を受けていましたら，入院治療が必要となり，入院でお世話になりましたところ，担当医が代わられました。聞くところでは，市民病院の内科では皆さんそうであると…今まで，長い間外来で信頼していたのに，同じ先生ではいけないのでしょうか？　悲しく思いました」という趣旨の入院患者の投書からも自由にはなりにくい。'研修医志向性病棟'であるため，外来主治医が研修医でない場合はいかんともしがたいこと，チーム編成が定期的に変更されることなどが理由にあげられる。病棟の開明度は，主治医固定性方式よりもはるかに高いと自負しているが，一般の患者さんがそういった認識をもちにくいことも理解しやすい。

❺不必要に生意気な研修医や，そもそも臨床医として不的確だと思える研修医が，まれには出現する。採用前に研修・見学をしてもらっていて，点検しているつもりでもである。適切な SP（simulated patient；模擬患者）からフィードバックを返してもらう卒前学習の必要性を痛感した経験が，一度だけあった。

❻ピラミッド体制でマンツーマン点検を行っているわけだから，どうしてもいがみ合いが生じやすい。小さな規模なので，卒業年次が揃いにくいという事情も手伝う。

❼研修医同士の切磋琢磨が厳しく，いわば，心の内なる peer review に

よって，自ら辞職してゆく研修医がたまにいる。指導医の目には十分に機能しているようにみえるのに，「精一杯の振りだけで，心身はぼろぼろです」と言う者もいた。「亡くなってゆく患者さんのもとへはどうしても足が動きません」と転科していった者もいた。「医者だけが人生ではありません」と言った者もいたが，持ち直して，他施設で活躍している。私個人の趣味として，ざっくばらんな形成的評価はたまにするが，改まった総括的評価はほとんどしたことはない。しかし，「君には辞めてもらいたい」「君は臨床には向かない」という言辞は，過去18年間にそれぞれ1回ずつ口にしたことがある。再三の否定的な形成的評価に基づく組織防衛上であった。

　問題点とはいえないが，研修医と研修を終えた若手医師の間で，研修の到達目標を作ろうとする動きがあるようである。何事も，自発的なものはすがすがしい。研修医の疲労困憊を防ぐために，完全主治医制ではなく，米国で行われている night float 制（夜間の病棟を担当する研修医を予め当番で決めておくことで，あらゆる急変に対して主治医の研修医が呼ばれるということがないように考えられた体制）を実施する可能性も，少し以前から考えられている。

　❽診断や治療に見落としの少ない自信はあっても，専門的掘り下げは，専門医の多い大病院に比べれば不十分になりやすい。重箱の隅をつつくような姿勢や発表のための検査漬けを，意図的に極力戒めているからでもある。各種学会の地方会での症例発表は割合よくこなしているが，症例をまとめての総会での発表は，何とかこぎつけている程度である。原著作成となると顎が上がるし，臨床研究となると至難である。忙しい医療現場では，しゃべることに比して，どうしても書くことが疎かになりがちである。医学界での標準的な名声や昇進を求める気運が，当院内科構成医師に一様に乏しいことも災いしている。しかし，医学博士号取得に際しての文章訓練に代わるような臨床医としての記述の訓練は，是非とも必要である。

　❾卒後4〜5年ぐらいでマンネリが生じやすい。正直なところ，学ぶ物がぐっと少なくなるからである。学閥支配ではないから，辞職は自由である。このクラスの医師達がたまたま2年間で10人も辞めるようなときは，「働けど，働けど，我が暮らし楽にならざり」と，中規模病院の悲哀をしこたま味

わわされる。この規模の病院での研修の継続性の困難さと同時に，大規模病院の（きっとあるはずの）陣容のゆとりに羨望の念を抱かされる。

❿ 指導医の知的・精神的疲労が，意外に大きい。基本的には，入院患者の主治医義務がないのである。内科の勤務医といえばほとんどが専門医の日本で，一般内科医としての背中を口さがない研修医に見せ続けなければならないからである。内科全般にわたって知識を新しく保つのは，並大抵ではない。教育的義務も，かなりの過労を強いるものである。かといって，手技をしなくてよいわけでもない。それもあって，その役になる手前で辞めてゆく者が多い。これも中規模病院の悲哀であるが，当院出身者が他施設で研鑽した後に出戻ってくるのを信じている。他院からの指導医の移籍は，一般内科に関する素養の乏しさ・学閥の締め付け・家族関係を含む生活の満足度などの点で，困難である。なお，当院育ちでない指導医で，研修医いじめをする者に早期辞職を促した経験が1度ある。

「舞チョン」という言葉が，当地にある。「舞鶴チョンガー」の略である。舞鶴に単身赴任している既婚者の意味であるが，他院も含め病院勤務医にもけっこう多い。子弟の教育が大きく絡むだけに，解決は難しい。

現在，50歳前後の'長老'指導医は，私以外に2人いる。2人ともに「舞チョン」ではない。1人は，金地研二医局長・内科診療部長。血液内科専門医だが，現在はとても秀でた一般内科医でもある。地域医療に従事する姿勢の真面目さ・勤勉さと，それを支えるきわめて該博な知識や洗練された技能は，他の追随を許さない。土・日・休日を含めて年中，医療現場での研修医の相談相手を務めて久しい。ITにもめっぽう強い。もう1人は，小橋良太郎消化器科医長。消化器科医長といっても，肩書きだけで，実際には一般内科医そのもの。青年海外協力隊員としての活動歴，フィリピンの医科大学卒→阪大医学部編入・卒業，33カ国語に堪能と，履歴は興味深い。共和主義者。スペイン語・ポルトガル語しかできない南米からの移住者には救世主。non-medical talk の常連通訳者。私を含め3人ともに，忙しい医療現場での現役一般内科医・教育者であり続けるためには，共通の，また固有の忸怩たる思いや疲労感を隠している。

⓫ 内科のシステムや理念が容易に他科に浸透するということはない。横の

連携を嫌う医局講座制の垣根はなお高いし，他科の医師数は内科よりもずっと少ないから，今以上にならないと労働強化になる。ただし，個々の研修医の他科ローテートは，希望と状況に応じて，適宜実施されている。

❶❷ 裏方としての事務局や医局秘書の労働負担も，決して小さなものではない。一見小さいことだが，"大リーガー医"の住居の生活必需品や電気製品に粗相がないようにするのにも，各部局・各人の協働が欠かせない。歯車のどの部分が故障しても，この"大リーガー医"招聘とそれにまつわる諸活動は軋(きし)んでしまう。年間100名を超える医学生実習の世話にまつわる事務方の苦情も大きい。近隣の関西圏以外からはるばるやって来る学生達が，やる気に富むことはほぼ間違いはないが，「社会人でないことに由来する甘え」の矛先が，医局秘書を含む事務方に集中するからである。度重なる微調整が欠かせない。

❶❸ 招聘"大リーガー医"が正規に表白したことはほとんどないが，当院のハード面の現状は，以下のような彼らの本音を引き出すのに十分である。教育の直接の課題ではないが，問題点のついでに述べる。「個室，各自の電話・シャワー…それが近代病院の基本です。ともかく，平均的な米国人なら日本の一般的な病院に入院するのは嫌がるでしょう。米国人にはプライバシーが要りますので」（124頁）。

❶❹ "大リーガー医"は，1人の例外を除いて男性である。大半が，奥さん同伴なので，彼女達の満足感もこのプログラムの成功には重要な因子になる。ここが軋むと，"大リーガー医"の勤務状態にも響きかねない。幸い，当院勤務医師の奥さん方，職員，さらに広く舞鶴市民を含めての社交の輪ができており，誠にありがたい。"大リーガー医"の子供さんが，近隣の小学校に通学したことも何度かある（199頁）。

❶❺ 舞鶴市は，公的病院も多く，医療過密地域である。患者は，病院に専門性を求めるものである。それには，わかりやすい標榜が有効である。本来は中身こそ大切なのだが，年かさの専門医の風体があれば，少々の実力のなさはごまかせる。そういう状況下での「一般内科医療，"大リーガー医"作戦」なので，経営的な潤いからはどうしても遠くなる。研修医や若手医師が全面にでてくるのも，患者の集客には圧倒的に不利である。内科外来や病棟がが

らがらでは，理由はどうあれ他科・管理職からの批判は免れないし，肩身も狭い。したがって，その分，指導医の集客力や過剰な労働は不可欠になる。なかなか'大人'になれない私などは，経営を真剣には考えなくてよいようにみえる大学の総合診療部の面々を羨ましがったり，「医療の質と経営のそれぞれの向上の方向性のずれ」に手をつけない国家の無策に切歯扼腕してしまう。

❻ 本来の最大の問題点は，当院内科の医療実践の水準がどの程度かということであろう。'研修医志向性病棟'は，架空の'専門医乱立病棟'（専門医ばかりで運営する場合）と比べて，何を得，何を失っているのか？ 一般医がかなり専門に食い込んでいることの現代的功罪の点検も大切だ。米国で行われているようなアウトカム・リサーチがあれば，是非受けてみたい。

6 教え子からの便り（研修医列伝）

巣立った教え子も50人を超えたので，最近，彼・彼女達に「皆さん，こんにちは―文集へのお願い―」と題する以下の長文を送った。(1)以下で，それへの反応のいくつかを紹介する。つまみ食い的な選択になるのは御容赦願いたい。また，私にとっては大層面映い内容に富むが，寺子屋式教育での子弟関係の一面と御了解いただきたい。なお，(11)は現役の研修医からである。

　　最近めっきり入退院の増えていたH. J. さんが，89歳で亡くなりました。慢性閉塞性肺疾患患者も，'人格'によっては（？）生き長らえるものなんですね。というより，病床周辺で最期までみられた賑やかさ・明るさが，不老長寿のお薬だったのではないでしょうか？　和みの原点のような気がします。「こんな時に言うのは不謹慎かもしれませんが，まあやっと死んでくれて，ほっとしましたなあ」と息子さん。「今度は，お婆さんの番なんで，またよろしく」と娘さん。その横に，にこにこと，耳の遠くない86歳のお婆さん。病理解剖（現在，40%弱です）はさせていただけませんでしたが，病院裏玄関でのお見送りのスタイルは，今までどおりです。車が見えなくなるまで私達が頭を下げ続けるので，遺族が何となく動き出しにくそうだなとこちらが感じたのも，いつもと同じでした。このお見

送りのスタイルは，先々代院長で数年前に亡くなられた林彪先生から受け継いだものですが，1986年春まで見られたその姿を知る者は，私1人だけになって久しくなります。

　ちょっとした感傷に浸っていたら，関西医大第1内科の山口和之先生から電話がありました。「Willis ノート残ってませんか？　研修医や若手医師用なんですけど…」「そういえば，えらく立派な装丁のがごく数冊 Willis（外国人医師）部屋にあったけど…」と私。という次第で，このノートの最近の'動き'は，当院のその時々の研修医の決断に委ねられています。Willis 先生がこの地を去ってほぼ11年経ちました。このノートとその思想の換骨奪胎の思いは，ずっと私の頭から離れないのですが，いかんせん才能と時間に見放され続けています。翻訳だけならなんとかできると思われるのですが，それは Willis 先生自身が固辞されています。出版社からの依頼は，ずっと続いてはいるのですが。なお，1996年8月にカナダ，オタワ市近郊ショウビルの御自宅に Willis 先生と Margaret さんを訪ねました。まだまだ自立の日々でした。2つのお家の1つは湖のほとりにあり，周囲の人家はごくまばら。自然を絵に描いたような光景です。たくさんの干し物が，下着も含めて晴れた青空に高くはためいていたのは，印象的でした。みんなで交互にボート漕ぎを楽しみましたが，もちろん先生も大奮闘。数年前の心筋梗塞の悪影響はなさそうです。かなりの悪さをする鹿に殺生をしたのを夫婦で嘆いておられました。冬は雪が相当深く，狼の遠吠えも聞こえるとか！　1990年春の引退時には，「医学のことはもう考えることはないでしょう」とおっしゃっていましたが，居間の片隅に New England Journal of Medicine の最新号が置かれていたのは，愛嬌でした。愛嬌でなかったのは，睡眠時無呼吸症候群，悪性貧血，何とか症候群…と話題が医学に集中し，たじたじの私がいつまでも不肖の弟子であったことです。ごく最近の事情は，今京大のウイルス研究所にいる池川先生が一番詳しいでしょう。

　それから，Dr. Constant，今もずーっと続いて来ているよ！　1984年春からなので，今年で18年連続です。79歳だけれど，頭の回転と博覧強記ぶりと論文の読破ぶりと自立心と教え方のスタイルとあのつなぎつなぎの重い聴診器と，それからフルートとその他全部が，以前と同じです。

　『続・医療の現場から』と題する小冊子を送らせていただきます。私は，今52歳の団塊の世代ですが，恩師達が次々に引退，あるいは亡くなっていきます。ところが，現代の死の形式一般を反映しているのでしょうか，恩師の死の場合にも，残念ながら医療上の遺言のようなものに接することができません。というわけで，ちょっと早いのですが，これは呆けないうちに綴った私の'遺言'です。とい

えば大層ですが，実は去年ついに始めたワープロの練習でもあります。ともあれ，御笑読いただければ幸いです。なお，約10年前に作った『医療の現場から』は，在庫はなく，増刷もできません。当時は背伸びの時期でもあったので，医学界の長老達にも送りましたが，いろいろな要素を考え合わせると，誰かによってとっくにごみ箱に捨てられた確率が高いでしょうね。

さて，本題はここからです。実は，「臨床研修の思い出」を作りたいと思っています。というとちょっと大仰ですが，要は連絡簿に毛の生えたようなもの，まあ文集です。理由は，2つほどあります。

1つは，先輩・後輩の交流です。研修の歴史も20年近くになってきましたから，思いもかけない広がりもでてきています。しかしながら，学閥でつながっているわけでもありませんから，縦の連絡・連携があまりありません。2つ目は，ちょっと公的な理由です。と言いますのが，平成16年から卒後臨床研修義務化が始まります。「すべての医学部卒業生にちゃんとした臨床訓練を」という動機や謳い文句自体はいいのですが，訓練の場が大学病院と臨床研修指定病院に限られてしまうのでは，大病院中心すぎると思いませんか？ プライマリケアや総合診療方式が強調される割にです。1,000床を超える大病院の研修を眺めますと，例えば循環器科では冠動脈検査の周辺労働に集中したりして，かえって私達の「寺小屋」式の「24の瞳（?!）」的な研修スタイルのほうが，いわば教育の原点だと確信させられることもあります。まあ，「一寸の虫にも五分（以上）の魂」というわけです。

ジャーナリズムの偏向報道をはじめいろんな要素が手伝い，医者を見る世間の目はかなり曇っているようです。多くの医者の目も曇っていると思われているようです。そんなことはない，輝いている目もあるぞ！ やはり，これはできるだけ晴らしておいたほうがいいよね。

ともあれ，内輪の記念誌，というか文集です。自由な記載でゆきたいと思いますので，内容は前項にとらわれません。「開業して3年，正直な話，儲かって仕方がない。税金対策もあるので，是非卒後教育に寄付をさせていただきたい」という正夢もいいなあ！

(1) 舞鶴時代の思い出

林　達也（京大医第2内科助手，1986年京大医卒）

私は学生時代，卒後研修を京大病院以外で行うことを考えたことが一度もありませんでした。これは京大病院の研修システムを吟味して納得したという意味ではなく，単に「そこに京大病院があるから」という理由でした。

1986年5月医師国家試験に合格し，6月から京大病院の内科研修医としての生活が始まりました。研修生活は入院患者の診療に没頭する多忙な毎日でしたが，内科診療に関係することなら何でも知りたいと考えていました。しかし，大学病院のカンファレンスやセミナーはそのほとんどがアカデミックなもので，当時の私はあまり興味がもてませんでした。また，指導教官には臨床的な立場からのアドバイスを得意としない人々が少なからずおられました。このようなことから，赴任先はぜひとも臨床医学が十分勉強できる病院に行きたいと思うようになっていました。

　そんなとき，研修医室横の廊下にはってある医学界新聞学生版に目が止まりました。舞鶴市民病院のリウマチ科のコンサルタントをしておられた上野征夫先生が掲示されたものでした。松村先生や黄先生，寺尾先生たちへのインタビュー記事で，これが舞鶴市民病院と私の最初の出会いでした。上野先生に話をうかがったところ，当然のことながら舞鶴での研修を強く推薦されました。

　2月のある日曜日，私は舞鶴市民病院を訪ねました。松村先生から数時間にわたる機関銃のような話を聞き，舞鶴に来られて1年目の山口先生，谷口先生と話をしているうちに，「ここに来よう」と決心したように記憶しています。

　1987年6月舞鶴での生活が始まりました。それは，私が京大での研修で自分なりに培ってきた「医学的常識」を破壊されることから始まりました。

　勤務し始めた直後だったと思いますが，私はSLEの患者さんの入院を受け持つことになり，外来処方を入院カルテに転記していました。するとプレドニンが処方されているのに，抗潰瘍薬が投与されていないことに気が付きました。私は，大学での研修生活の中で，ステロイドの投与時には抗潰瘍剤を投与するのが「常識」であること，そして，それが親切な患者思いの医療であると確信していました。私は，何の迷いもなく入院処方にH_2ブロッカーを追加しました。

　数日後，私のカルテをチェックしていた松村先生が，「林君，自主性を発揮してくれることはたいへん嬉しいが，君は一体どういう考えでH_2ブロッカーをこの患者に処方したのか？」と，私に強い調子で質問されました。私は質問の意味がまったくわからず，「どうしてって，この人がステロイド剤を飲んでいるからですけど…」と，とまどいながら返事しました。「僕が聞いているのは，君は何を根拠として抗潰瘍剤を処方したのかということだ。」「根拠って，潰瘍ができないように配慮するのに根拠がいるのでしょうか。」「すべての医療行為にはそれを行う理論的根拠が必要だ。君がステロイドを飲んでいる人にH_2ブロッカーを投与する意義があるというなら，その証拠をもってきなさい。医学の歴史は，君のような善意や配慮に基づいた誤りでいっぱいなのだ。患者のためなら勝手な思い込みが

許されるという道理はない。君が自分の正当性を証明できるまで，処方を中止しなさい。」

　松村先生は何が気に入らないのだろうか，ステロイドが消化性潰瘍を作るのは常識じゃないか，それにしてもここまで糾弾されなければならないことを私は行ったのだろうかと思いながら，ハリソン内科書を手にとりました。しかし，そこに書いてあったことは，松村先生を支持するものでした。周囲にある医学書や雑誌を手当たり次第に読んでみましたが，H_2ブロッカー投与を正当化する文献をみつけるどころか，ステロイド服用患者が潰瘍発病のハイリスクであることの証明さえみつけることができませんでした。

　どうしても納得できず，Willis先生に尋ねたところ，答えは次のようなものでした。「非ステロイド性抗炎症薬は消化性潰瘍の明らかな危険因子だが，ステロイドはそうではない。Dr. Matsumura の言うことは正しく，この患者に H_2 ブロッカーを投与する必要はない。さらに，たとえ非ステロイド性抗炎症薬の場合であっても，H_2ブロッカーが消化性潰瘍を予防するか誰も知らない。したがって，非ステロイド性抗炎症薬の場合でも H_2 ブロッカーを投与する正当性はない。」　私の英会話力も手伝って，反論のしようのない説明でした。

　もっとも，私があまりに不満げな顔をしていたのでしょう，Willis先生は笑顔になって次のように言われました。「医学には論争がたくさんある。私も，自分の意見と異なる上司の意見に従わねばならないことがあった。しかし，いずれ自分自身で患者を治療しなければならないときが来る。いつもどの意見が正しいかを判断するように心がけて，チャンスが来たときに，迷いのない治療ができるように準備しておきなさい。」

　この出来事は，私の臨床医学に対する姿勢を決定的に方向転換する経験となりました。またWillis先生の言葉は，私が上司と異なる見解をもったとき，常に思い出す言葉となっています。ちなみに，舞鶴にいた3年間で，ステロイドに起因したと思われる胃十二指腸潰瘍を経験したことはありませんでした。

　舞鶴での研修は吸い取り紙にインクを吸わせるごとくの日々でした。松村先生はよく「トレーニング中の医師に自分で本を調べさせるような暇を与えてはだめだ」といっておられましたが，まさにその状況が私にありました。実際，自分で調べなくても，先輩医師たちやWillis先生から洪水のように知識が与えられる状況でしたので，消化不良にならないについてゆくのがせいいっぱいでした。特に最初半年くらいの間は，精神的な余裕がまったくなく，1カ月以上新聞を読んでいないことに気付いたこともありました。宿舎は院内にありましたが，テレビを買う気にもならず，部屋に帰ると1分後には眠り込んでいたような思い出があ

ります。

....

　Willis 先生は，社会的立場が上がるにつれ非医学的な要素が混入しやすいこと，それとともに医療レベルが低下しやすいことを再三警告されました。「そのうち食道と気管とどちらが前にあるかを忘れても，気にならなくなってしまうのだ」との背筋が凍るような言葉は，現在もなお，私がそうならないようにと身をひきしめる十分な効果を持っています。

....

　舞鶴での経験には，私の内面にいきなり踏み込んできてかきまわすようなインパクトをもつものが多々ありました。しかし，これらを含めた3年間の積み重ねが，私の医療に対する基本姿勢を決定したのでした。実際のところ，大学研修後の赴任先によっては経験至上主義の医者になり，「EBMなんてものはヤブ医者にとっては大きな福音だ，個人個人のさじかげんがわからなくても統一的に治療すりゃいいんだから」などとうそぶいていたかもしれません。…私は当初，松村先生が積極的に導入しようとされた北米医学に対して，「そこまで価値高いものだろうか」と相当頑固に懐疑の目を向けていたのですが，3年の間にその考えが完全に覆ったことは素直に認めなければなりません。

(2) ダイヤモンドと私

　　　　　川畑秀伸（札幌医大地域医療総合講座助手，1989年産業医大卒）
　私が市民病院でお世話になったのは，研修医として1990年6月から1992年5月末と，その後スタッフとして1999年4月から2000年3月までです。エピソードはいろいろありますが，記憶に残っているのはやはり研修医の頃です。同僚のOM先生と指導医K先生の葛藤や，F先生主催のきわどい忘年会，ON先生の激やせ，検食争奪戦，1日で3例剖検したこと，身寄りのないハナさんなどなど挙げたらきりがありません。ここではやはり舞鶴らしく，大リーガー医の話を1つします。ハーバード大学を主席で卒業し，真菌感染症では世界的に有名（リサーチ）で，名前と同じく輝かしい経歴を引っ提げて来日したリチャード・ダイヤモンド先生が起こした2回の意識消失事件です。時は丁度，湾岸戦争でアメリカのイラク侵攻が始まり，予備役であったピエロニ先生が戦地に向かい，その直後の真冬の1月にダイヤモンド先生はひげをたくわえ登場しました。そして事件は2月の中旬頃に起こりました。

　1回目は昼の3時から3階で恒例のレクチャー中の出来事。講義も中盤にさしかかった頃，何か先生の様子がおかしいのです。言っていることがあまり聞き取

れず，舌がもつれているようなのです。そしてみるみる力が抜けるように椅子に座り込み，目は焦点が定まらず，白目状態なのです。そこに居たのはいつものように研修医だけでしたが（時に話題がとんでもない方向に行くので，密室のレクチャーと呼ばれていましたが），慌てて1回の救急室に車椅子で運んだのです。結局糖尿病の持病がありインスリンを打っていたことから低血糖発作を疑われました。私が思いっきり血管の外に漏らしながら20％ブドウ糖液を打ったら，正気に戻りました。金地先生から「ブドウ糖液をもらすと痛いからシップでも貼っとけ」と言われ，モーラステープを貼って，ついでに2袋持たせ，明日必ず内科外来を受診するよう申し添えて帰ってもらいました。

　2回目はそれから2～3週間後，天気の良い昼間に起こりました。14時頃突然，ダイヤモンド先生の宿舎101号の奥さんから，主人の様子がおかしいとの電話がかかってきたのです。今から思うとすごいことで，なぜそうなったのかわからないのですが，当時内科の医師は15人くらいいたにもかかわらず，なぜかその時，2番目と3番目に偉い金地先生と黄先生の2人がストレッチャーを抱えて101号室に駆けつけ，ダイヤモンド先生をものすごい勢いで救急室に運んで来たのです。今度のダイヤモンド先生は「頭がものすごく痛い，割れそうだ」と言って，半分白目のパニック状態に陥っていました。血圧を測ると230/140くらいあり，高血圧性緊急症（hypertensive emergency）の状態だったのです。結局今回はそのまま内科入院となり，私が主治医になりました。ついさっきまで指導医だった先生に，決まりとはいえ直腸診をするのはためらわれたので，悩んだすえ，行わずにH＆Pを済ませたのを覚えています。うっ血乳頭は病棟では既になく観察できませんでした。翌日，朝の回診では内科医全員が先生の部屋（詰所の3つ隣の個室）に入って身動き取れないほどでした。突然の高血圧の原因は，MAO（モノアミン酸化酵素）阻害薬を飲んでいた先生が，昼に豆菓子である「イカピー」を食べたため，その中のそら豆によるチラミンなどのモノアミンと相互作用をきたし高血圧性危機になったからでした。病歴で，母親がうつ病で自分もその傾向があるので飲んでいるということでした。そういえば，レクチャーで目を輝かせて延々と喋りまくることがあり，あれはMAO阻害薬特有の気分を高揚させる作用だったのかと思い出されました。沈黙は罪で，雄弁が金であるとされる米国では，薬の力を借りてまで競争をしなければならないのかと思った人は多かったはずです。結局1日だけの入院で翌日の昼前には退院したのですが，ダイヤモンド先生は，その日の午後のレクチャーにはみんなの心配をよそに登場して何もなかったかのように，いつものごとく喋りまくっていました。「日本人は病気には寛容なのだから，何もすぐに出てきて仕事をしなくても，ちょっと休んだらよい

のに」というのがみんなの気持だったのです。おそらく米国人の彼にしてみれば，自己管理できない人間は指導者として不適であるから，元気なところをアピールしたかったのでしょう。それから数週間後，先生が日本を離れる時，私は先生からレッドソックスの使い捨てスリッパとボストンの芸術家が創ったガラス製の灰皿をもらいました。その後，先生は研究職を退き，ボストン大学医学部で人事管理部門の管理職をしていると聞いています。

最後に，ある本に研修医に向けてのエッセイとして書いた文を載せます。

私は舞鶴で'脳梗塞'と診断されていましたし，1年前に北海道に移りこちらの寒さが相当頭にあたったようで，以下の文中にあるロールモデルの先生が M 先生だったのか，K 先生（実際，指導医の K 先生は3人いたのですが）だったのか，定かではありません。しかし，はっきり言えることは，指導医の先生方や同僚の医師たち，さらに，病棟，外来，救急室で大変お世話になった看護婦さんや受付の村岡譲，事務の方，同様に検査室や剖検室の検査技師の皆さん全員が私のロールモデルでありました。いずれのモデルも非常に個性的かつ感性豊かで，何よりも臨床能力に優れており，患者さんを思って働く姿に感銘を受けました。大げさかもしれませんが，舞鶴での研修によって初期研修として何物にも変えがたい貴重な経験ができ，結果，いろいろな意味において現在でも診療のよりどころとなっています。この場を借りて，舞鶴でお世話になった方々にお礼を申し上げたいと思います。また，今後とも舞鶴市民病院が臨床研修の震源地であり続けることを日常診療の励みにしたいと思います。

＜ロールモデルの存在＞

「人が煙草を吸うのはその姿がかっこいいと思っているからだ」と聞いたことがある。人間は誰でも善し悪しは別として何かに憧れ，それに少しでも近づきたいと思うようだ。医師にとって若い頃，自分の目標となる人物に出会えた人は幸運である。「鉄は熱いうちに打て」の諺の如く，実際それを求めて厳しい環境を選択する者も多い。私には K 先生というロールモデルがいた。先生は少々おっかないが，臨床能力抜群の10年以上先輩の内科医長であった。何よりも圧倒されたのは患者に対する責任感の強さである。平日は当然のこと，土日も当番でもないのに必ず朝7時半には救急室と病棟に現れ，カルテや日誌で昨夜の出来事を確認した後，気になる患者さんを回診していた。そして，常に入院患者60人全員の状態を把握し，研修医の仕事ぶりに目を光らせていたのだ。たまの日曜日，家にいると朝から先生の電話で病院へ素っ飛んで行ったものである。睡眠不足でこちらが気力で持ちこたえているのを横目に，院内中を動いて，てきぱきと仕事

をされる姿には羨望を越え畏敬の念を抱いたものだ．範を示すには言葉よりも行動なのである．今でも事あるごとに脳裏に浮かぶのは，K 先生の白衣姿である．

(3) 舞鶴での研修を振り返って

能智里美（静仁会静内病院，1990 年札幌医大卒）

　私も舞鶴を離れ 10 年目に入り，医者としての歩みを振り返るのに良い機会だと感じましたが，振り返れば振り返るほど北海道に戻ってからの遅々とした歩みに情けなくなってしまいます．それに比べ，舞鶴での 2 年弱は私にとって充実した毎日でした．

………

　大学に残る，そんな選択肢は全くなかったので，私は直接松村先生に連絡し，運良く卒後舞鶴で暮らすことになったのです．出会いはひょんなことからでしたが，面接に行ったとき，舞鶴を離れることになっていた Willis 先生にお会いし，この先生が基礎をつくったところでなら絶対大丈夫と期待に胸を躍らせて舞鶴にやって来ました．たった一度の Willis 先生との出会いでしたが，何もわからない私にも熱心に超皮質失語の説明をしてくれたのを今でも覚えています．

　病棟医としてのスタートは予想以上に大変なものでした．3 人 1 チームの体制は今も同じかもしれませんが，無我夢中の毎日でした．数日に一度の入院当番では，それこそ，日勤・準夜勤・深夜の看護婦さんと 1 日中一緒に働き，次の日のカンファレンスのためにカルテを整理しなければなりませんでした．夏休みとお正月休み以外は，ポケベルに縛られる毎日でした．しかし，この病棟医としての経験が今の私の医者の原点だと思います．たくさんの患者さんの病棟医を通して，多くの症例を経験し，たくさんの知識を指導医の先生から教えていただき，同時に主治医としての責任感も植え付けられました．また，いつも病棟にいるということで，患者さんとも非常に近い距離にあり，文字から学ぶのではなく，患者さん自らの体を通して，医療に必要なことを身につけていく毎日だったと思います．今でも，不安な症例にぶつかると，研修医時代の退院サマリーをめくることもあります．あの時した経験，それは絶対的なものとして私の中に残っています．

　2 年目には仕事が，救急当直や外来に広がりました．……最後の救急当直の時は，腸閉塞，心筋梗塞の入院があり，おまけに，解離性動脈瘤の患者さんがいて，京都の武田病院に搬送してもらいました．50 歳ぐらいの女性で，夜中に寝ていて背中から腰への痛みで目が覚め，夫に連れられて救急室にやってきました．顔色が悪く，足がしびれると言って廊下のイスの背につかまりながら歩いていまし

た．その患者さんの胸部と背部に聞こえた bruit（ブルイ）は忘れることはできません．あの時解離性動脈瘤だと確信し，そして胸部写真やCTでそれを裏付ける所見を認めたときの驚きは，きっとこれからもそんなに経験することはできないでしょう．まさに，舞鶴を去る私への卒業試験だと思いました．

　舞鶴での研修で基礎を学び，次にどういうステップアップをするか，それは各人に与えられた課題でしょう．私はあくまで一般医としてやっていこうと思いました．しかし，それは今の日本の医療体制ではとても難しいことだと思います．知識はその中に飛び込まなければなかなか習得できません．また，それぞれの専門医の中での一般医の位置づけもぼんやりしたものです．結局，私は現在2万2千人ほどの北海道の片田舎で，150床の病院の内科医として働いています．テレビドラマの＜ER＞ばりの医者を目標としていたのですが，似ても似つかぬ現実です．外来・訪問診療・病棟・検査と忙しい毎日で，7時30分仕事開始は舞鶴の生活と変わりありません．しかし，仕事をこなすのが精一杯で何かを吸収するゆとりもなく，自分1人で解決しなければならないので，これで良いのかと疑問が残るばかりです．わからないことはそのままで，結果オーライと自分に言い聞かすだけです．時には金地先生にSOSのメールを出すこともあります．それでもやっていられるのは，そこにも色々な人間ドラマがあり，こんな私でも喜んで受け入れてくれる人達がいて，時には素敵な出会いがあるからでしょうか．北海道日高の美しい自然に囲まれて，まあまあの生活を楽しんでいます．

　今年の3月から研修医の指導が入り，舞鶴での生活を思い起こしているところです．見て，自分自身でやって，そして人に教えて，初めて1人前でしょうか．あらためて，何もわからなかった私に，医師として何とか歩き出せるように指導して下さった先生達に感謝し，今も脈々とその精神が引き継がれていることに誇りを感じます．医大を卒業して医局とは全く無縁なので私には寄るべきところがありません．でもこうして舞鶴市民病院での時間を振り返り，私の医師としてのルーツはそこにあることを感じ，そこから巣立った1人だと思えることは，とても幸せなことです．

　出会った多くの患者さんはまさに私の教師でした．今でも何人かの方からお便りが届きます．MRIがはいったとか，改築したとか，○○先生が転勤されたとか……．また，アメリカから来られた先生方にも多くのことを教えていただきました．もっと英語ができたら，もっと身についていたでしょうに．思い起こすときりがありませんが，これらの出会いを大切にして，もうひとがんばり医者としてやっていきたいと思います．

　これからも活気のある舞鶴市民病院でありますように．私も遠く北海道で自分

なりにやってみようと思います。

(4) 何を創造できるか？
　　　　　神谷　亨（2002年よりハワイ大学での内科研修が決定，1991年名大医卒）
　それは，毎週木曜日の夕方に開かれていた退院患者に関するカンファレンスでのことだった。若手医師が一通り自分の受け持ち患者についての総括を述べ終わったところで，最近の内科医局員全般の話になった。だれが言い始めたのか，毎朝7時半から30分間行われる英語文献の抄読会の話題になった。その抄読会は既に10年以上続いていたもので，曜日ごとに発表の当番が決められており，臨床医が最新の欧米の知識に乗り遅れないことを目指していた。長く継続されているものによくあるように，その頃の抄読会は出席率が極めて低かった。当番の者と他1, 2名が10分程遅れて集まるということが常であり，ひどいときには，当番以外だれも来ないということもあった。皆のやる気が減退していた当時，抄読会の存在そのものに疑問を投げかける医師がいた。「こんなに出席率の悪い抄読会なんてやめてしまえばいいんですよ」と，ある医師が発言した。その直後である。松村先生が，険しい顔をして，烈火のごとく怒ったのである。「何1つ自分で産み出せていない者が何を言うか！！」　一同静まり返り，部屋中に異常な緊迫感がみなぎったように思う。やめればよいと発言した医師は押し黙ったままであった。

　私は，大学6年生の時，内科の臨床を基本から学ぶことができるであろう研修病院を探していた。そんな時，米国人医師を招いて一般内科の教育を熱心に行っているというユニークな病院があることを知った。夏休みを利用してその舞鶴市民病院に見学に行ったのだが，それが私の医者人生のそもそもの始まりであった。病棟における研修医と米国人医師との理知的なディスカッションに圧倒され，夜は松村先生に夕食をご馳走になり，例の"松村節"ですっかりとりこにされてしまった。こんなにすばらしい病院ならここに来るしかないと思い，早い時期から研修の希望を出したように記憶している。卒後1年目より6年間，舞鶴で一般内科の研修をさせていただき，その後関東の病院に移り，以来4年が経過した。一般内科医としての道は決して平坦ではないが，今でも自分の選択は自分らしいと満足しており，とりわけ，舞鶴市民病院の内科で初期研修を受けることができて本当に幸せだったと思う。

　臨床研修記念誌の執筆依頼の文面に，舞鶴で一番心に残っているエピソードを書いて欲しいという注文があった。舞鶴での研修は，印象深い出来事の連続であったが，強いて1つを選ぶとすれば，冒頭に挙げた話かもしれない。「何1つ自

分で産み出せていない者が何を言うか!!」という松村先生の言葉は，当時の私にも確かにグサリと突き刺さった。私自身，大してまじめに朝の抄読会に出席していなかったという負い目もあった。が，それ以上に，「自分で」意義のある新しいものを「産み出す」ということが中止や破壊と比べていかに困難なことであるかということを思い知らされた瞬間であった。同時に，米国同様に質の高い一般内科臨床医を育てようという松村先生の教育にかける情熱とその苦労を強烈に意識したのもこの瞬間であったように思う。つまり，松村先生の独創的な企画力と交渉力と情熱によってこそ，我々若い医師を教育するために米国から一般内科の卓越した臨床教授達が招かれていたわけで，私を含めた研修医達は大した苦労もせずにその恩恵にあずかっていたからである。革新的，画期的なものを創造し，それを継続していくということは，並々ならぬエネルギーを必要とすることに違いない。以来，事あるごとにこの出来事が思い出され，自分もいつかは何か意義のある創造をしてみたいと思うようになった。一体自分にはどんな有意義な創造ができるのであろうか。

………

　やたらに薬をたくさん飲んでいる患者もよくみかける。意味の乏しい，効果のない薬を飲んでいる場合だけでなく，誤った適応でリスクを高めている投薬内容もしばしばある。脳循環改善薬しかり，ちょっと胸が痛いと訴えたらすぐに冠血管拡張薬を処方し，ちょっと心電図で心室性期外収縮が記録されただけですぐに抗不整脈薬を処方したりする。今まで大学病院で消化器外科を専門としていた医師が，大したトレーニングも受けずに開業と同時に内科を標榜できてしまう現状にだれも疑問を持たないのだろうか。特定の分野の専門医が，トレーニングを受けることなしに，開業とともにジェネラリストとして仕事をしている日本の現状はまさに異常事態である。きめの細かい患者指導や正しい処方などできるはずもない。開業直前の医師を対象にプライマリケアのトレーニングが受けられるような教育システムを是非用意する必要がある。

　専門医と呼ばれる医師の診療内容にしても問題は多い。1歳になる我が息子が感冒を契機に中耳炎となった。耳管の機能が不十分な小児は罹患しやすく，しばしば長期化するようだが，地域の総合病院の耳鼻咽喉科での診療にはほとほと閉口してしまった。毎回，「のどがまだ赤いですね」と言った後，鼻汁の吸引を行い，「じゃ，吸入をしていってくださいね」と言うだけで終わりなのだ。中耳炎なのに全く鼓膜を診察しないことがしばしばあり，カルテの記載もほとんどなく，病状の説明は尋ねなければ答えない。聞いても忙しいと言わんばかりに不機嫌に答える。いつまで通ったらよいかという見通しも一切語らない。漫然と

抗生物質を処方する。曜日ごとに当番医が決まっているが，違う曜日に受診すると，カルテがほとんど記載されていないので，診療の継続性などどこにもない。ベテランそうな医師達でさえそのような対応である。毎回鼻汁ばかり吸われるだけで説明がなく，"汲み取りのおじさん"とどこが違うのだろうと思ったほどだ。何でも，そこの先生の１人は，難聴に対する難しい手術の達人であるそうだが，common disease の対応は総じて悪いように思われる。患者さんたちはよくこれで文句を言わないなと思う。どこへ行ってもこういうものだと諦めているのかもしれない。不思議とそんな外来でも常に混雑しているのだ。

･･･････

　"医師過剰"という言葉にうそっぽさを感じるのは私だけであろうか。「研究の片手間に臨床をすればよい」「自分の専門分野以外は一切かかわりたくない」という"悪しき習性"が身についた医師が多いからこそ，"実働臨床医"が慢性的に欠乏しているというのが実情であるように思われる。今日の研修医達は，この"悪しき習性"をわざわざ身に付けるために研修しているようにもみえる。

　以上，日本の臨床医の質に関して，改善の余地のある点を例示してみた（挙げ出したらきりがない）。いずれにしても，現状のままでは，患者の信頼度や満足度は低いレベルのままであり，日本国民は我慢を強いられ続けることになるだろう。歴史的に見ても，戦後日本の医療保険制度は，公平性に最大の価値を置き，医局講座制は研究に最大の価値を置いてきたが，医療の"質の向上"という次の段階に入るためには，従来とは異なるものに価値を見いださなければならない。さまざまな角度からの取り組みを並行して行う必要があるだろうが，中でも最も重要と思われることは，人材の育成（質の高い臨床医の育成）である。人材の育成のためには，まず臨床教育活動に高い評価を与え，そこに必要なコストを投入し，優秀な臨床医でありかつ熱心な教育者である人材を配置する必要がある。人材育成のための投資は将来必ず元が取れるであろう。また，今日のようなスペシャリスト偏重のアンバランスな人的資源の育成，配置ではなく，ジェネラリストとスペシャリストを程よいバランスで育成，配置し，互いが知恵を出し合って，患者１人１人の最大の利益を目指してよりよい協力関係を構築していく必要もある。そもそも，専門的な分野のみ日々実践している医師と，広く common disease を扱うことを"専門"とした医師とは全く別の存在であり，お互いがお互いの代わりをすることはできない。ジェネラリストが専門的トレーニングを受けずに専門医ぶることが許されないのと同じように，専門医が確たるトレーニングも受けずにジェネラリストぶることは許されないことである。しかし，今日の医局講座制主導の医学界では，「自分は専門医だが，日々プライマリケア的な事は十分

にこなしている。ジェネラリストの援助は特別必要ない」との風潮が，残念ながら多数派を占めている。将来的に，総合医，プライマリケアドクター，ジェネラリストの地位が向上していくためには，まず，自らが国民から必要とされる存在になっていかなければならない。長い年月をかけて，国民のニーズに応える働きを地道に行い，専門医に一目置かれる仕事を積み重ねていく以外に道はないように思われる。少なくともこれからの50年はそんな段階であるように思われる。

………

　舞鶴市民病院の内科には，独特な哲学が漂っているように思う。松村先生の教育にかける情熱に始まり，Willis先生を初めとする米国の大リーガー級臨床教授達の意志が代々受け継がれた結果できた雰囲気とも言えるかもしれない。それを一口で述べることは難しいが，舞鶴で一般内科の教育を受けた医師は，概ねその哲学の影響を受けて巣立っていくように思われる。現在でも私の医療に取り組む姿勢の根本には舞鶴の哲学があり，舞鶴の医者だったらどうするだろうか，という無意識の問いかけが常にあるように思う。

　あくまでも"私の勝手な解釈"であるが，舞鶴市民病院内科における哲学を敢えて言葉にすれば，その根幹は，「generalに診療する」ということだと思う。さらに述べれば，「臨床と教育をこよなく愛し，日本における洗練された，バランス感覚のあるgeneralな視点をもった医師を目指すこと」ということになるだろうか。"洗練された"の意味するところは，学問的に世界に遅れないような努力をし，人の痛みに共感しようとする人格を有することである。"バランス感覚"とは，無駄な検査，無駄な投薬を排除するコスト感覚を有し，日本の文化社会事情と患者個人の事情を勘案した上で，その人にとってより望ましい医療のあり方を模索しようとする感性をもつことである。"日本における"とは，北米を中心とした医学から強い影響を受けているとはいえ，それをそのまま，文化，歴史，医療システムが違う日本に適用しようとしているわけではないということであり，また，世界に通用する医者になろうと努力はしているが，あくまでも援助の対象は日本人であることをわきまえるということである。

　舞鶴を離れた医師の進路をざっと考えてみると，大学の医局に属して専門医や研究者としての道をたどったり，地域の基幹病院で救命救急部や総合診療部の医師として働いたり，開業したり，地域の診療所の医師になったり，実に多彩である。折角一般内科医としての良質な教育を受けたのに，一般内科医としての活躍の場が乏しい日本の現状にあってはやむを得ないことではある。しかし，できるだけgeneralに診療したいという気持ちは皆がもち続けているのではないだろうか。

独特な哲学もさることながら，一般内科の臨床教育の場としても，舞鶴市民病院の内科は実にユニークである。救急医療に力を入れているために common disease は豊富であり，米国医療のよい点をバランスよく取り入れ，何よりもスタッフ全員が教育熱心である。問診と身体所見を重視し，ディスカッションを活発に行い，地域医療や緩和医療にも積極的に関与している。もちろんどの病院にも問題点は存在し，専門医の人材がとぼしいために，医療の専門性の追求には限界があることなどはその例であるが，一般内科医としての基本をみっちり叩き込むための若手医師の教育の場と考えれば，日本でも有数のすばらしい教育病院であることに間違いはないだろう。

先日，久しぶりに舞鶴を訪れ，朝の病棟回診を見学させてもらったが，研修医達は皆，実に"よいお医者さん"の雰囲気を醸し出していた。患者への言葉かけはとても温かく愛情にあふれていて，病室の外の廊下での議論は熱心で理知的であり，まさに舞鶴の哲学を受け継いでいるように思われた。所帯は小さいが，全国からやる気のある人材が集まっている。舞鶴いまだ勢い衰えず!!である。(因に，朝の抄読会の出席率もよかった。)

私自身は，日本によき一般内科医を輩出すべく，将来は医師の教育活動に参加し，自らもよき臨床医であり続けたいと思う。日本の医療のために自分が何を創造できるかに挑戦し続けることができたら幸せかもしれない。舞鶴を卒業した先生方も，きっと舞鶴の哲学を広め，継承していってくれるのではないだろうか。少なくとも私はそう信じていたい。

(5) 雑文

渡辺浩司（大連市中心医院日本人医療相談室，1991年名大医卒）

卒後1年目の研修を茅ヶ崎徳洲会病院で行い，1992年4月から1998年5月まで6年余りを舞鶴市民病院でお世話になりました。金地チームで京大老年科の藤田先生から指導を受けるレジデント生活が始まり，暮れ頃よりエコーや透視，胃カメラといった検査手技を徐々に教わり，翌年から外来担当，その後加佐診療所や人間ドック，透析室の担当などさまざまな経験をさせていただきました。この間，丹後半島産の妻と舞鶴産の子供2人にも恵まれております。

後輩の指導にはハートと粘りで当たり，センスと度胸はやや欠けるといったところで，上級医としては十分な成長に至らぬまま，舞鶴を離れました。年来の思いを実現しようと広島県の離島診療所（蒲刈町立国保診療所）に赴き，その地では落ち着くことができずに，2000年3月より現職(大連市中心医院日本人医療相談室勤務)に就いております。

茅ヶ崎徳洲会時代に小児科・産婦人科・外科・救急の経験をさせていただいたおかげか，舞鶴での夜間救急でもわりあいスムーズに診療ができたと思いました。卒後すぐに市民病院内科に来ていた場合には学べなかった部分であったと思います。

　市民病院では内科一般，あるいは内科総合ということで，広く，またじっくりと患者さんを診る（あるいは看る）訓練をさせてもらえたと思っています。藤田先生というクッションを通して金地先生の薫陶を受けるという良いポジションでのスタートでした。5年目には呼吸器内科副医長という役を松村先生から受け，伊藤先生のフィルム読影会，呼吸器専門外来，在宅酸素療法，喘息治療薬の治験，呼吸器症例のまとめと発表などを担当させていただき，これも勉強になりましたが，実力・努力不足で松村先生の下働き程度にしかなれませんでした。鼻マスク人工呼吸，睡眠時無呼吸症候群の検査，呼吸器リハビリといった部門を当たり前の技術として使いこなせるように病棟・外来のシステムアップを行うべき立場にあったのですが，その後どうなったのか心配です。呼吸器リハビリについてはデンバーでのワークショップに参加させていただき，米国の風に吹かれて良い刺激を受けたのですが，十分に病棟に還元しきれず申し訳ない思いがあります。

　外国人とのおしゃべり，プレゼンテーションはいつも冷や汗ものでしたが，スラスラできなくとも心は通ずるという要領だけは身に付いたようです。今もお世話になった先生方には年賀状を欠かさぬようにしていますが，舞鶴のレジデント達を気にしているという返事が必ず返ってきます。舞鶴の最近の様子をお伝えできない場にいるのをちょっとばかり寂しくも思わされるときです。

　プレゼンテーションは現実の症例を，できれば現在進行形で行うのが最も教育的なのですが，症例不足という事態もあります。ウィークデイの朝・夕をレジデントに割り付けてスケジュール表を作り，コントロールしていく役割を上級医が任されます。同期の神谷先生は偉い人で，カレンダー式のスケジュール表をマックで作り上げていました。その後に担当を任された私も何とかそれに合わせようとしたものですが，並みの苦労ではないなと思わされました。何しろホットな症例呈示が命ですからこっちに良い症例があればそれを先に，準備の間に合わないレジデントがいれば順番を入れ替え，レジデントの症例がなくなればピンチヒッターをすることもある世話のかかる仕事でした。症例呈示をよどみなく行わせること，記録を残すことの2つを目的としてプレゼンテーションシートを作成し，定型化してみました。症例の性別，年齢，主訴，常用薬のリスト，相談のポイントを記入する覧を作ったB5版の用紙でしたが，こちらの意図通りに活用される

ことはありませんでした。自分がレジデントをやっていた頃に誰もが引っ掛かっていたのは，「この患者さんは外来でガスター 20 mg，2 錠，分 2 と…」というところで，ここだけは予め訳しておかないとしどろもどろになりがちでした。ところがレジデント達は，常用薬の一覧を無視してメモ欄に発表原稿を全部書いて私のところへもってきてしまいます。「資料と発表原稿とは違うのになぁ」「コンサルタントに同じ文章を読ませながら話を聞かせるかたちだと，生のディスカッションの迫力が薄れるけどなぁ」と思っていましたが，今はどんな具合でしょうか。よっぽど経過の複雑な症例でなければ原稿は手元にしまっておき，言葉と言葉が行き交い，顔と顔を見つめ合った迫力のあるディスカッションを行わせるように演出すべきだったと反省しています。

　剖検後の御遺族への報告書はどうなったでしょうか。内科としてきちんと御遺族に結果を返すようにしようと話し合われ，私が基本書式と報告書の整理役を担当することになりました。とにかく漏れなく報告を差し上げるということを基本とし，剖検結果ができ次第主治医に請求するようにしました。書式はシンプルなものとし，できるだけ負担なく書けるようにと考えました。もちろんフリースタイルも OK としました。これはどのドクターも自覚をもって取り組んでいただけ，舞鶴市民病院内科として胸を張ってよい取り組みではないかと考えています。剖検の成果がどのように生かされるのかが理解されなければ，御遺族から剖検の了解を取ることも困難になります。こうした地道な積み重ねが正当な評価を得るために必要なことなのです。しかし何よりも肝心なのは，医療情報は患者さん側のためにあり，患者さん側に所属するものであると考え，それをきちんとお渡しできていなかったことについて素朴な疑問をもつという感性の問題でしょう。個人の責任ではなく内科全体の取り組みとできたところに意味がありますので，大切な業務として引き継いでいただきたいものです。大連に来てからたまたま舞鶴からの旅行者の方とお話しをする機会がありました。その中で「お義父さんが亡くなったときに結果を教えていただけると聞いていたけれど結局来なかった。心に引っ掛かるものが残ってしまった…」というお話しがありました。「それは困ったことだなぁ」と冷や汗をかいたのですが，詳しくお話を聞くうちに，この話は 20 年近くも前のことだということがわかってホッとしました。しかし，できることなら古い剖検記録を掘り起こし，この方に長年届けられなかったお答えを差し上げたいような気持ちになりました。

　患者さん，病院スタッフ，やまもも保育園の保護者会，舞鶴漕艇協会の皆様ほか街の皆さんとの心安い交流は何よりの人生の糧であろうと思います。また，舞鶴という豊かな自然のもとで暮らしたことは，知らず知らずのうちに心を優しく

してくれたかも知れません．研修医として市民病院で舞鶴で学んだことは，技術・知識にとどまらず，舞鶴という自然と風土を背景にして，またそこにある人の作用から作法・振る舞いに至るまで感化を受けていたのかも知れません．

さて，舞鶴市民病院を退職後は，広島県蒲刈町立国保診療所，大連市中心医院日本人医療相談室と，より地域に密着した形の医療の現場に出ています．つらいところは，過疎地あるいは海外と，すぐに相談できる専門家が回りにいないことです．現在は 700 床の総合病院にいるのですが，言葉の問題と医療文化・技術の違いがあるために，現地のドクターに相談できることは限られてしまいます．上蒲刈島にいたときのほうが，電話を使えばより簡単にアドバイスをいただくことができました．困ったときには島外の専門医への受診を勧めればそれで終わりです．大連でよろず相談的に対応していると，妊婦健診やら原因のわからない皮疹やらいろいろな問題を自分で処理せざるを得ないので，時にはつらい思いをします．眼科，耳鼻科，皮膚科など，舞鶴の内科研修システムではきちんとした修練のできない部分であり，こうした専門科目の知識と技量・経験をこれからどのように身につけるかを真剣に考えさせられてしまうのが今の職場です．（逆にあれもこれも経験できて勉強にはなると思います．）

また，インターネットを用いた検索技術も使いこなせるようには訓練できていなかったと，これも身にしみて感じるところです．目的にぴったりの文献にはなかなかヒットせず，コンピュータを前に時間の無駄使いをしているばかりのような気がします．

総合的に診るという舞鶴で身につけたスタンス・診療技術は大いに今の仕事に役立っています．こうした方面に興味があったからこそ舞鶴での研修をお願いしたわけですが，自分の方向にマッチした，実際に役立つ良い研修を受けさせていただけたと思います．頭のてっぺんから爪の先まで診るという姿勢や，検査のみに頼らないという心がけは特に大切で，大連ではありきたりの胃腸炎症状の患者さんについてもきちんとお腹を診ることで大腸癌を発見したこともありましたし，頭痛の性質から側頭動脈炎を疑い，本国で帰国精査をさせて治療に結びついたこともありました．X 線ではほとんど映らない肺炎を，症状と聴診から強く疑って CT で確認して，患者さんに納得のいく治療を受けていただけたこともあります．問診と身体所見をきちんと怠りなく取る癖が良い結果に結びつきます．ポカのほうも相変わらずあり，勉強不足のおかげと自省することたびたびではあります．

大連市中心医院日本人医療相談室には英語圏の患者さんも 5％くらい来られますので，舞鶴で英語を通してディスカッションした経験が現在の仕事にも役立っ

ています。中国語での診察よりは詰まりながらの英語のほうが親しみを感じるのでしょう。図や資料なども用いてできる限り詳しく説明して差し上げようとすると，日本人の患者さんの3倍は時間を取られます。執拗な突っ込みに身も心もくたくたにされてしまうのですが，これも友好のためと考えて引きつる笑顔を崩さないように努めています。日本語なら言葉のニュアンスで切り抜けられることも，よその国の言葉ではうまくいきません。やっぱりネイティブの方々とはゆっくり話をしたくないものです。（この点，松村先生や城所先生，高柳先生などは抜群でしたね。見習いたいものです。）

(6) いまイタリアで思うこと

西岡弘晶（イタリア・パドヴァ大学，1992年京大医卒）

「日本の戦後は舞鶴から始まったんだ。君も頑張ってこい」という京大老年科の北教授の言葉が，ぼくの人生を変えたのかもしれない。ぼくは1992年に京都大学を卒業し，約半年間，京大病院の老年科で研修をした。なぜ老年科を選んだのか，今でもよくわからない。学生時代サッカーに明け暮れ，試験は要領と運だけでくぐり抜けてきたぼくに，「どんな医者になりたいか」という具体的なイメージはなかった。ましてや，「よい医療とは」「よい卒後研修とは」なんてわからなかった。わずか10年前のことだが，ぼくの友人の多くもこんな感じだったと思う。なんとなく大半の同級生と同じように京大病院の研修医となり，なんとなく雰囲気が良さそうな老年科に入局した。医者になったらしっかり勉強しようと，人並みの決意をもって研修医生活を始めた。しかしそこで経験することや教えられることは，ぼくなりに漠然と思っていた「医療」とはずいぶん違うことのように感じられた。質問する相手によって，診断や治療のやり方はさまざまだった。「これは何かが違う」「このままではいけないのではないか」，さすがのぼくもそう思った。でも何をどのように学べばよいのか，ぼくにはわからなかった。研修を始めて3カ月で，戸惑い，失望し，憂鬱な毎日を過ごすようになった。その頃のぼくの心の風景は，終戦直後の日本の焼け野原のシーンであった。そんな時に，松村先生，北教授のご好意により，市立舞鶴市民病院の救急部で研修するチャンスを与えられた。冒頭の教授の言葉が，そんなぼくの心に深く響いた。

ここで正直に言っておかなければならない。その頃ぼくを含め友人たちの中で，市立舞鶴市民病院内科のことをちゃんと知っている者はいなかった。「ガイジンがいるらしい」「見学に行くと朝早くから夜遅くまで帰れない」「海のそばなのに泳ぎに行けない」など，今の学生さんや若い先生が聞いたら本気で怒るだろうと思うようなことしか知らなかった。京都育ちの僕にとって，舞鶴は夏に海水浴

に行くところだった．でもそんなことは，そのときのぼくにはどうでもいいことであった．とにかく今の憂鬱な生活から逃げ出したい（抜け出すではなく）という思いで，ぼくは舞鶴行きに立候補した．長く住み慣れた京都を離れることは寂しかったが，とてもさっぱりした気分だった．それだけ精神的に追いつめられていたのだろう．出発点はぼくの不勉強からだ．でも人生は，何がきっかけで転回していくかわからない．高い志と情熱をもって舞鶴での研修を希望される人のことを考えると，ぼくは何ていい加減で，でも何て幸運であったのだろうかと思う．

　舞鶴に行ったのは10月半ばだった．朝夕はもう肌寒かった．浜宿舎の静かな部屋で独りになって，「自分はどんな医者になりたいのか」「医療とはどういうものか」ということを初めて真面目に考えた．病院で経験することや教えてもらうことは，新鮮で興味深いことが多く，まだまだ若かったぼくの心を揺さぶるのに十分であった．医者になって初めて胸の高鳴りを感じた．当初は3ヵ月間の研修の予定だったが，もっとここで勉強したいと思った．幸いにも引き続き内科の常勤医として採用してもらうことができ，合計3年半，舞鶴で過ごすことになった．今でも，あのときの部屋の静けさと夜の暗さが懐かしい．

　ふり返ればあっという間に時間は過ぎた（当直の夜は長かったのに…）．もちろん楽しいことばかりではなかったが，とても充実した時間であった．いろいろな出来事の中で，ぼくにとっては，緩和医療への取り組みが大きな思い出の1つである．この取り組みは自分達でつくりあげていったという実感があるからだろう．その頃，今では当たり前になっている経口モルヒネ薬の使い方もミダゾラムの使い方も（おそらく）誰も知らなかった．緩和医療という言葉も，一般的ではなかった．ぼく達の勉強不足ではあったが，新しいことを始めるときはそういうものだ．ACLSもしかり，褥瘡治療もしかり．手探り状態でいろいろな失敗をして，辛いことも多かった．でも挫けずに少しでも前へ進もうとすることができた．それができたのは，いろいろな職種のいい仲間がいたからだ．今でも心から感謝している．もちろん，ターミナルケアに対する関心の高まりという時代のアシストもあった．その結果，がん患者を考える会，ケアノート，告知記録用紙などを作ることができた．今はどういう形になっているのか知らない．今のぼくにとっては思い出の1つであるが，もっともっと発展していてほしいなぁと思っている．（御存知の方，御一報ください．）

………

　2000年7月からイタリアのパドヴァに住み始めた．パドヴァ大学の医生物学研究所で，ポストドクトラルフェローとして，（実力はともかく）プロの研究者として働いている．イタリアで有効な医師免許をもっているはずはなく，完全に臨

床の現場から離れた。研究室は基礎系の生物学教室なので，臨床のことが話題になることはない。医者はぼく1人だ。……研究者としても臨床家としても半人前以下であるが，不勉強を省みずちょっとだけ勇気をもって，今パドヴァにいて思うことを書いてみたい。

　ぼくは基礎研究をしながら，これは本当に臨床に結びついていくだろうか，といつも自問している。医学研究の最終目標は，その成果が臨床現場に応用され多くの人の幸福につながることに置かれるべきである。「自分だけ面白ければ…」という考えに，ぼくは賛同できない。ペニシリンの発見やステロイドの臨床応用は，人々に非常に大きな幸福をもたらした。それは「研究」と「臨床」が結びついたすばらしい歴史である。

　でも今ぼくは，「研究」のベクトルが今までと同じスタンスで「臨床」に向けられることへの限界を感じている。優れた研究者がその分野の臨床の専門家としても認められる日本の風潮は，もうそろそろやめにしてはどうかと思う。優れた研究者は，あくまでも研究者として優れているのである。また「患者の事を思って」と言いながら，自分の興味や正義感を満足させるための実験的な治療はもうやめてほしい。たしかに無謀ともいえるチャレンジが医学の歴史を築いたこともある。でも医療はその時代の社会，文化の上に成り立つものだ。人権，倫理といったものは大きく変化しているはずだ。

　「臨床」について，研究者はもっと考える必要がある。「研究」は科学的なものだと考えられている。科学的とは再現性があるということだ。誰がどこでやっても，同じ条件でやれば同じ結果が出るということだ。それに対して「臨床」の現場は，極めて個別的で非再現性の世界である。顕微鏡で見るがん細胞は同じような悪性所見を示すだろうが，そのがん細胞をもち病をわずらう人は，それぞれ全く異なる人格である。それまでの生き方，家族，人生観，死生観は誰一人同じではない。ぼくの胃がんとあなたの胃がんは違うものだ。日本語では「あなたはがんです」と言い，英語に直訳すれば「You are cancer」となる。あなた＝がん，という感じになる。実際には英語では「You have cancer」と言い，あなたは体の一部にがんをもっている，という表現になるだろう。医者は「cancer」だけでなく，「you」と向かい合わなければならない。「臨床」において同じ病気なんてない。同じ条件なんてない。「研究」の「臨床」への応用の難しさは，単に技術の問題だけではないように思う。

　臨床研究についても同じようなことが当てはまるかもしれない。「手術の成功率は80％です。これは大規模な調査によってわかっていることです」と医者は説明する。「なるほど80％か」と思う。「でもちょっと待てよ。自分にとっては手

術が成功するか失敗するか，100％か0％しかないじゃないか」とたぶんぼくは思うだろう。医療は確率の世界であり絶対ということはない，と頭では理解しているつもりだ。でも自分が実際に病をわずらったとき，80％という数字に心の底から共感できるだろうかと思う。「医者の説明不足」が患者側の不満として必ず挙がるが，その原因の1つはこのあたりにもあるのかもしれない。簡単に「説明」といっても難しい。逆に患者さんや御家族は，医者だけを責めるのではなく，自分達がどういう説明を求めているのかを自問してほしい。そもそも「科学的に納得のいく説明」なんてないことをわかってほしい。

　今までの医学教育はお粗末でひどすぎたと思う。今も主流はそうなのかもしれない。医学教育の新しい動きがあちこちで起きていることは喜ばしいことだし，とても期待している。でもその動きが今までの教育への反動のためか，急進的すぎる気がしてちょっと怖い。医学教育がマニュアル化されていくようでちょっと怖い。日本人は，明治維新以来いつも「絶対」を叫んでは右に左に揺れてきた熱しやすく冷めやすい国民である。そのアレグロ・アパショナータ（熱情をこめて速く）な生き方は，「西洋文明」に追いつくということでは多いに役に立った。でも同時にそのことは，今日の医学教育の問題点と無関係ではないように思う。今はその分岐点にきている。もう少し肩の力を抜いて取り組んだほうが最終的にはうまく長続きするような気がするのは，実際に臨床の現場にいないからだろうか。

　一番の問題は，良い医学を学べば立派な医者になれると思いこんでしまうことだ。医学そのものは，人間を立派にはしない。患者さんを思う心は，もっと別なところで学ぶ必要があるのではないだろうか。

(7) 研修体験談
　　　　湯浅美鈴（米国ユニオン病院，1994年筑波大医卒）

　筑波大学を卒業して以来，早6年の歳月が流れた。今は念願の地米国で"家庭医"としての研修を行っている。ここまで来ることが出来たのも舞鶴での研修があったからにほかならない。

　私は中学2年まで気管支喘息の発作に悩まされ，入院を繰り返していた。発作が起こるのはほとんど夜中であったが，私を担当した医師や看護婦は頻繁に病室へ私の様子を診にきてくれた。この"患者であった自分"という経験を通して，薬だけでなく安らぎも与える医師になりたいと思い始めた。

　筑波大学医学専門学群の1年目，救急病院，ホスピスや診療所など，いろいろな診療形態を見学できる紀伊国先生のセミナーに参加した。まだ自分が将来どん

な医者になるのか決めていなかったが，自分の一番興味があったのは診療所で，自分の"将来の医師像"をぼんやりと考え始めたのもその頃だったと思う。また東医体の委員会の実行委員をしていたことで親しくなった先輩が家庭医学に興味をもっていたことから，先輩から情報を教えていただき，その頃は日本では草分け的存在だった家庭医学研究会に参加するようになった。初めて参加するときはかなり緊張していたが，想像に反して和やかな会で，大学病院のような堅苦しい雰囲気は全くなく，家庭医をする人は本当にいい人たちばかりだといった印象だった。それからもほとんど毎年，何かを勉強するというよりも，そこに来られる先生方に会いたくて研究会に顔を出していた。学年が進み，同級生同士で将来自分はどういう医師になりたいか話すようになっても，私の"家庭医"になりたい気持ちは変わらなかった。ただし，その頃，"家庭医"というものの研修施設は大学病院で，紹介患者でなく，初めて病院に患者さんが足を踏み入れたときからかかわれる病院といったイメージからは程遠かった。それなら診療所で一番かかわることの多い内科を研修しようと考えた。

　舞鶴市民病院を初めて訪れたのは6年生のときだった。大学の卒業試験も中盤が過ぎた12月，同じ勉強会の仲間が夏休みに見学に行き，自分も一度は見学に行きたい病院だった（実を言うと私よりも一緒に行った友人のほうが乗り気だった）。品川駅から夜行バスに乗って朝の6時前には病院に着いた。病院のトイレで服を変え，化粧をし直したのを今でもなぜか覚えている。家庭学研究会と同様，気さくで親切な先生たちばかりで，初めて会った気がしなかった。研修医の鈴木先生に連れられて雪の降るなか，当時の八雲病院（現在の加佐診療所）も見学した。その頃は2階に寝たきりの患者さんたちの病棟があり，窓からはさんさんと日光が降り注ぐ気持ちの良い病棟で，手入れの行き届いていることに驚かされた。ほんの1週間程度の研修だったが，本当に患者さんを一番身近に感じられる病院であり，学年の上下の関係なく，自由に意見が交わせる魅力的な病院だった。その見学が縁で，最終的に1994年の5月から舞鶴市民病院で内科の研修を始めることになった。

　舞鶴は私にとって医師の"基礎"を学んだところである。その頃は無我夢中だったが，振り返ると舞鶴市民病院で研修を始めてよかったと改めて実感している。大学病院と異なり，入院患者のほとんどは救急外来からで，診断される前に患者と接することが出来る。診断こそ，一番医者の技量の試されるところである。2年目からは1人で当直を行い，日中の救急外来を担当する機会も多く，さまざまな疾患を経験することが出来た。また舞鶴は内科が全部で約60床で，循環器内科，消化器内科というように専門別に分かれておらず，すべての疾患を同時に扱

えた．月に1度は神経内科，腎臓内科，リウマチ内科の専門の先生が大学病院から来ていただけて，専門的な相談も出来た．小さい地方病院であったためマンパワーとしてでもあるが，早くから超音波診断や上部消化管造影，胃カメラも学べた．一緒に仕事をする技師さんらは常に協力的で，深夜の患者さんの相談にも気軽に応じてくれた．また2年目からは医療過疎地域の加佐診療所で週1回外来研修を行った．幸運にも小児科の研修を4カ月間，病院内でさせていただいた後は，その診療所で小児科の診療や予防接種にも携わることが出来た．日常診療の中で忘れかけていた家庭医への憧れが思い起こされることとなったのである．

　そして忘れてはならない舞鶴での研修の一番の魅力は，1年のうち半年は海外（主に米国）から優秀な（米国内でも優秀！）先生方が教育だけのために来てくださることだった．知識量もさることながら，教育ということにこれほど情熱を注ぐ先生方に会えたことは，その後の自分の進路を大きく変えるきっかけとなった．今でこそ，医学部教育でも注目されるようになりつつあるが，外国人医師たちは病歴聴取と身体所見の重要性を強調した．そして外国人医師から発せられる鑑別診断の多さにいつも感心させられた．かといってまれな疾患にこだわるわけではなく，常に患者にとって一番生命に関わる疾患を真っ先に除外し，common disease を必ず見逃さないすごさがあった．また，若い研修医にでも自由に意見を求める米国人医師たちのおおらかさに感銘を受けた．英語は得意というわけではなかったが，大学時代に2カ月英国に行ったことで話せば通じるという妙な自信があり，病院以外でも一緒に食事に行くなど多くの時間を過ごさせてもらった．自分も外国人医師たちのようになりたい，それなら彼らが受けてきた教育を受けてみたいという思いは年々強くなり，4年の研修の後，米国への第一歩として沖縄米海軍病院のインターンを1年間行った．インターンに合格できたのも舞鶴にいた米国人医師にインタビューの練習に付き合っていただいたおかげである．

　沖縄米海軍病院では日本にいながら米国人の患者さんを診察でき，米国人の医師，看護婦さんらと働くことができた．米国に実際行く前から同じような研修が体験できたことは，現在本当の米国の地で研修を始める際，大変役立っている．また海軍病院時代に，舞鶴でお会いした Dr. Tierney の病院を見学させてもらい，先生の本場でのすごさにも感銘を受けた．1年の充電期間の後，舞鶴でお会いした米国人医師の推薦状もいただき，application の準備のアドバイスも何度か受け，マッチングに成功して，今こうして夢の米国で"患者にとって一番身近な医師"になるべく家庭医のレジデントを始めている．今は指導される側で，まだ後輩を指導するには至っていないが，教育に携わるスタッフの多さ，時間の多

さなど，日本との違いを毎日のように感じている。いい教育を受ければ，自分も今度後輩に還元しようという重いも強くなる。日本のように論文の多さで教授が決まるわけではなく，教育者として優秀な者が研修施設に生き残る"実力社会"なのである。もちろん日本にも優秀な医師はたくさんいる。しかし，お互いが評価しあい，プログラムを改善し，上下分け隔てなく学びあおうという精神が米国のほうがずっと強いと思う。そして研修制度が確立されており，どこの施設でも一定以上のレベルが保たれていることも米国の利点である。日本もある意味での研修の基準が必要なのではないだろうか。

　米国で研修を積んだ後は，何らかの形で日本の家庭医学教育システムの改善に貢献したい。また国際化がますます進む社会で，日本で外国人を診察できる医者も必要であるだろうし，米国で日本人を診察できる医者の需要も高まるであろう。とにかく今まで多くの人たちにお世話になった分を少しでも還元できたらと思う。もちろんそれにはまず自分が必要とされる医者に成長することが肝心だ。

(8) General Internal Medicine は健在ですか―20年後の自分への手紙

　　森本　剛（ハーバード大学公衆衛生大学院，1995年京大医卒）

　拝啓　その後も元気にやっておられるでしょうか。この文章を書いているのは21世紀になったばかりの2001年の夏です。私はちょうど30歳になります。……
　京都大学を卒業した1995年のことでした。大学3年から6年まではあまり授業にも出ずに，京都大学の放射線遺伝学教室（武部啓教授）で紫外線による発がん（DNA損傷）の基礎研究をしていました。その縁もあって4年生の夏には米国国立衛生研究所（NIH）に短期留学させてもらう機会もありました。正直，臨床実習が始まるまでは，自分も周りも基礎研究者への進路も考えていたと思います。京都大学では大学5年生の夏から自主的に地方の病院に実習（見学）に行くのが一般的で，既に当時から舞鶴市民病院は外国人講師の招聘で有名であり，みんなが競って実習に行っていました。ただ当時の自分は何で外国人講師に教わらなければいけないのか，と思って無視していました。しかし，その後始まった臨床実習で唯一教わったことは，医療現場の細分化と自分の得意な，それも狭い領域しか診たくない（→診られない）医師が大学病院では専門医として尊敬されている現実でした。ある時，肝臓癌でフォローされている患者が頭痛を訴えた時にとった医師の言動は，大変ショッキングでした。「私は肝臓が専門なので，頭痛は診ません。神経内科にかかってください。今日はもう手続きの時間が終了しているので，また明日にでも受診してください。」

ちょうど基礎の論文が完成し，基礎の教室での実験に一息ついていた頃だったので，真剣に自分の進路を考えるようになった自分は，「幅広い範囲の疾患を診られる医師のほうが，本当はずっとレベルが高いのではないか，だからそのような医師はいないのではないか，基礎研究者よりも挑戦的ではないか」と考えるようになりました．そして，6年生の夏の自主実習の季節になると，自然に"総合"という文字に目が行くようになり，天理よろづ相談所病院総合診療教育部に3日間，国立京都病院総合内科に2週間の日程で実習に行くことにしました（このときはまだ，舞鶴市民病院"内科"には全く興味が向いていませんでした）．国立京都病院総合内科では米国でプライマリケアの研修を済ませたばかりの酒見英太医長が，家庭医学や一般内科を展開しているところでした．整形外科や皮膚科，婦人科的疾患の外来マネージメントや多発外傷の初期治療，膠原病や敗血症などの多臓器障害患者に対して目を見張る臨床能力を発揮されていました．自分は基礎研究者ではなく，総合診療・一般内科医になりたいと決意するきっかけになりました．時期を同じくして，京都大学総合診療部に着任された福井次矢教授と巡り会ったのも幸運でした．老年科の北徹教授の下で5年のときから隔週でNew England Journal of Medicine の MGH Case Records を使った鑑別診断トレーニングの勉強会をやっていたのですが，6年の夏を最後に打ち上げをすることになりました．たまたまその日の教授会で上京されていた福井教授を北教授がその打ち上げの席に招待され，私にこう紹介してくれました．「森本君，君，ジェネラルがしたい言うとったな．これからうち（老年科）は研究重視で行くし，君みたいな臨床志向は総合診療部に行ったらええ．君だけやなく，他のジェネラルが好きな連中も一緒に連れて行って総合診療部を盛り上げたって．」

　こうして6年の9月からは総合診療部に机をいただくことになり，国家試験の勉強をしながら，同級生のリクルートまですることになりました．そして11月のある週末，突然福井教授から自宅に電話があり，弾んだ声で「舞鶴市民病院が総合診療部の研修医を採ってくれるって．」いわゆる関連病院の第1号でした．ただそのときも自分が翌年舞鶴市民病院で研修するとは夢にも思いませんでした．

………

　市立舞鶴市民病院には卒後1年目の11月から4年目の6月まで，2年8カ月お世話になりました．始めの半年ほどは，公舎が遠かったこともあり，月曜日に出勤して土曜日に戻る生活をしていました．患者が当たった後いつまで経ってもカルテが書けず，指示も猫の目のように変わって看護婦さんににらまれ，腐ることの多かった時期です．春までは外国人教師もおられず，比較的"楽な"季節であったにもかかわらず，サマリーもためる一方でした．結局この要領の悪さの主

な原因は，決断そのものの効率の悪さから来ていることが後になってわかりました。1年目の医師は当然知識も経験も不足していて，決断に必要な情報が揃いません。加えてそれらのデータを元に判断することもできず，判断できる指導医を探しに歩き，そこでまた決断をやり直しです。その後2年目になって自分の判断の量が増え，先の見通しまで判断に入れるようになると，いろいろなことがスピードアップされ，デューティ以外に貪欲に手を広げていきました。1年目はなかなか自分の知識が増える実感もなく，フラストレーションのたまる時期でしたが，2年目は経験した症例や勉強したことから自分の知識が増えていくことが実感される時期でした。その年，指導医をしていただいた渡辺先生に朝5時から2人だけで勉強会をしていただき，Sapira 先生の The Art and Science of Bedside Diagnosis を読むことができました。指示にしてもカルテ記載にしても，朝早く動き出すとすべてが順調に動き出すことを覚え，勉強会に加えて指導医の抄読会に参加したり，夜の時間は状態の悪い患者にリザーブしておいたり，安定していればじっくり本を読んだりするようになりました。ようやく自分の患者の問題について Harrison を読むようになりました。このときに始めた朝早く動き出す習慣は，この後もずっと私の研修を実り多いものにしてくれました。この年の秋から冬にかけては，小児科にローテーションさせてもらうことができましたが，一般内科の視点から離れることが不安だったので，内科の自分の患者は引き続き診させてもらって，内科の行事にも参加しながら9時から5時まで小児科をさせてもらうような形になりました。このときは大分要領も良くなっていたので，小児科の患者が入院した日にサマリーの経過と考察以外は記載が済んでいるようにしていました。3年目になると，稲生先生と濱口先生という大変熱心な先生が天理よろづ相談所病院から赴任され，しかも同期ということもあって，また新鮮な気持ちで研修ができるようになりました。一方で，能力の高い2人が加わったことにより，自分の病棟でのパイが減るに従って，自分に足りない能力はなんだろう，どこでそれが学べるのか，といろいろ考えるようになりました。結局翌年には前述の国立京都病院総合内科の酒見先生の下で外来プライマリケア，レジデント教育，多臓器疾患を中心とした一般内科の研修をすることになりました。

　舞鶴市民病院での研修の絶対的な強みは，研修医に十分な患者の量と質，責任を与え，それに対する指導，監督の所在が明確なことと思います。60床の内科病棟に10人以上の内科医がいて，そのほとんどの患者を4～5名の研修医に振り分け，他のスタッフは指導に回る。かなり理想的な研修スタイルだったと思います。研修医も一般内科と救急の臨床能力をつけるという明快なゴールを共有していたと思います。一方で研修医から外れた世代，卒後3年目以上にとっては後期研

修のゴールが（少なくとも私には）明確でなかったのが，少し残念でした。

　京都大学総合診療部，市立舞鶴市民病院内科，国立京都病院総合内科と今存在している中では最良の3つの一般内科を渡り歩きました。また，その他のジェネラルを標榜している病院や医師と接触したり，ジェネラルを目指す学生，研修医とも話し合ったりしました。やはり一般内科はそれ自体で1つの"専門性"だと思います。患者を疾患で選択しないという特徴をもった専門集団と考えています。決して他の専門診療科をしながら同時に学ぶことはできないし，一通り内科のすべての科をローテーションすれば身に付くものではないと思います。多臓器疾患をもつ患者への包括的なアプローチ，同時に多彩な疾患や患者を頭に入れておく柔軟性，予防医療から終末期医療までいつも準備しておく多様性，救急室から外来の長期マネージメントまでの臨機応変，コンサルテーション特有の問題，そして何より鑑別診断から治療選択までの膨大な量の知識，このいずれをとっても，「プライマリケアに理解がある」からできる問題ではないと思います。ローテーションが終わった研修医の診療は，結局は疾患に特異的，すなわちその疾患の教育を受けた科の診療パターンになってしまいます。ジェネラリストは真のジェネラリトの中で教育を受けなければなりません。あなたが今働いておられる20年後はどうでしょうか。日本でも真の一般内科が根を広げているでしょうか。一般内科を目指す研修医は，ジェネラリストの中できちんと教育を受けられているでしょうか。そもそも一般内科に優秀な学生が集まってきていますか。もしそんな時代になっていれば，ほかに言うことはありません。

　医学教育にも総合診療と同じことが言えるかも知れません。医学教育は古くて新しい問題ですし，これを書いている2000年前後はこれまでの徒弟制度的な教育から成人学習理論に基づいた主体性のある学習への変換が唱えられています。医学教育に関する講座も徐々に整備されていると聞きます。20年後のそちらはどうでしょうか。"教育方法論や教材開発に詳しい"医学教育者に加えて，"臨床知識とその教育に長けた"臨床教育家が幅を利かせていますか。私は直接指導を受けたことがありませんが，舞鶴市民病院で80年代後半に活躍されたG.C. Willis先生は後者であったと松村先生から伺ったことがあります。私が舞鶴市民病院で教わった外国人講師の先生もみんなそうでした。20年後には各研修病院に両方のタイプの医学教育者が，もちろん後者のタイプの方がずっと多く配置されていることを願います。水泳の訓練には新しい泳法や水着の開発に詳しい人ではなく，一緒にプールに入って手取り足取り教える指導者のほうが必要でしょう。

　昨年京都大学の大学院に入り，臨床疫学を専攻しています。今年からはハー

バード大学公衆衛生大学院臨床効率専攻に入学して，主に臨床の prediction rule や不確定さに関する研究手法の勉強をしています。京大の同級生もかなりの人数が大学院に入り，中にはもう卒業した人もいます。どのような系統にせよ医学研究の必要性は誰もが認めるところでしょう。問題は誰が担うかということと，臨床医としての訓練，能力とのトレードオフだと思います。医学部を卒業した人がそのまま大学院で基礎研究に従事するのは医学研究者の王道でしょうか。こちら（米国）でも MD-PhD コースといったものがあり，医学系の基礎研究者を育てるところです。一方，臨床医が研究コースに入り，数年間基礎研究をして博士号を授与され，また臨床医に戻る。そのときは"〜の専門家"としていかにも専門医のふりをして，実は当直するのが不安，というのはやはり医療の質の点で問題があると思います。私も基礎研究はやってはいないものの，大学院に入学したときから自分の臨床能力は間違いなく下降線を辿っているはずです。もし，臨床医としての研鑽を続けていたとすれば上昇線のはずなので，その差は広がる一方だと思います。ただ，New England Journal of Medicine などの臨床の観察研究の多くは MD によって発表され続けています。臨床医学が発展し続けるのは基礎研究だけの恩恵ではなく，そういった臨床医の観察が科学的にまとめられ，不確定さを減らし，効率を高める方向へ働いているからだと思います。一方で，医療技術の進歩に伴い臨床行為の選択肢の数が指数関数的に増え，臨床現場での決断が年々複雑になっていくのも避けられません。20年後のそちらでも状況はさらに深刻化しているのではないでしょうか。それともより優れた決断の手段，例えば医師の判断をサポートするコンピュータの開発などにより，診療行為の多様性や不確実性は減っているのでしょうか。少なくとも今の私は，臨床の決断に関わる prediction rule の探索や不確定さの解消をしたくて臨床疫学の勉強を始めました。これだけは，普段臨床をしている者がその系統的観察を適切な方法でまとめる必要があり，その本質的なパートは診療行為そのものだからです。理想をいえば，この勉強をするのに数年間も臨床医を中断せずに済めばそれに越したことはありません。私が今回入学したハーバード大学公衆衛生大学院臨床効率プログラムは，本来この目的のために作られ，参加者の100％がレジデンシー以上を終えた臨床医です。また，私のように何年も臨床を中断しなくても，夏休み2カ月だけ集中的にトレーニングを受け，後は臨床医を続けながら数年かけて学位を取得し，臨床疫学の研究も行うプログラムも併設されています。そちらではもうそのようなコースはできましたか。きっとこのようなコースは多くの臨床医に受け入れられていることでしょう。また，一般内科を専攻しても，アカデミックな仕事も同時に行えることが明らかになれば，一般内科を選択する優秀な学生が増

えていくことでしょう。

(9) 川島篤志（ジョンズ・ホプキンス大学公衆衛生大学院，1997年筑波大医卒）
　わずか3年間弱の研修でしたが，ここでの3年間は自分にとって，医者としての基礎を創りあげてくれた学校生活というイメージがあります。この間に，人事異動も多く，それにあわせるように病院生活も変わりました。今回，文集を書くという機会を得ましたので，舞鶴市民病院での生活を時の流れに沿って話していきたいと思います。
　1998年6月にここに来たときは，医者2年目としての赴任でした。大変忙しい病院という情報や，既に新しい年度が始まっている事もあり，馴染めるかどうか少し不安はありましたが，そんな事を考えている暇もなく怒涛の生活が始まりました。毎朝の回診，緊急入院や"大リーガー医"へのプレゼンテーションの準備，いつあるかわからない剖検など，今までにないことばかりでした。同じ年度にここに来た新1年生3人は，これに加え，朝の採血の練習をしたり，薬の名前を覚えたりしていました。1年間の経験の分だけ余裕があったので，その代わりに，朝6時から当時4年目だった先生方3人が開いている勉強会に参加することができました。元々朝が弱いのに加え，医者1年目の時は8時出勤にでもヒイコラ言っていたので，大変でした。当直業務に1ヵ月半後に入る事が決まっていたので，できる限り救命救急部で指導を受けるようにしてもいました。そして忘れてはならない舞鶴市民病院の大きな特徴である外国人先生の招聘は，とてもすばらしいものでした。特に"鑑別診断"という点に関しては，学生時代や医者1年目のときにほとんど考えていなかったことであったので，強く感銘を受けました。来られる先生により講義形式・症例呈示形式は異なりましたが，かえってそれが刺激的で大変貴重な時間を過ごせました。大学や他院でよくあるたった1日の訪問では，先生の講義を聞くだけ…となってしまうものですが，当院ではほぼ毎日おられるので，実際の臨床でぶち当たった問題を聞くこともできたし，外国の先生の考え方，医療に対する思考や，それ以外のことも多く学べました。日本の先生じゃダメなのか？という声も聞こえてきそうですが，正直言ってこの"大リーガー医"に匹敵する教育ができる先生は日本にはいないと思いますし，それだけの能力があっても，教育だけのために時間を費やすことのできるような制度がないのが現状だと思います。何の準備もなしに，自分の専門分野と分野外の質問を受け，きっちりとした文献を元に，臨床に沿った講義を4週間も続けられる人がいるでしょうか？　本当に貴重な存在でした。
　次の変換点は1998年10月に訪れました。6月に来たばっかりで，当然夏休み

もなく，土日は病棟業務や救急業務で休みなく働いていましたが，10月中旬に病院職員旅行がありました。完全ポケットベルフリーで，羽を伸ばした2日間だったのですが… ちょうど10月中旬に指導医の先生が当院を辞められることとなり，その先生がされていた仕事が回ってきました。各種検査の技能の修得には前もって準備をしなければいけなかったですし，外来業務では，先生が担当されていた患者さんのカルテを読みあさり，各患者さんを理解するのが大変でした。外来では，前任の先生がドッシリしていて経験豊かなことがにじみ出ていたのに対して，私は元々幼く見える顔であったので，患者さんに不信感をもたれぬように…というところに気を使いました。この頃が一番大変だったのではないかと思います。

秋から冬になると，外国の先生が不在になる期間があり，全体の士気が低下してくる頃でもありました。この頃は4年目の早起きが得意な先生と1年目のやる気十分な先生，そして私の3人が朝の勉強会のメンバーの中心だったような気がします。テキスト［Willisノート］を読んでみたり，症例問題をやってみたり，一時は英会話にも多くの時間を費やしたこともありましたが，寒さの訪れとともに廃れたり，復興したりしていました。誰かが起きていたのに自分が行けなかったときには，朝の回診で顔を合わすときに"ゴメンなさい"という気持ちで一杯になりました。前述の3人の中では，この思いをもった回数が一番多かったのは間違いなく私だと思います。

1999年2月と3月には当院の小児科研修をさせてもらいました。当院でははっきりしたローテーション制度はないのですが，タイミングがよければ，上級医の先生方が話をつけてくださり，他科を研修することが可能でした。救急部でも当然小児科は診察するわけですが，小児科研修をすることによってちょっとした技術を得ることができたと思います。当時の小児科の先生方にはご迷惑をおかけしたと思いますが，とてもいい経験でした。

1999年の春になると，新1年生が舞鶴にやってきました。その内の1人の指導を私が担当することになったのですが，色々と大変でした。舞鶴市民病院のまた別の大きな特徴であるピラミッド方式の研修で，今まで底辺近くにいたものが1つ上に上がったわけです。何も知らない1年生にマンツーマンの指導は大変で，同時に根拠をもって教えることの大変さも感じました。昼間に行われる"入院患者カンファレンス"では，鑑別診断の考え方や身体所見のとり方のポイントを，"大リーガー医"に教わったことやテキスト・文献，わずかながらの症例経験をもとに研修医や学生さん達に話をすることで，臨床の知識を保つ努力をしていました。松村先生からも感じとられるように，"得た知識は皆と共有する"ということ

は，教えられる側にとっても，教える側にとっても有益だということを強く感じました。時には誤診例も隠さずに討論したり，間違った知識を大声でしゃべって誰かに訂正され恥ずかしい思いをしたり，1つの"決断"で大喧嘩したこともありますが，このようなことができる環境が大切なのではないかと思います。

　当院2年目（医者3年目）になると，すこし余裕も出てきて，各学会に参加したり，症例をまとめる機会も増えてきました。common diseaseを主に診療しているのですが，その中に貴重な症例が埋もれていることは意外に多く，その症例をまとめることでより深く勉強でき，他の医師と症例を共有することが可能でした。月に1度の大学病院や他病院との症例検討会の準備は大変でしたが，スライド作成は上手くなったと思います。（学会発表で目にする他病院のスライドはお世辞にも上手いとは言えないものばかりです。）　それでも，"まとめなさい"と言われたもののいくつかは，放ったらかしにしてしまいました。すみません。

　"大リーガー医"が不在の12月でも，忘年会や聖歌隊の準備で意外と大変でした。聖歌隊はクリスマスに各病棟を歌いながらまわるというものですが，この時は内科医を中心に，看護婦さんや検査技師さんなど病院内のさまざまな人と一緒に行事を楽しみました。当院は比較的小さな病院で，内科医はグラム染色で検査科のお世話になったり，胃透視や緊急CTで放射線科の技師さんに無理を言ったりとコメディカルとの付き合いも多く，仕事以外でも一緒に遊んだりできました。

　翌2000年度の春には，また新1年生がやってきたのですが，彼らは当院の学生実習に何度も来ていた人で，すぐに溶け込んでいたようにみえました。新しい研修医が来ることによって，初心に返る気持ちや，新たな考え方を吹き込んでもらえました。当院への学生実習の希望者は本当に多く，ただでさえ疲れている1年生は，更に疲弊していくようにもみえました。ただ，しっかりと教えている姿は立派なものでしたし，学生さんの充実した表情や感想文を見れば，いかに実のある実習だったか推測できました。常に教える，教えられるという姿勢は，医学界ではとても重要な要素であるにもかかわらず，卒前教育・初期研修であまり行われていない日本の現状は，まだ若い自分からみても残念に思います。当院での学生自習・初期研修が，スタンダードに近い形になるべきだというのは言い過ぎでしょうか？

　2001年春に当院を辞めることとなりましたが，わずか3年間しかいなかったにもかかわらず，去るのがとても惜しく感じました。特に患者さんやその家族の方々に自分がいなくなることを説明するときは，とても申し訳なく，苦しい思いをしました。またコメディカルの方は地元の方が多く，医者だけがコロコロ変

わっていく状態は，理解してくださっているものとは思いながら，"辞める"という言葉を口にするのはとても心苦しかったです。当院は初期研修や"大リーガー医"，総合内科という面で全国的にも有名な病院になっていますが，その一部分だけを研修しに来ようと思う人もいるかもしれません。ただ，患者さんやコメディカルの方々のことを思えば，そのような研修生は来て欲しくないと最後には思うようになりました。"良き臨床医になる"ことも大切ですが，舞鶴市民，患者さんを診るんだという気持ちが一番大切だと思います。

日本では医学部を卒業し，国家試験に合格した人は"お医者さん"です。世間の人はみな同じようにお医者さんとして話されるかもしれませんが，研究を中心に進める医者，専門領域しか診ない医者，そして本当にすべての患者さんを診る医者などがいます。どれも大切な存在であることは間違いないのですが，最前線で働く医者（開業医や初診の患者さんを診る医者）は，鑑別診断を念頭におく事ができ，できるだけ"up-to-date"の知識を保つ努力ができる医者であって欲しいと思います。舞鶴市民病院の卒業生はそれができる医者であると思いますが，それが日本で当たり前，と胸を張って言えるような時代が来ることを願います。

(10) 研修を終えて

錦織　宏（名大医第3内科・海南病院勤務，1998年名大医卒）

市立舞鶴市民病院に来てからはや3年半が経ちました。学生のときに見学に来させてもらって，「これだけやる気が認められる病院はない」との思いで志望し，今まで働かせていただきました。学生のときに当院についての批評を書いて，採用前に提出したのですが，それを引っ張り出すと当時の思いがよみがえります。いい医師になりたいという思いは今も健在です。

最初は本当に大変でした。毎朝5時半に病院に来て，採血をしたり勉強会に参加したりしました。10人を超える患者を全員回って的確に把握し，朝の回診までにまとめておくのは至難の技でありました。また外国人の先生との症例検討会の準備などで夜中遅くなることも日常茶飯事でした。

指導医の先生に恵まれました。臨床の好きな細かいことをあまり言わない先生でした。細かいことは今も苦手のままですが，物事の全体を捉えることは得意になりました。またその先生の臨床にかける想いも私の中で十分にこなされていきました。宮沢賢治の大好きな，非常に謙虚な先生でした。

もともと人と話すことが好きで医師になりました。患者さんとの話の中で人生を学ぶことも多々ありました。またこの病院は医師同士での議論が活発で，患者さんのことを常に話す習慣がつきました。暇を見つけてはプレゼンテーションし

ながら，色々勉強させてもらいました。

　病歴と身体所見が診断に重要なのはあえて言うまでもないことですが，それは同時に，患者さんとの距離をも短くしてくれるものでした。最初のころ約1時間近くかけて身体所見を取っていたところ（要するに要領が悪かったのですが），患者さんに「こんなに熱心に診てくれた先生は初めてだ」と言われたりもしました。常にそれにこだわる姿勢は，舞鶴で学んだもっとも大きなことの1つでもありました。

　英語が好きだったのは幸いしました。外国人の先生とのカンファランスは，それが英語で行われるということだけでも十分刺激的であり，また学年が上がるにつれディスカッションについていけるようになり，ますます楽しくなっていきました。また英語の教科書や論文を読むことにも抵抗がなくなりました。

　小さな病院なので，自分の存在を認めてもらえました。他科の先生との距離も近く，また上の先生とも民主的に話ができたため，のびのびと研修をさせてもらいました。仕事が認められるとどんどんと次の仕事が増えていきました。できる限りこなしていったつもりですが，力不足の点も否めません。でも人に頼りにされることが心地よいことだと学びました。

　当院にないものを導入しようと思いました。心肺蘇生のスタンダードのACLSは当院では既に消えかかっていました。他病院の研修医たちとの交わりの中で，当院に持って帰ったものの1つです。救急隊とも仲良くなりました。ライフセイバーたちとも一緒に救命処置を語り合いました。1つのことからこれだけ人の輪が広がるんだなあと実感しました。

　教育を受ける側から，教育をする側になっていきました。教育はすごく好きでしたが，忍耐が求められたときは挫けたときもありました。継続が重要であると再認識し，また，今後教育にかかわっていきたいと決意したのもこのときでした。教えることが同時に学ぶことだと認識できる瞬間があります。そのときの喜びは今も自分の大きな原動力の1つです。

　さまざまな事を教わりました。1つ1つあげていったらきりがありません。もちろん上の先生たちだけでなく，一緒に働いているコメディカルのスタッフにも育てられました。そしてもちろん，患者さんから学ぶところは計り知れないものがありました。患者が医師を育てるというのは本当だなあと思うことはたびたびありました。

　そして今，米国に少しの間います。卒業試験のつもりで，舞鶴に来た先生方の病院を回ることにしました。こちらでも症例検討は盛んですが，インターンやレジデントのプレゼンテーションに対して自分が的確に意見を言えると，ああ舞鶴

での研修が生きているなあと実感します。毎日専門医の先生がレクチャーをしてくれますが，その理解も舞鶴での毎日とまったく同じです。

自分が医師として最初の一歩を踏み出したそのときに，舞鶴市民病院で働いていて本当によかったと思います。ここで学んだ姿勢は私の今後に大きく影響を与えると信じて止みません。

デンバー（コロラド）の聖ヨセフ病院にて

(11) 思い出
村島美穂（2000年京大医卒）

私が初めて舞鶴市民病院にやってきたのは，医学部5回生も終わりに近づいていた頃でした。当時，ポリクリが始まってはや3カ月が過ぎ，内科，外科をほとんど回り終わり，なんとなくどこの科にも興味を持てず，かといって基礎研究に進む気にもなれずという中途半端な日々を過ごしていました。たまたま総合診療部のポリクリでグループから1名だけ舞鶴市民病院に行けるという話があり，友人の間でも好評だったため，一度行ってみようと思ったのが事の始まりでした。

舞鶴市民病院での1週間の実習は私のその後の人生を大きく変えるものでした。研修医の先生につかせてもらい，患者さんとの接し方に至るまでみせていただき，非常に新鮮でした。また，大学では内科が各科に細分されており，各科は自分の専門分野しかみないという印象がありました。ところが，ここでは患者さんの全身を診察し，全身をみているだけではなく，患者さんの心理的，社会的背景に至るまで患者さんを全体としてとらえ，治療していることに大きく感銘をうけました。

舞鶴で実習をさせていただいた後，臨床に進む決心をした私は，以前よりも大学のポリクリにも興味をもてるようになりました。しかしながら，どこで何科の研修を受けるかについては色々迷っていました。今思い返すと，1日しか行かなかったところも含めると10以上の病院に実習に行ったと思います。そして，6回生の夏，最後の病院実習に私は再びここ舞鶴にやってきました。実を言うとほんのちょっぴり，1回来たんだからもう来なくてもよかったかなぁ，最後の夏休みをつぶしてしまったなぁと三条通りを歩きながら思っていました。ところが，病院に一歩足を踏み入れるやいなやそのような思いはふっとんでしまいました。半年前，私の心を大きく動かした情景が広がっていました。たゆむことなく，患者さんの治療にあたり続け，よりよい医療のために勉強しつづける姿勢。「ここでこの先生方と一緒に働きたい」と強く思いました。この間，舞鶴で研修され，大阪日赤救命部でお仕事をされていた木村先生，京都大学医学部老年科で院生をして

いらした西岡先生，このときの実習でお会いした外国人講師 Dr. Gibbons に影響を受け，ますますその気持ちは強くなりました。そして数度にわたる松村先生へのラブレター（？）攻撃の末，今，私はここにいるわけです。

そして1年がたち，この1年を振り返ってみると，がむしゃらにがんばってきたなあというのが印象です。何を考える余裕もなく，ただその日その日を乗り切ることに必死であった日々でした。そのような中で患者さんとの関係で嬉しかったこともあり，治療方針をめぐって指導者の先生方ともめていやな思いをしたこともありました。けれど考えてみれば，それも1年目の若輩者の意見を指導者の先生方が受けて止めて反論してくださったがゆえと思うと，今は頭の下がる思いです。この病院ほど指導者の先生が1年目について手とり足取り教えてくださり，しかも1年目の言うことをばかげたことまで含めて一生懸命聞いてくださる病院は滅多にないと思います。それに比べて私は実習に来た学生さんの面倒を満足のいくほどみてあげられた自信すらありません。自分の非力さを恥ずかしく思うばかりです。

1年たった，1年たったといいつつなかなかその実感はわかなかったのですが，先日，三条通りを歩きながら，ふと通り沿いに咲くハナミズキをみて「ああ，去年，医者として働き始めることに対する不安と期待に胸を躍らせていたときと同じ景色だ」と思った瞬間，「ああ，本当に1年たったんだなあ」と実感しました。今思うこと，それは「今年こそは今までお世話になった分，少しでもお返しをしよう」ということです。まずは1年目でやってくる先生をできる限り助け，一緒にがんばっていくことから始めようと思っています。そしてそれ以外にもひそかに心の中に小さな目標ももっています。

これまで，舞鶴市民病院の歴史を築き上げてきてくださった先輩方の恩恵にあずかって，今，ここで自分がこうしてすばらしい研修医生活を送っていることに感謝しつつ，微力ながら，舞鶴市民病院の新たな歴史の一角を担えればと思っている今日この頃です。

7 展望

1）大きな許容

　"大リーガー医"との契約条件は，16年以上前のWillis先生招聘時とほとんど変わらない。厳しい経営状況の下で維持するためには，病院長の見識と賛同が欠かせない。「"大リーガー医"招聘とともに歩む卒後臨床研修が，医師確保問題を大幅に解消し，良い研修医・臨床医を育て，ひいては，市民サービスにつながる」というコンセプトは，なかなか医療者以外には伝わりにくいのに，今日まで招聘が継続できてきたのは，ひとえに最終決済者で病院開設者である歴代舞鶴市長（～1995年2月17日＝町井正登；1995年2月18日～＝江守光起）の度量と決断に負っている。

　ただし一方で，財政的貢献の可能性についても言及したい。私達の'研修医志向性病棟'でのこれまでのすべての達成を，研修医に一切頼らずに専門性志向の強いスタッフ医師だけで遂げようとすれば，人件費は相当かさむはずである。というのは，スタッフ医師がそれぞれの分野で研修医よりも要領が良いのは当然のことだが，彼らが協力・連携し合って，当科でみられるさまざまな種類の病気のケアとあらゆる雑用を滞りなくこなすというわけにいは，通常は到底ゆかないからである。そういった際に要求される昼夜を分かたない献身こそ，若い研修医の出番というわけだ。なお，米国の事情については，Robert Gibbons先生の箴言「そりゃ研修医制度を採るほうがずっと安上がりだからですよ」の項（164頁）を参照のこと。

2）"大リーガー医"作戦の意義

　"大リーガー医"からのいろんな刺激を，一層深化させていきたいものである。学べることと学べないことを，今後もきっちりと吟味しなければなるまい。EBMやインフォームド・コンセントも，もちろんその対象である。私は，以前から自らの医療実践を通して，「＜論理の普遍性＞が貫徹しにくい」ことと「集団志向的である」ことを，日本の'医療文化'の2大特質であると

勝手に思い込んでいる。そして，この面では，米国は全く対極に位置するとも思っている。その真偽はともあれ，医療は文化である。舞鶴市という日本海沿いの10万人都市の236床の市立病院での"大リーガー医"作戦という前提が，忘れられてはなるまい。

しかしそれとともに，"大リーガー医"から学べることは，今後は相当な程度が移送可能なことも強調したい。何といっても，ハードではなくて，ソフトなのだ。場も市立舞鶴市民病院でなくてもよいし，必ずしも"大リーガー医"でなくてもよいのだ。

3）卒後臨床研修義務化の中で

2004年から施行される卒後臨床研修義務化の最近の議論には，入手できる情報の範囲で判断する限り，かなり失望させられる。当方が，臨床研修指定病院のハード面をクリアできないので，これまでのようには参加できなくなるだろうという恨みにも左右されがちだが，そのことよりも，何十年に一度の国家的な改革かといわれている割には，当初よりも退潮が目立つからだ。詳しくは，第Ⅷ章1「卒後臨床研修義務化に関して」で述べたい。

今後，限られた資源や枠組みの中では，それなりにしっかりしたプログラムが提出されてくるとは予想されるが，それを踏まえても，結局この2年間の義務研修は医学部の2年間延長にしかすぎない，と私は思う。日本の医学生の卒業時点での基本的臨床能力は，欧米先進諸国の水準からは格段に見劣りがする。米英の教育的影響が強い一部の東南アジア諸国の水準からも見劣りがする。特に，技能（医療面接・身体診察）や態度については，まともには教わっていないのが現状である。したがって，この2年間の追加があって初めて，基本的臨床能力が育成されると考えるべきなのであろう。しかし，いい歳の人達がさらに2年間も強制的に学習させられるのだから，学習の核にも国家が責任をもつべきだ。こういう脈絡では，一般内科に特化した（せざるを得ない）私達のプログラムは義務研修修了後の選択肢であろう，と考えたい。

III

個人的な軌跡

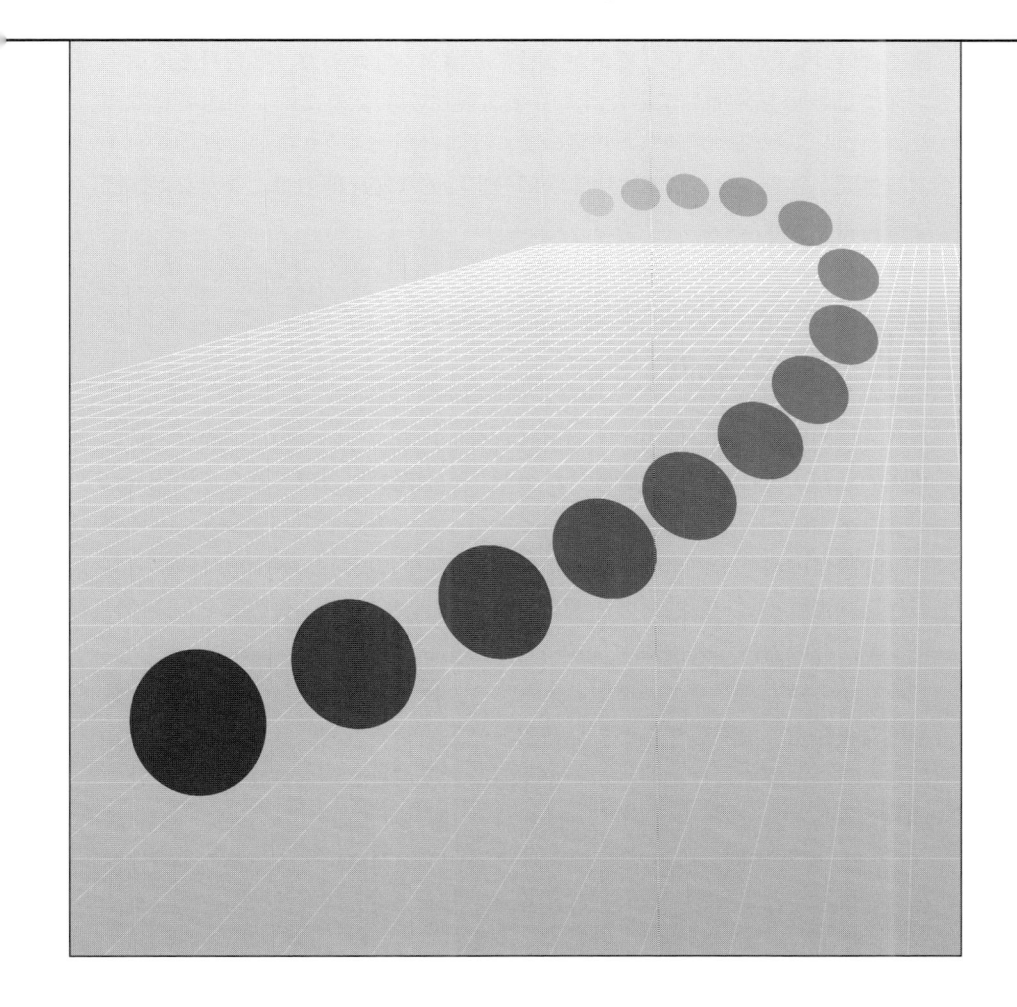

1 団塊の世代の医学教育

　団塊の世代に属する私が医学部を卒業したのは1974年。学生時代はちょうど学園紛争の真っただ中にあたり，好むと好まざるにかかわらずみんなが巻き込まれた。いわば政治の季節だった。そういう状況では，医療をめぐる議論も，青年特有の'あるべき論'に終始しがちとはいえ活発だった。一方，まともな授業は望むべくもなく，医学知識は底をついていた。Pao_2の正常値を1万と答える者，小脳は前頭部にあると信じる者，心電図のP波をなぜA波ではいけないのかとくってかかる者にも事欠かなかった。私自身もカンニングでは妙味を発揮していた。そして，現在みんなそこそこの医者になった。しかし，我流の非効率と知識のでこぼこは隠しようがない。私のこれまでの見聞からみると，日本の中年医師の平均的な臨床能力は，なかなか国際比較に耐えられない。

2 私の'転向'

　さらに一層個人的な理由が，追い討ちをかける。というのは，現在一般内科医の私が，実は当初は呼吸器外科医として出発したのである。その出発はたまたまであり，強い動機はほとんどなかった。そして，卒業後5〜10年頃には呼吸器内科にも従事するようになった。卒後10年目以降は，呼吸器外科の仕事は漸減し，一般内科の仕事が漸増した。現在では，おおよそ，一般内科7割，呼吸器内科3割になっている。

　我ながら随分ジグザグの道だとあきれる。練達の恩師達（手術の名人の故小林君美先生，国際感覚豊かな立石昭三先生）から薫陶を受けたのに呼吸器外科を辞めた理由には，何らかの普遍的な意味があるかもしれない。それを述べてみよう。

　1つは，卒後初期の研修が暇すぎた。つまりは，研修医1人当たりの呼吸器外科症例が少なすぎた。2つ目には，肺癌の手術成績が芳しくなかった。拡大

手術にも挑戦した充実した楽しい日々もあったが，自己満足に終始していただけかもしれない。手術ミスや手術死は幸いにもほとんどなかったが，取り返しのつかない合併症やばたばたと亡くなられた患者さんの顔が，走馬灯のようによぎる。1と2を合わせると，次のようになる。手術適応を厳密にすると，暇すぎて呼吸器外科医とはいえない。手術室で頑張ろうとすると，適応が甘くなり，科学性が低下する。そして，悲劇が人体に及ぶ。

　3つ目には，全くの直観ではあったが，いずれ肺癌は外科医の手から離れてゆくのではないかと思えたからである。肺結核に対する外科療法の終焉にまつわる長老呼吸器外科医の感慨を，しみじみかみしめたこともあった。

　そして，4つ目が，北米臨床医学との出会いであった。一般外科をきっちり修練し終えた者のみが，専門科としての呼吸器外科（胸部外科）を専攻できる制度と中身に，1日以上の長を感じさせられた。そのきっかけは，研修に訪れた沖縄県立中部病院で真栄城優夫外科診療部長（前病院長，現ハワイ大学臨床研修計画委員長）からたまたまくらわされた次のパンチだった。

　「年間の執刀が50例以下だって？　それで腕がうずかないの？　うちじゃ，200例以下なら外科医とはいわないよ。」一般外科だけでなく，全身の血管外科，呼吸器外科，それに，脳外科・整形外科の1次救急もこなす一般外科医達に接した日々は，そこそこ以上の呼吸器外科医だとうぬぼれていた私には考えさせられるところが多かった。さらには，地域の特殊性とはいえ，彼らの一部は優秀な心臓外科医でもあった。

　以上のように，私の'転向'は行われた。外科系から内科系への転換は個人の趣味だけれど，内科系にせよ外科系にせよ，初めから専門科を専攻できるのは制度の不備としか思えない。また，研修医時代の「研修効率」の低さ，スタッフ呼吸器外科医の時代の「労働採算性」の低さの課題も訴えたい。助手になってもメジャーな手術ならなかなか回ってこない大学病院を意識的に回避して歩んでいたつもりだったが，日本の医療界の「労働採算性」はこの程度でしかなかったという次第である。だからこそ，どの病院のどの専門科でも，「人が足りない，人が足りない」の合唱になるのではないだろうか？

3 沖縄県立中部病院（アングロ・アメリカ方式の卒後臨床研修プログラム）で学んだこと

　40歳代前半の宮城征四郎先生に初めて出会ったのは，1982年5月に遡る。私の当時の勤務先であった京都市立病院呼吸器科に，先輩である部長の中島道郎先生に招かれて来られたのであった。先生は，沖縄県立中部病院の呼吸器科部長（現病院長）で，新進臨床呼吸器内科医として売り出し中であった。この時の2時間にすぎない，先生にとってはおそらく何気ない医学談笑と症例検討が，私にとってはとてつもなく大きな衝撃となり，その後の人生の大勢を決めたといっても過言ではない。「朝に道を聞かば夕べに死すとも可なり」という。私にとっての医学における大きな'道'は，この時に初めて聞いたともいえる。それ以前の'他流試合'として，国立がんセンターでの故鈴木明先生一派からの4ヵ月に及ぶ「胸部 X 線読影」があったが，今回は衝撃度が違った。北米臨床医学との初めての遭遇でもあった。既に卒後8年以上が経っていた。我ながら奥手であった。

　1974年卒業の私は，紆余曲折を経て，当時人工呼吸管理に精を出していた。教科書を参考にしたりはしていたが，何せ我流から抜け出せず，どこかに合理的なスタンダードやマニュアルはないものかと焦りまくる日々であった。「それで，現在，院内全体で人工呼吸器は何台稼動しているの？　えっ，知らない？　慢性閉塞性肺疾患の挿管適応はどう決めているの？　…それじゃ，気管支喘息の場合は？」といった先生の矢継ぎ早の，しかし基本的な質問のどれにも満足に回答できなかった井の中の蛙の私は，その後何ヵ月もかかって，時には声高に周囲を説得し，翌1983年何度も沖縄県立中部病院に押しかけることになった。

　幸いにも間近で受けることができた宮城先生の教えの内容は，多岐にわたる。病歴や身体所見の大切さは，身をもって教えていただいた。「君らの貧しい身体診察と検査の乱発で，一体何兆円の無駄になると思う？　僕なら10分の1，Willis がいてくれれば100分の1のお金で，同じ結論にたどり着けるよ！」病棟回診での担当研修医に対する先生のど迫力が，私をして同年末にはるばるモントリオール総合病院救急室に勤務中の Willis 先生を訪ねさせ，

後の当院の"大リーガー医"常駐作戦につながるきっかけになった。在宅酸素療法に賭ける宮城先生の情熱は，形は修飾されても，236床の当院の現在の地域医療のさまざまな試みの底に脈打っている。

　宮城先生の上司に当たる内科診療部長の宮里不二彦先生からは，臨床医の真髄の匂いを嗅がされた。先生は，米国内科・腎臓認定専門医を取得された後，外科診療部長の真栄城先生とともに，沖縄県立中部病院の臨床研修プログラムを立ち上げてこられた内科系の旗頭であった。専門の腎臓病学だけでなく，小気味よいほどに内科全般に通暁しておられた。「本土の医療は，癌の診断だけなんだよね。」「水分がとれて，食事ができて，話せて，座れて，立位になれて，歩けて，排尿・排便があって，体重が変わらず，仕事もできれば，BUNが200を超えても，緊急入院させる必要なんてないよ！」

　感染症科医長で米国内科・感染症認定専門医の喜舎場朝和先生からは，文字通り感染症の手ほどきを受けたわけだが，臨床現場に息づくグラム染色法には目を見張った。早速取り入れさせてもらったのはいうまでもない。なお，当院研修医によるグラム染色の励行は，私が米国から帰国した1984年に始まっている。超勉強家の喜舎場先生は，8年間に及ぶ米国研修経験を振り返って，こんなふうなことをいわれた。「チクチクするような知的な雰囲気なんですよね，私が欲しいのは。米国にはそれがあったのですよ。だから，相当奴隷的な屈辱ですら我慢できたのです。日本ではその雰囲気が乏しいんですよね。それさえあれば，少々の物質的な欠乏なら耐えられるのですがね。」

　感銘は，熟練の臨床医の言辞にとどまらない。朝6時から採血に従事する1年次研修医（インターン）の不眠不休ぶりは，奴隷根性とは無縁のガッツに支えられていた。内科，外科，小児科，産婦人科を1年かかって研修するインターン制も，教育と経済的保障があればむしろ奨励されるべきことを，初めて実感させられた。教育的情熱を秘めた博学な教師達のベッドサイド回診と飛び交う議論のやり取りは，密室的でない医療の第1歩だと納得させられた。十分な（？）休みを学習に使い，頭がずっしりと重い指導医と，肉体を駆使する研修医による縦型の教育指導体制がきっちりしており，互いに不満が少なかった。重症度と救急性が高く，看護業務量はきわめて多いのに，院内英語略語検討や在宅訪問看護活動も看護婦の自主性の下に活発に展開され

ていた．救急室では，ベテラン看護婦がインターンを文字通りリードするさまも目のあたりにした．そして，医師が看護の質を高く評価しており，看護婦が医師のありようの大筋に敬意を払っているように見かけられたことが，すがすがしかった．

いろんなことが物珍しくて，研修医にも聞きまくったものである．宮城先生に見とがめられて，「君は，もう十分学んでるよ．そんなごみ箱の中まで漁るようなことはしなくてもいいよ」と一再ならず言われたが，続けたように思う．しかし，何より強く学んだのは，今日はやりのEBMという言葉を使って表現するなら，「EBM，EBMと小うるさくないのに，EBM的な臨床スタンスがごく自然に各世代間を交流する雰囲気」であった．実際，エビデンスという言葉はよく使われていた．むしろ，「そんな治療法，本土ではふつうに行われているらしいけれど，エビデンスが全然ないよ」という意味合いで使われることが多かった．

沖縄県立中部病院の源流は，米国臨床医学であるという．その研修体制は，アングロ・アメリカ方式とも呼ばれる．「米国を見たい」思いは，膨らむ一方になった．そこで，その頃，たまたま勤務の誘いのあった市立舞鶴市民病院（瀬戸山元一病院長）に席を移させてもらい，その2週間後に長期の米国視察に出かけることができたのが，1983年8月であった．

4　米国の医療を垣間見て

米国での恩師は，2人いる．1人はJules Constant先生．翻訳もされている『Bedside Cardiology』や『心電図修得』で名声のある先生の恒例の沖縄県立中部病院滞在を知って，何度目かの同院訪問をしたのが1983年春．食堂での会話は，至って飾り気なし．「先生のところで，教えを受けたいんですが．」「いいよ．」「いつからいいんでしょうか？」「バッファローの冬はひどいから，それ以外ならいつでもいいよ．来年の夏は？」「今年の夏はどうですか？」「…いいよ．」こうして，その年の8月から10月までの丸3カ月間，私は先生宅の居候（家内も途中から参加）になった．そして，オフィスのあるバッファ

ロー総合病院と自宅とで，開業循環器医の地力と向学心をまざまざと見せつけられることになった。

　もう1人の恩師はThomas Petty先生。デンバーにあるコロラド州立大学の呼吸器グループの総帥で，宮城先生の恩師でもある。ARDS（急性呼吸促迫症候群）の命名やCOPDの在宅酸素療法でも有名な臨床呼吸器病学者。先生自身のattendingは1983年12月だったが，翌年3月中旬までのデンバー滞在中，それ以外のいろいろな機会でも先生とその周囲からは薫風を嗅いだ。

　原因不明の間質性肺炎の末期で人工呼吸中の患者の回診で，Petty先生が「もう人工呼吸器を外しましょう」と指導したのだ。「そんな無茶な。死んでしまいますよ」と抵抗する研修医に，「この方と私との約束なのですよ。もう助からないとわかったら，人工呼吸器を外そうというのは。今がそのタイミングです。勇気を奮って抜管しなさい。患者さんの手を握り続けることも，なお私達には出来るのですよ」とPetty先生（291頁）。その著書に，「患者が泣き，家族が泣き，看護婦が泣き，そして医者も泣く」の名文句がある。先生はearly birdとしても有名で，朝3時起床，4時には病院で仕事を開始とか。「朝起きたときに，さて今日1日患者さんのために何ができるかなと思えない日は，すがすがしくない」のが持論。宮城先生も早起きだが，Petty先生のほうが2時間上まわる。私が7時には病院で働き出すようになったのは，これら両恩師の影響による。

　この2つの病院のあるニューヨーク州バッファローからデンバーまでの移動を利用して，愛用のレンタカーで全米を15,000 km旅したが，名にし負うMGH（マサチュセッツ総合病院）やメイヨー・クリニックの視察も欠かさなかった。

　旅の途中の1983年11月7日。初雪も降り，すでに初冬のたたずまいのカナダ，ケベック州，モントリオール。フランス語一色の道路標識にとまどいながらたどり着いたモントリオール総合病院は，約100年前（1875〜1884年）Dr. William Oslerも働いたことのある老舗の1,000床の大病院。その救急室の入り口で温和な笑顔で迎えてくださった方が，目指す'幻の名医'G. C. Willis先生だった。救急内科集中治療室の長として多忙な日常の休憩時，遠慮がちにふと漏らされた言葉を私は聞き逃せなかった。「60歳の今でも，ア

ジアで幾らかの影響を与えたい情熱は持ちあわせています。」「沖縄県立中部病院は既にトップクラスの病院ですから，先生の存在感も相対的に低下せざるをえません。その点，私達の病院こそ先生の影響力が十二分に発揮できると思われます。小さいですが，発展途上であり，専門医や年長者の嫌がらせもないからです」とすかさず私。

　さて，7カ月間に及ぶ視察後の米国の医療は，当時の私の目には次のようにかなり理想的に映った[1]。

　❶ 医療費に日本とは相当差があるとはいえ，人的資源が圧倒的に豊富で，医療全体にゆとりがあった。特に，医師と看護婦以外の医療労働者数は，日本の数倍以上であった。

　❷ 勤務医や看護婦の平均収入は，物価の差を考えても，日本より多かった。高所得者にも勉強できるゆとりと機会があった。大金持ちは開業医に限られていたが，世界的にも有名で実力のある心臓外科医というように，質的評価と相関していた。オープンシステムの病院が多く，開業のあり方が日本とは根本的に違っているという事情が大きく手伝っていた。

　❸ 病歴聴取や身体診察の訓練は，医学生の頃から徹底的になされており，習熟度に雲泥の差があった。症例呈示のしかたも一律に見事であり，ちょっとした内輪の症例検討が，日本の地方会以上の内容のことも多かった。患者への接し方も，慣れていて，優れていた。小さい時から他人に対する接し方をよく訓練されていたり，臨床医になるために大学院としての医学部に入学してきているという鮮明な目的意識のせいもあるが，医学教育上の学習課題でもあるようだった。

　❹ 検査は少ないことはなかったが，日本のような無制限さや無秩序さはなかった。検査内容に関して病院間の差が少ないこと，高度な検査でも緊急に施行できることが印象的であった。

　❺ 医薬分業が確立しており，薬漬けはなかった。臨床薬理学が浸透していて，スタンダードが築かれていた。したがって，各病院独自の処方集すら不要のようであった。

　❻ 実地臨床上の監督体制が，ピラミッド上に築かれていた。日本の個人芸的な臨床姿勢より遙かに厳しく，落とし穴がないようにできていた。医療内

容に関しては，医師の年齢や地位にかかわらず，徹底的に討議されるのがふつうだった。臨床上の細かい点に至るまで本音でぶつかることが多く，参加していて気持ちがよかった。臨床上のスタンダードがしっかりしており，だからといって各人の考え方の個性が失われていないことが印象に残った。

❼ 位階は年齢によっては決まらないので，地位ある者には臨床的実力があった。だから，地位の低い者が高い者に対して質問を遠慮するといったいたわりや臆病さはみられなかった。下位の者が上役を評価する公式，非公式の制度さえみかけられた。権威のいいなりになるのは，美徳とはみなされていなかった。人格がしっかりと独立しているように感じられること，科学的合理性と知識の最新性が保たれやすいことの秘訣かと思われた。

❽ 手術死亡検討会などいろいろな監査が不断に行われていた。臭いものに蓋をする式の閉鎖性が全くなかった。経済的・法的制約の前に科学的自主性があった。

❾ 平均的入院日数が驚くほど短かった。入院費用が高い，ナーシングホームが充実している，病人がいても家屋構造にゆとりがあるといった要素も絡んでいた。それ以外に，医師の臨床力の高さ，看護婦のケアの厚みの差も大きかった。

❿ 医師の卒後臨床研修制度が予想以上に充実しており，しかも，自由に選択できるようになっていた。短期間に臨床力をつけてゆく若手医師には，羨望の念を抱かされた。出る者は喜ばれ，出ない者も一定以上に鍛えられる制度に一日の長があった。しかし，研修医生活は安月給で，相当過酷な労働であることも事実だった。良い意味でのエリート意識，はっきりした目的意識および将来の豊かな生活の保障が，精神的な支えになっていると思われた。

⓫ 専門医や超専門医も，訓練の初期には，幅広い診察技能を修得しなければならない制度になっていた。また，医療界全体の中に，研究者である前に臨床医でなければならないという伝統と雰囲気が根強かった。

⓬ 平均的看護婦のケアの水準は高かった。医師の彼我の差以上であった。ICU ナースなど専門看護婦の立場と保障が明確であった。全体的に，プロフェッショナリズムの自覚と看護の独自性が確立していた。

⓭ 生涯教育はきわめて盛んであった。医師用だけでなく，看護婦用，その

他の医療者用も活発で，多種類に及んでいた。一般の医療現場において，教える，教えられることの価値が，日本よりもずっと高いように思われた。また，実用的なことをわかりやすく教えるのは，教師の義務とされていた。

❶❹ 医療者の間の意思疎通は，円滑であった。これは，開業医と病院間，医師間，看護婦間，医師と看護婦間，病院間のすべてにあてはまった。しかも，かなり突っ込んだことまで本音で話し合っていた。それでいて，単なる愚痴のこぼし合いは少なかった。症例説明が電話を利用してなされることも多く，患者把握と情報伝達の上手さを感じさせられた。個々の患者の過去の病歴の蓄積量にも相当な差があった。チーム医療を論ずる際の根本と思われた。

❶❺ 患者と医療者のコミュニケーションは，ずっと活発であった。一般に，患者が医学的によく教育されていた。薬や検査の内容もかなり知っていた。チャートを見る権利も保障されていた。医療費が高いせいもあるが，簡単な病気はセルフケアできるように訓練されていた。

❶❻ 健康教育も盛んだった。肥満問題にとどまらず，市民層の積極的な参加がみられた。禁煙運動も，やたらに灰皿を置かないというように日常的レベルで行われていた。メディカル・センターをヘルス・サイエンス（シズ）・センターに改名している傾向も，同根のようであった。

❶❼ 患者が文句を言う権利もよく保たれていた。自己主張が強いという文化的土壌や医療訴訟に備えるためでもあるが，泣き寝入りの多い日本とは対照的であった。入院患者を診察する時間を医療者だけの都合で決めないことも散見され，新鮮な驚きだった。患者本位とはこういうことかといまさらながら思い知らされた。

❶❽ ボランティア活動が，病院の中にも着実に取り込まれていた。文化的・宗教的背景の差はあるにせよ，医療施設の風格と厚みの差を感じさせられた。

❶❾ 全体として言うと，ふつうの医師同士を比べると，プロフェショナルとしての自覚と臨床的問題解決能力に，かなりの差が認められた。米国が上であった。また，卒後研修中の医師の卵の目的意識も，はるかに明確で，根性がすわっていた。しかし，この差はもともとの人間性によるとは思えなかった。時間はかかっても，あくまで制度的な改革により解決可能なことと感じ

られた。

❷⓪ カナダ,英国の医療は,伝え聞くところでは,米国よりもさらに臨床を重視した医療であるらしい。病歴聴取や身体診察を重視し,検査や薬をできるだけ排除した高度な体系があるという。問題は,国の経済力の限界だ。医学的な適応があっても,経済的制約のために診療制限を受け,倫理的な問題を呈することもあるようだ。しかし,科学的自主性がなくても,経済的繁栄のおかげで濃厚診療を駆使できる現在の日本の場合よりは,医師としての責任は軽い。

1) 松村理司:日本の医療は冷たいか?—米国の医療を垣間見て.パテーマ 15:8-20,1985

5 '軟着陸' と同時に

渡米前には 2 週間しか働かなかった当院には,1984 年 4 月初めから出勤したが,医局長・呼吸器医長・救急医長・ICU 医長,ついで内科診療部長兼任の肩書きが待っていた。豪腕の病院長の下での中興の時期であったので,前例にとらわれることなくいろいろな試みができた。同年 5 月には恩師の Jules Constant 先生を招聘できたのも,嬉しいことだった。全く休む間もないくらい忙しかったが,私も 35 歳と若く,何とか突っ走れた。7 時からの勤務開始を心掛けているが,当初は,6 時半から病院内をうろうろしていた。

非常勤の先生方は,診療よりも教育のために来ておられることがほとんどだったが,すばらしい陣容であった。内科系では,上野征夫(リウマチ学,米国内科・リウマチ科専門医,米国内科学会フェロー,現東海大非常勤教授),田港朝彦(糖尿病学,京大第 2 内科助手・現香川医大臨床検査部教授),櫻井恒太郎(循環器病学,京大医学情報部講師・現北大医学情報部教授),藤本直規(神経病学,京大神経内科・前滋賀県立成人病センター内科 3 部長・現開業),秋口一郎(神経病学,京大神経内科講師・現龍谷大学健康管理センター長),三浦賢佑(消化器病学,京大第 1 内科助手・現桂病院院長補佐)といっ

た先生方があげられる。病院長の同窓だけにとどまらないのは，彼の交友の広さを物語る。ほとんどの方が私の先輩であり，専門の医学知識だけでなく，日本の内科の現状・米国との違い，加えて人生の処し方まで教わった。

　私の付け焼刃の'アメリカかぶれ'は，お２人の先生方にたしなめられた。沈着冷静な向原純雄副院長（外科，現京都市立病院副院長）からは，その「軽薄さ」を指弾され，大長老の今は亡き林彪名誉院長（内科）からは，「先生や外国人の回診の型は，医師の勉強には役立っても，患者のためにはならない」と指摘された。

　腹ふくるるところがあったので，すねて宮城征四郎先生に助けを求めたら，けんもほろろに一蹴された。「君は，まだ何も達成していないじゃないか。今後10年間は，その口に猿ぐつわをはめて頑張るべきだ。」第II章6「教え子からの便り（4）」（55頁）で取り上げられている私の発言が，恩師の口調に似ているようなのは感慨深い。

　'軟着陸'こそが大切だ，と思い知らされた。浮いてはだめだ。連帯の前に孤立してはだめだ。日本は米国ではない。歴史の長さが違う。私達は生まれ落ちたら（ほとんどが）日本人なのであって，'人造国家'に生きる米国人とは違う。私達の＜集団志向性社会＞は，米国の個人主義社会の対極に位置するかもしれない。そんな難しいことでなくても，まだまだドイツ語の専門用語が混じる開業医への返信に，やたらに英語を乱発するのは控えよう。

　それらを踏まえた上で，やはり米国臨床医学の風格は取り入れたい。規模の小ささも幸いして，当院での私の地位は高い。それを何とか利用できないか。捨石になるのは厭わない。ここで，他病院で刷新ができるかどうか考えてみよう。例えば，前勤務先の京都市立病院は，並いる諸先輩の存在や学閥絡みの円滑な人事には恵まれていたが，いかんせん組織が保守的で，大きすぎた。一般に老舗の大きな臨床研修指定病院は，固有の長い歴史に支えられ，下からの改革は不可能だろう。上からの改革も，足並みがそろうほどには機が熟していまい。なーに，沖縄県立中部病院の達成だって，いわば'医療の処女地'が比較的最近開墾されたともいえるのではないか。要諦は，上層部がどういうコンセプトを共有できるかだ。当院は歴史はそこそこあるものの，'幸い'組織は脆弱だし，前例や遵守すべきコンセプトもそう多くはな

い。また，中興の時期の今を措いて，思い切った新機軸は展開できまい。
　できるだけの'軟着陸'は心がけるものの，基底は'いけいけ'の情緒！　こうして始まった"大リーガー医"作戦は，誠に荒削りな海図しかもたない，田舎の港町からの船出であった。
　なお，林先生は1986年春に名誉院長職から去ってゆかれた。「地域医療には相当いろいろな病気がありますよ。先生のこれまでの経験や単なる教科書の知識では全くといってよいほど歯がたちませんよ。私も一から勉強し直しました。先生もかなり大変でしょうけれど，頑張ってください」と言いながら，多くの内科の患者さんを私（達）に託された。Willis先生を招き出して数カ月経っていたその頃には，向原先生からも一定の肯定的な評価ももらえ，作戦にも加速度がつくようになった。
　しかし，一見華やかな"大リーガー医"作戦の裏では，地道というより，むしろ泥だらけとでもいえるような日常に事欠かなかった。救急室でのやくざとのやり取りは，その最たるものである。果てしない時間と労力を使った感がある。この「臨床の宿命」からは，今も逃れられない。なお，16頁や259頁❼の記載でやくざとの対決姿勢ばかりが目立つようなのは，次のような困った具体例[1]に遭遇するからである。

　　暴力団の元末端構成員のNさんは，29歳の男性で，過去1年間にわたり，深夜頻繁に泥酔状態で救急外来を受診。かかりつけ医はいるが，夜間は閉院のため，当院を利用される次第。両側前胸・上腕部に刺青あり。左胸部の手術創は，9年前の刺創・肺損傷に対する肺切除術による。主として腹痛に対する過剰量の鎮痛薬を要求。当救急室で1年半前に警官に対する公務執行妨害で現行犯逮捕された経験があるだけに，直接の暴力には及ばないが，その態度は強迫そのもの。しかし，時折呼ばれた警官に対する暴力行為はなく，逮捕はされず。弁護士も含め医局で対応を検討したが，甲論乙駁，弁護士からは'患者救済論'が出る按配。結局，強迫発生の時点で即座に副院長（私）を呼ぶことに決定。
　　その後は，何かの事件の'おとしまえ'をつけて，右小指遠位指節間関節を切断したため受診。断端形成と切断部感染創処置のため，計14回救急外来を受診したが，強迫行為はなかった。なお，2年前には同様に左小指を切断している。
　　その彼が2カ月半ぶりに珍しく昼間に受診。しかし，今回は自殺企図で灯油を

かぶっており，33時間後には死亡。「酒を飲まないと，愛想もあるし，子煩悩なお父ちゃんやったのに」とは，ある程度事情を知る看護婦の弁。かなり複雑な家族構成に端を発する自決らしい。合掌。

　振り返ってみると，深夜の付き添いは，決まって若い女性。正妻のことは少なく，複数の人が入れ代わる状態であったが，一様に無言で，当惑げに耐えているばかり。各当直医との接触はほとんどなく，チャートにもごくわずかの記載しかなかった。

1) 松村理司：ある大酒家の救急室多用をめぐって．臨床医 25（増刊号）：233, 1999

6 『ええにょぼ』の頃

　時間は飛ぶが，1992 年の秋に，NHK の『連続朝ドラ』のチームの方々が接近してこられた。ことの次第はこうである。その 3 年前に毎日テレビで私達の臨床研修場面を取材して，『良い医者育てます』という 1 時間もののドキュメンタリー番組が作られた（竹田青磁ディレクター）。その内容は，Willis 医師の教えを実践する研修医という色彩が強いのだが，1 人の研修医（池川雅哉医師）の強烈な個性が濃厚に取り上げられた。実際にも極めてユニークな個性の持ち主であり，視聴率の観点からも好都合だったのではないだろうか？　ともあれ，研修医番組を作りたいので，その池川医師に一度会わせてほしいというのが NHK 側のそもそもの接近の意図であった。ところが肝心の池川医師は，当時，南極観測隊の付き添い医として南極にいたのである。それに，いつまでも研修医というわけにもいくまい。京都府北部の若狭湾の夕日がきれいなので，そこの漁村の伊根町の漁師の子供に医者になってほしい，その設定だけしか決まっていないとは，脚本家の東多江子さん。その後何度か接触があって，「池川医師がだめなら，女医さんで，大学は神戸で，勉強は全く出来ずで，結婚していて，別居していて…」と東さん。「大学が神戸の女医さんで，成績がクラスのビリに近いなんてことはありえないでしょう」と現実的な私。そんなこんながあり，ともかく取材や医療界の常識の開陳などに協力することになった。こういった脚本というものは，きっちりと

出来上がっているものではなく，かなりぎりぎりのタイミングで仕上がっていく様が窺えた。時には深夜の電話で意見を求められた東さんの声に，産みの苦しみを感じさせられた。NHK による庶民番組ゆえの諸制限の実態にも，若干ながら触れさせてもらった。そして，楽しかった。放映された 1993 年春から秋にかけての半年は，病院の内外は賑やかであった。「…部長は，全然本物らしくないですよ，先生」の患者さんの声には，「朝ドラです。ドラマであって，ドキュメンタリーではないわけ」の返事。「何ですか，あの CPR（心肺蘇生）での薬の使い方は？ あんな古い薬を使っているのか，田舎やなあと馬鹿にされますよ」の中堅医の毒気には，「医療監修は，某病院の責任。あくまでドラマだから」と中和の努力。

　1993 年の秋に APDIM も後援する Teaching Internal Medicine Symposium（TIMS。初っ端の本会議「保険医療機構の改革と教育への影響」のスピーカーの 1 人は Thomas Cooney 先生，147 頁）出席のために渡米した折に，"大リーガー医"〔Raff 先生（133 頁），Hadler 先生（152 頁）〕宅に泊めてもらった。その際に，NHK の海外向け放送というのがあって，この『ええにょぼ』も放映されているのを初めて知った。大先生方も興味満点であり，いろいろな話の筋を説明させられたことも，今は懐かしい。なお，この TIMS では，当時佐賀医大総合診療部（現京大医総合診療部）の福井次矢先生にお目にかかった。奇遇に驚いたが，日本人は私達 2 人だけであった。先生も，「ええにょぼはどうですか」と。

　1994 年の 1 月に東大で，「第 11 回大学医学部・医科大学倫理委員会連絡懇談会」が開かれ，「治療を止める時」がシンポジウムの 1 つのテーマであった。私も，「一般病院の立場から何かしゃべるように」と世話人の大井玄先生から依頼され，シンポジストに加わった。その会合で，私の席に寄ってこられたのが，医事法学の権威の唄孝一先生であった。「ええにょぼは 1 回も欠かしたことがありません」と先生。「はあ，どうしてですか？」と私。「恩師の我妻栄先生は，民法わけても家族法の権威者でした。その恩師の遺言が，NHK の朝ドラは 1 回も欠かさず見ること，それに登場する民法の意味合いをすべて理解せよというものでした。だから，1973 年以来一度も欠かしたことがありません。特に今回は医療関係なので，面白く拝見しています」

と。その直後，この「連絡懇談会」の設立者で解剖学者・医療倫理学者の星野一正先生に，「先生は，ええにょぽなんて，御存じないでしょう？」と伺ったところ，「毎朝見ているよ。朝見られないときは，昼に見ているよ」と，絶えず視聴率が気がかりだった東さんに連絡してあげたいようなお話だった。

IV

"大リーガー医" 達の背景と生の声

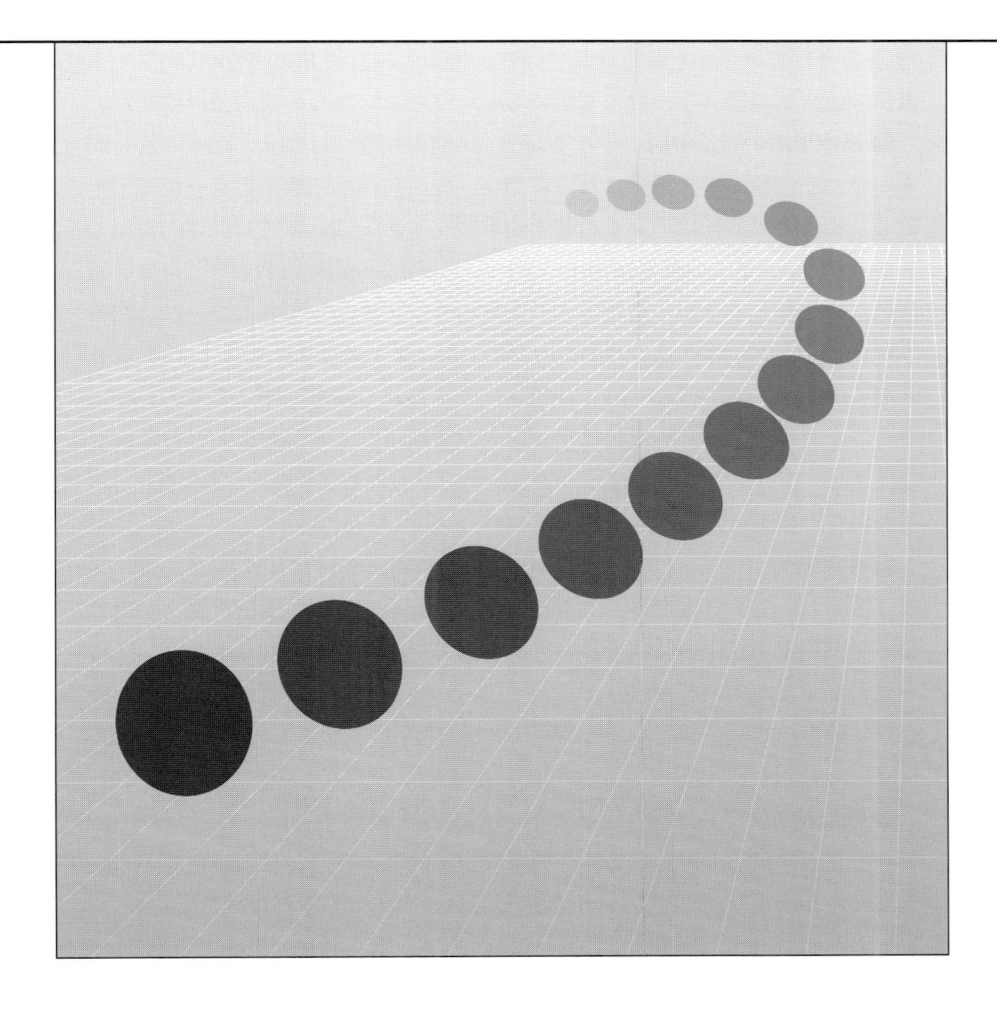

… "大リーガー医"達の背景と生の声

1 Jules Constant 先生

1）背景

Constant 先生のどこがユニークなのだろう？

❶ **臨床力の保持**。頸部での右総頸動脈の触診だけでの大動脈弁狭窄症の診断，胸骨左縁第2肋間での瞬時の聴診での交互性脚ブロック（右脚ブロックと左脚ブロックの混在）の指摘など卓抜な技能は枚挙に暇がないが，それを79歳の今日までずっと保持されている。英国人の恩師 Paul Wood 先生から直伝の臨床循環器病学の教えを広めるという若き日からの使命感は健在だ。

❷ **医療現場の現役教師**。単なる講義・講演の展開ではなく，たっぷり時間をかけた症例検討会を溺愛される姿勢が，先生が現場の教師のロールモデルであり続けている秘訣である。若干の単純化や誇張は，教育に付き物だ。ともかく，若い。日本の長老医の中に，1日何時間もの研修医教育を，自分と研修医双方が楽しみながら進行できる器量の方が，果たして何人おられるだろうか。歓送迎会も含めて，一緒に居て研修医のほうが若さをもらえる諧謔（かいぎゃく）好きな'おじいちゃん'は少ない。「正式に支払われた報酬，開いてるエレベーター，ただの食事，それだけは自分の人生で断ったことがない」と万年快活な先生は，フルート（時にはピッコロ）奏者でもある（写真）。日本でもたゆまないその練習も，若さの秘訣かもしれない。

❸ **生涯教育**。ともかく，文献をよく読まれる。「今は EBM だが，昔は文献と言った」と笑いながら。あらゆるポケットからひきちぎった論文が出てくる。米国で居候中の時代の私は，助手席での論文読みを仰せつかり，正にめまいがしたものだ。「日進月歩？　当然です。今言ったことも，きょうの真夜中に論文（インターネット）を読んで，180度変わるなんてのはざらですよ。はっはっは。」

❹ **懐疑精神**。このお歳で1人で年に何カ月も世界中を回られるだけあって，自立心に富んでおられる。沖縄県立中部病院の時代から同年輩の Willis 先生の良き友人だが，「キリスト教ほど殺戮の歴史に彩られた宗教も珍しい」

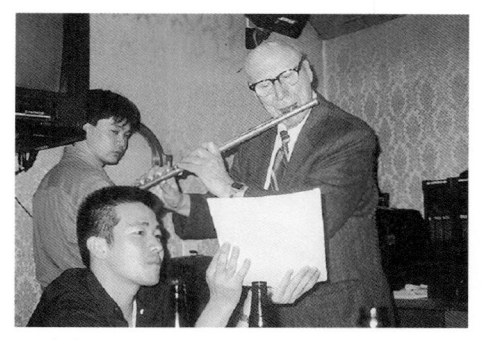

宴席でのフルート演奏も若さを保つ秘訣？

と考える（一応キリスト教徒の）Constant 先生と，「ノアの箱舟」を信じる Willis 先生の交友は，好対照である。沖縄時代には，徹夜の宗教談義があったとも聞いた。「ノアの箱舟の大きさは？」と Constant 先生とか。私も，舞鶴での 60 歳代の 2 人の恩師の宗教歓談に何時間も同席したことがある。

「Willis の心筋梗塞，下壁（lower）だって？ upper ではなかったの？」Willis 先生が回復されてからの Constant 先生の発言だが，「信仰者の Willis 医師なら，より天に近い upper ではないのか」というような医学冗談である。

2）50 周年記念誌への寄稿より（1998 年）

臨床診察と技術との闘い

最近の臨床医は病歴聴取と身体診察の能力を失い，ますます検査に頼りがちになっています。これらはバランスが大切であり，一方が他方より重要ということではありません。

技術に対しては 2 つの態度があります。1 つは臨床診察に取って代わられるというものですし，もう 1 つはより良い臨床医になれるというものです。絶対に後者であるべきです。私は心臓カテーテル法，血管撮影法や超音波法の利用に立ち会ってきましたが，これらによる知見を組み合わせて一層秀いでた臨床医になった人と，技術の駆使に追われて臨床力を失ってしまった人とを見てきました。

このごろは臨床診察の復権が言われております。技術革新の時代にこそ本物の臨床力を磨こうではありませんか。

2　G.C. Willis 先生

1）症例検討

　以下のすべての事例を振り返ってみると，Willis 先生の診断のすばやさに改めて驚かされる。「診断には 2 種類あります。真っ暗な部屋での物件探しと同じです。懐中電灯でしらみ潰しに探してゆくやり方と，ここと思ったところに懐中電灯を当てるやり方です。どちらも大事です」が口癖の先生だったが，ここでは後者の妙味が光っている。

❶ えっ，脾破裂？ (JIM 1 (3)：319，1991 を改変)

　「私には，脾破裂だと思えます。I am absolutely positive（絶対に正しいはずです）。その患者さんが何度もふらついているのは，失血の比較的初期の症状です。収縮期血圧のみ低下する起立性低血圧が認められるはずです。日数が経って細胞外液量が元に戻ればこの症状はなくなりますが，造血は遅れますから Hb 濃度が減少してきます。この段階になって，全身倦怠感や易疲労感が出現するわけです。LDH やビリルビンの上昇，ウロビリノーゲン陽性は，もちろん溶血性貧血でも出現しますが，組織に出血があった場合にも起こるわけです。外科系の先生で注意深い方なら，よく御存じだと思いますよ。それに，溶血性貧血は，かなり突然に起きても，ふらつき症状が前景に出ることはありません。患者さんは，左側腹部をしたたか打撲しているわけなのですね。ですから身体所見としては，左上腹部の圧痛が何といっても気になります。早速患者さんを見に行きましょう。」

　1986 年 1 月 9 日，2 日前に舞鶴に到着したばかりの Willis 先生の実質上のデビュー戦は，緊張の面持の Y 研修医が呈示した次の症例検討であった。

　「42 歳の男性です。約 1 週間前の元旦の夜，酒気帯びで風呂場で転倒し，左側腹部を打撲しました。その後 1 月 3 日にふらつきを覚え，近医に 2 度かかり，点滴を受けています。しかし，7 日にも急にふらついて転倒しましたので，当院救命救急部を受診しています。既往歴に 12 年前の胃潰瘍に対する胃切除術がありますが，今回黒色便を認めておりません。肉眼的血尿もありません。身体所見ですが，血圧は 110/60 です。顔面は蒼白で，結膜は貧血様です。胸部には異常なく，左上腹部に圧痛を認めます。直腸診に異常なく，付着便の色調も正常で，便潜血

も陰性です。入院後2日経ちます。この間の検査所見ですが，Hbは5.2 g/dLと低く，赤血球数は185万/μL，ヘマトクリットは17.4%で，MCVは94，MCHCは29.9となり，正球性正色素性貧血です。生化学検査では，LDHが1,197（50〜400 WU）と高値，総ビリルビン2.3 mg/dL，間接ビリルビンも1.3とやや上昇しています。尿検査では，ウロビリノーゲンが3+となっています。胃カメラも施行しましたが，出血を認めません。骨髄穿刺所見も非特異的です。診断ですが，消化管出血はなさそうです。外傷の既往がありますが，体外失血はなく，胸腔・腹腔への大量出血もなさそうです。正球性正色素性貧血ですので，2次性貧血を考えないといけませんが，特にこれといったものは見当たりません。ただし，癌や血液学的悪性疾患は除外する必要があるかとは思います。こういう中で，LDHとどリルビンが上昇，ウロビリノーゲンも陽性ですので，私達は今，溶血性貧血を一番強く疑っています。」

　ベッドサイドでは，「はじめまして」「横を向いてください」「大きな息を吸ってください」「痛いですか」など沖縄仕込みの流暢な日本語を連発。左側胸・腹部の軽度の皮下出血と左第9肋骨骨折の可能性が追加された。既に予定されていた腹部超音波，CTの結果では，脾破裂と腹腔内出血と判明したので，患者は早速外科に転科した。幸い慎重な観察の下に外科手術は回避でき，1カ月後には無事退院された。

　来日3日目で先生にジェット時差が残っていたこと，回診の形が定まっていなかったこともあり，ベッドサイドではなく看護詰所での呈示であったこと，病歴呈示だけの段階で，患者に会う前だったこと，不十分な私たちの英語力のため，情報の把握が難しかっただろうこと，そして何よりも，呈示者側に正診の方向性が全くなかったこと―これらの5重苦をかいくぐったWillis先生の病歴診断の迫力だった。田舎の草野球のへぽピッチャーに対峙した正に大リーガーのホームランであった。

❷ エーラース・ダンロス症候群もありますね （JIM 1 (6)：604, 1991を改変）

「エーラース・ダンロス症候群もありますね。まず強膜が青いでしょう。そして，扁平足ですね。関節の可動性を見せてもらいましょう。ほれ，手関節も肘関節もこんなに過進展できるでしょう。皮膚もこんなに伸びますね。頸部の腫瘤も，いわゆる molluscoid pseudotumor（軟体動物様仮性腫瘍）ではないですか？　結婚されていて，娘さんが1人おられるのでしたね。帝王切開はされていないようですが，分娩の際に異常出血はなかったか，これまで脱臼しやすくなかったかなどももっと詳しく聞いてください。遺伝傾向もありますから，家族歴も，もう一

度聞き直したほうがいいでしょう。いずれにしても，気管支鏡には慎重さが要求されますね。」

　1986年1月22日の内科病棟の廊下には，「松村先生，今度はエーラース・ダンロス症候群ですよ。気管支鏡も要注意とのことですよ」と興奮覚めやらぬY研修医の姿があった。2週間前の脾破裂症例（前項）の呈示の時と同程度の驚きのようだ。「エーラース・ダンロス症候群の患者さん？　そんな人いないでしょう。誰のこと？」と私。「先生の入院させたAさんですよ。肺癌の疑いの。ほら，左耳の下に腫瘤のある…」「エーラース・ダンロス症候群って膠原組織の異常をきたす病気でしょう。Aさんがどうしてなの？」と私。小1時間前のY研修医の症例呈示を，以下に再現してみよう。

　「61歳の女性です。4カ月前に左肩甲部の鈍痛に気付いています。その後疼痛は移動性となり，左後胸下部や前胸部痛のこともありました。持続的でもなく，日中農作業に従事しているときは忘れることも多く，自制内だったようです。1カ月前に初めて近医を受診し，胸部X線像で左上肺野内側の異常影を指摘され，当院に紹介されました。既往歴，家族歴に特記するものはありません。身体所見ですが，脈拍70/分で整，血圧は140/80 mmHgです。EENT（eye, ear, nose, throat）に異常を認めません。頸部で，左耳下に6×6×12 cm大の腫瘤を認めますが，20年来不変とのことです。胸部に異常なく，心尖部でLevine III/VIの駆出性雑音を認める以外は心臓にも異常ありません。その他，胸部，背部，直腸診，皮膚，神経系にも異常ありません。診断ですが，すでに当科外来で，画像上原発性肺癌が疑われています。胸部CT像では，腺癌が一番濃厚です。腫瘤内にair-bronchogramが認められ，いわゆる肺胞上皮癌の進展様式かと考えられます。今回の入院の目的は，気管支鏡によって確定診断を得ることと，他臓器への転移がないかを調べることです。」

　翌日の回診は，一夜漬けの勉強のかいもあり，会話は活発になった。「聞き直しましたが，既往歴，家族歴に大したものはありません。あちこちの関節が異常に柔らかいのは，子供の時から有名だったそうです。でも，どの特徴も際だったことはないので，あまり典型的とはいえないのではないですか？」と一転してしっかりした口調のY研修医。「いいえ，私は今まで20例以上この症候群を診てきていますが，かなり典型的なほうです。いろいろな特徴がそろっているでしょう。ただ，いずれも軽度だから見逃されやすいのですね」とWillis先生。「生化学的な検査や電顕検索が要るのではないですか？」「正確な分類は全く不要でしょう。たいていのエーラース・ダンロス症候群の患者は，人生を全うしますし，特にこの方はごく軽症です。それに，肺癌が命取りになることは確実です。この症候群

は，この規模の病院（209床）でも観察眼を鋭く保ち続けると，何年かに1度くらいは発見するのがふつうです．」

　身体診察能力が抜群の年配医による臨床現場でのバランス感覚の発揮ほど，若手医師を説得させる武器も少ない．

❸ 左内側毛帯ラクネ？　(JIM 1 (9)：909, 1991を改変)

　「所見どおりでしたら，左内側毛帯ラクネと考えてよいでしょう．高血圧症もあることですしね．pure sensory lacunar stroke なら，おっしゃるとおり顔面が含まれます．顔面の知覚は三叉神経を介して橋の中部に入り，触覚・深部知覚はその高さで，温・痛覚は延髄・頸髄上部まで下行してから交叉し，対側の三叉神経視床路を上行します．この路は，橋上部より中枢では内側毛帯のすぐ背側を走りますし，反対側半身の温・痛覚の伝導路である脊髄視床路もすぐ背外側を走りますから，内側毛帯だけがやられるのは考えにくいですね．だから，強いていえば，延髄の出来事ということになります．責任動脈は，左椎骨動脈のごく小さな分枝ということになるでしょうね．頸髄上部の後索だとすると，歩行失調がもっと出るはずです．この lacunar stroke を提唱した Miller Fisher は，私の先輩です．モントリオール総合病院では，私がインターン，彼がチーフレジデントでした．とても優秀で，それ以後も多くの神経学を私は彼から学びました．それから，触覚や温・痛覚の検査は不確かなことも多く，時間をおいて何度かしないといけないでしょうね．予後は良好ですから，これ以上の検査は不要です．CT はテント下病変の描出には不適です．MRI でも 5 mm 以上の大きさでないととらえられないようです．血管撮影など，お金と時間のむだに尽きます．」

　1986年3月初旬に，レセプト請求担当の医事課職員より私に電話があった．「先生，内側毛帯ラクネって何です？　こんな病名はじめてですけど…」「あっ，そうか．保険病名欄にも書いてしまったんやなぁ．それねえ，脳血管障害のごく特殊なものなんだけど，たまには保険病名を格調高くしようと思ったものだから，つい…」と私．「じゃ，脳血管障害を足していただけますか？」　2月26日の内科外来での症例呈示を，以下に再現してみよう．

　「61歳の男性です．高血圧症で約1年間当科にかかっており，トリクロルメチアジド（フルイトラン）が処方されています．10年前に'高血圧の発作'と'動脈硬化症'ということで他院に入院した既往があります．1週間前から，右半身の軽いしびれ感を訴えています．この1週間その程度は変わりません．チクチクした (pricking) 痛みではなくて，ジーンとした (numb, dull) 感じだそうです．顔面はなんともありません．右上下肢の動きはまったく自由です．いままでに2回，

5年前と1年前に同様の症状をきたしていますが、いずれも2カ月で完全に消失しています。神経系の所見ですが、痛覚や温度覚はやられていないようです。触覚と振動覚は右半身がやや低下しています。コンパスを用いた2点識別も右半身で低下しています。顔面は intact です。脳神経系には異常なく、筋力も正常です。歩行に制限ありません。その他、胸部、心臓、腹部、皮膚に異常ありません。1週間症状が続いており、TIA（一過性脳虚血）ではないようです。かなり狭い範囲の脳梗塞を考えるのですが、いま1つ部位が推定できかねます。pure sensory lacunar stroke とするには、顔が intact なのが合わないように思いますが…」と、忙しい再診外来日にしては我ながら上出来。

1カ月後にもう一度詳しく調べたところ、顔面を含めた右半身で痛覚も若干低下しており、左視床ラクネということに落ち着いた。

「脳幹部病変と末梢性多発神経症の診断能力を見れば、神経専門医の水準はすぐにわかります」が口癖の Willis 先生の玉手箱には、痛覚にはピン、触覚には毛筆を利用とごく常識的なものばかり。羨ましい限りに整理された知識とそれを使いこなす技能があれば、画像診断全盛の今日でも、H&Pが診断に占める割合はまだまだ高い。

❹ 一酸化炭素（CO）中毒 (JIM 1 (8)：809, 1991 を改変)

「10万都市の200床の病院の規模から考えますと、CO-oximeter がないことのほうがむしろ合理的でしょう。ピンク色の皮膚所見は感度が低く、実用的ではありません。ふつうの動脈血ガス分析器による酸素飽和度が実際と違うことも、よく知られていますね。私が秘かに愛用してきたのは、患者さんの静脈血と健常者のそれにそれぞれヘパリンを加えて大気中に20～30分放置して、鮮紅度を比較するやり方です。患者血液のほうが赤いのです。これは、COがHbに対してO$_2$の220～250倍の親和性があり、大気中に放置しても離れにくいことを利用しています。CO-Hb濃度がある程度以上に高くないと有意にならないと思われますが、一度試して下さい。高圧酸素療法は、重症例ではできるに越したことはありませんが、要はいつでもできるかどうかです。高次救急施設でも、夜間などはできないこともあると聞きます。COの半減期は、室内空気呼吸では250分ですが、純酸素だと50分以下になります。2.5気圧酸素だと25分ぐらいになりますが、搬送に2～3時間かかり、その間救急車内では純酸素投与が困難なことを考えますと、搬送はかえって患者の不利益でしょう。」

1987年3月7日午前8時の Willis 先生の回診である。当科を約半年間経験した卒後2年次のYK研修医の新患呈示は、以下である。英語の構文が和製になり

がちだが，しつこい食い下がりが身上．

「72歳の男性です．2年前より近医で狭心症と診断，治療されています．昨朝までは元気で，日中家に1人でいたのはふだん通りですが，夕方5時55分に，練炭こたつに下肢を突っ込み右側臥位で身動きしなくなっているのを，帰宅した奥さんが発見しました．少量の食物残渣を嘔吐した跡がありました．最初は右上肢を少し動かすだけで呼名に反応しませんでしたが，5分ほどで若干の反応を示しています．近医を経て，発見後1時間45分後に救急車で来院しました．救急車内でマスク法による3L/分の酸素吸入を受け，四肢も動かすようになっています．救急室では，'アー'とか'ハイ'という返事ができるように回復しています．身体所見では，脈拍数は90/分で整，呼吸数は19/分，血圧は135/70 mmHgです．結膜に貧血や黄染を認めません．瞳孔は左右差なく，対光反射も正常で，眼底にも異常を認めません．頸部も正常です．胸部にも異常ありませんが，心臓では左側第4音とLevine II/VIの駆出性雑音を認めます．JVD（頸静脈怒張）やHJR（肝頸静脈逆流）は認めません．腹部に異常ありません．神経系では痛覚は回復しています．深部反射もequal and activeです．Babinski反射は両側とも陽性です．下顎反射や口とがらし反射も亢進しており，びまん性脳障害のサインです．検査所見ですが，頭部CT像では加齢変化以外の異常はありません．心電図では，$V_{1\sim3}$のST上昇とII，III，aV_F，$V_{4\sim6}$のST低下，$V_{1\sim6}$のT陰性化を認めます．CPKが1,074，CPK-MBも18.0％と上昇しています．胸部X線像に特記すべき変化はありません．CO中毒に急性前壁中隔心筋梗塞が合併したものと診断しました．早速リザバー付酸素マスク10 L/分で高濃度酸素吸入を開始しましたところ，今朝6時には意識状態は完全に回復しています．さて質問です．教科書には，CO中毒は，一酸化炭素ヘモグロビン(CO-Hb)濃度の異常高値の証明によってのみ確定診断できると記されています．当院にはその測定機器がないのですが，どうしたらよいでしょうか？　また，高圧酸素療法の適応はどうでしょうか？」

その後2例のCO中毒症例（意識障害あり）に対して伝受された秘法を試したところ，いずれもきれいな結果だった．すなわち，CO中毒患者血液は，健常者のそれに比べて鮮紅色のままであった．

❺ 側頭動脈炎 (JIM 1 (1)：91, 1991を改変)

「病歴と身体所見はよく取れましたね．But, is that all？（しかし，それだけですか？）」とWillis先生．「ああ，そうだ．患者さんは，今朝から右眼がかすむ，眼科を受診したいと言っています」との返事に，おもむろに，「まず瞳孔を見ま

しょう。Marcus-Gunn 反射が右に陽性です。ほら，右眼の直接対光反射のみ減弱しているでしょう。次に，眼底をみてみましょう。私は，君をはなから疑ってかかっているわけではないのですよ。でも，ここが一番大事なところなのです。やはり，右眼乳頭は蒼白で浮腫状です。虚血によるものですね。めったに遭遇することではありませんから，患者さんにはちょっと我慢していただいて，みんなでみておきましょう。…さて，診断は？　…典型的な temporal arteritis です。浅側頭動脈をみておきましょう。ほら，腫脹，硬結，圧痛を認めるでしょう。右のほうが強いようですね。高齢，全身倦怠，食欲不振，体重減少，血沈亢進，頭痛，視力低下とくると，側頭動脈炎が鑑別診断の第一です。」

　1987 年 8 月 12 日，朝 8〜9 時までの Willis 回診。前日準夜帯以降の新入院患者が全例呈示される。2 例が普通。Willis 先生の臨床指導も 1 年 8 カ月が経ち，ヒットは相変わらず続いていたものの，私達もすっかり慣れて驚きが少なくなっていた頃。症例呈示者は，卒後数カ月目の K 研修医。幾人もの夏期実習医学生の手前もあり，一層のはりきり声。

　「71 歳の男性です。約 1 カ月前より後頭部痛を自覚し，近医で頸性頭痛として治療されていましたが，改善しておりません。約 1 週間前より全身倦怠，食欲不振が著明となり，8 月 3 日当内科を受診しています。最近 2 カ月間に約 4〜5 kg の体重減少を認めています。血沈が 1 時間値 124 mm と著明に亢進し，膠原病や悪性腫瘍も考えられ，1 週間後の昨日精査入院となりました。脈拍数は 72/分，呼吸数は 21/分，血圧は 120/90 で整，体温は 36.1℃です。結膜は軽度貧血様で，黄染を認めません。瞳孔に左右差なく，眼底に異常を認めません。舌や口腔にも，扁桃や咽頭にも異常を認めません。頸部では，甲状腺腫やリンパ節腫大なく，両側頸動脈の立ち上がり（upstroke）は正常で，ブルイ（bruit）も認めません。胸部では，胸郭運動は正常，気管は半横指右に偏位，打診上は鼓音です。呼吸音は正常で，喘鳴音や crackle を認めません。心臓では JVD や HJR は認めません。心尖拍動は傍胸骨左下縁にあります。スリルはなく，心音は正常，過剰心音も心雑音も認めません。腹部は平坦で軟，LSK（liver・spleen・kidney，肝・脾・腎）は触知せず，腫瘤も認めません。圧痛もなく，腸音も正常で，ブルイもありません。直腸診では，痔核もなく，肛門括約筋収縮は正常です。前立腺肥大や腫瘤もなく，圧痛もありません。四肢では…」　身体所見は，よほど急ぐ時以外は，正常と考えられる場合でも全身くまなく描写するよう奨励されている。卒後初期からの習慣の涵養が，何より大切だからだ。だから，四肢，皮膚，神経系についても述べられているが，正常なので省略。

　早速プレドニゾロン 1 日 80 mg を経口で開始。翌日，右浅側頭動脈生検を実施

し，確定診断を得た。後から患者によく聞きただすと，すでに入院当日に病院内でバック駐車をしようとしたところ，"ラインがぼやけて見える"のに気付いていた。また，入院後にも頭痛があり，"頭を押さえたところ，右のこめかみ部の腫れ"にも気付いたとのこと。

この症例は，すでに学会（第2回関西リウマチ学会，1988）や誌上（臨床眼科 43：1683，1989）で体裁よく発表している。しかし，失明を防ぎ得た迅速な対応の真相は，以上のようであった。

❻ 甲状腺機能低下症 (JIM 1 (2)：211-212, 1991 を改変)

「よくできましたね（と日本語で）。ただこの方の声が気になります。失礼な言い方ですが，いわゆる frog voice ですね。そうすると，何を考えないといけないでしょうか？ …そう，甲状腺機能低下症ですね。眉毛もかなり薄いですね。年齢的なものだけではないと思いますよ。眼瞼浮腫や皮膚の乾燥もよく知られた特徴ですね。50/分の徐脈にも注目しましょう。それから，深部反射が非常に示唆に富むのですよ。弛緩時間の延長，つまり戻りが長びくわけです。アキレス腱でもいいですが，老人では非特異的なことが多いので，私はふつう上腕二頭筋を愛用しています。やってみましょう。ほれ，戻りが非常にゆっくりでしょう。ちょっとした叩くこつが要りますから，みんなで練習させてもらいましょう。甲状腺腫は確かにありませんので，原発性なら，橋本病よりは特発性を考えるべきでしょう。さて，こういう次第ですから，この方の貧血には甲状腺機能低下症によるものも加味されているはずです。また，全身倦怠感もきたしますから，度重なる転倒にはこれら2つの要素も絡んでいることでしょう。老人の場合は，寒がり，便秘，巨舌以外に，精神症状が強く出て，老人性痴呆とすらされることがあるのにも気を付けましょう。Cheyne-Stokes 呼吸は正常な老人にも認められることがあり，甲状腺機能低下症とは関係ないと思います。」

1987年10月13日，卒後2年次で，当科では3カ月目に入ったばかりの T 研修医の新患報告。おとなしく，小声だが，こなれた英語が特徴。

「85歳の男性で，主訴は臀部痛です。5カ月前頃からよく転倒するようになりました。最初は浴室で転倒し，胸部を打撲，肋骨を骨折しましたが，近医通院で治癒しております。4カ月前には，トイレに行こうとして廊下で転倒し，臀部を打撲しました。2カ月前には買物中に，2週間前にも日光浴中に転倒し，やはり臀部を打撲しております。後者の際には立ちくらみと冷感を覚えております。同医で加療中，貧血を指摘され，当科紹介入院となりました。既往歴には特記すべきものはありません。身体所見ですが，脈拍は50/分で整，呼吸数は16/分で Cheyne-

Stokes 様,血圧は仰臥位,坐位とも 110/65 です。EENT では,瞳孔は equal and active で,眼底にも特に病的所見はありません。眼瞼は浮腫状で,結膜には中等度の貧血を認めます。舌や口腔粘膜に異常は認めません。頸部では気管短縮や胸鎖乳突筋の活動性亢進を認めるだけです。胸部にも異常なく,心臓では,JVD も HJR もなく,Levine II/VI の駆出性雑音を胸骨左縁第 3 肋間付近に認めるだけです。腹部は平坦,軟ですが,臍周囲に圧痛を認めます。LSK に異常なく,腫瘤も認めません。腸音は亢進しています。背部では両側背部に圧痛を認めます。直腸診では,タール便が付着し,潜血反応も陽性です。皮膚は全体に乾燥しています。神経系では,意識は清明ですが,動作は緩慢で,脳神経は正常です。痛覚,固有覚にも異常ありませんが,筋力は全体に低下しています。深部反射ではアキレス腱反射が両側とも低下しています。また,Babinski 反射が左に陽性です。診断ですが,中等度の貧血とタール便が認められるので,消化管出血がもっとも考えられます。発症の時期としては,2 週間前の転倒の少し前かと思われます。立ちくらみも伴っておりますし,近医の観察とも合致します。入院時には起立性低血圧は認めませんので,大量出血の持続はなく,細胞外液量としては回復していると考えられます。RBC は 182 万/μL,Hb は 5.9 g/dL,Ht は 18.7% と正球性正色素性で,慢性の失血ではありません。胃カメラでは,胃角中央に大きな潰瘍がありますが,出血は認めません。したがって,それ以前の転倒は,老齢や一過性脳虚血による可能性が考えられます。」

戻ってきた検査結果は,TSH:178.2(1.2〜10.0 μU/mL),T_3:14(80〜180 ng/dL),T_4:0.6(5.0〜14.0 μg/dL),free T_4:0.2(0.8〜2.3 mg/dL)だった。

私達が聞き逃したダミ声にも敏感な Willis 先生の観察力(聴力)が,またも人種差を越えて発揮された回診風景だった。

❼ クリプトコッカス髄膜炎 (JIM 1 (5):520, 1991 を改変)

「これといった診断はできませんね。早くごはんが食べられるようになって,家に帰ることができればいいですね。」

珍しく簡単なコメントは,1987 年 11 月 20 日,当科を半年経験した卒後 2 年次の H(林達也,47 頁)研修医の次のような新患報告に対してである。林医師は,克明な病歴聴取が身上。

「80 歳の女性です。生来医者知らずで,30 歳での急性虫垂炎切除の既往があるだけです。4 日前までは元気で,ときどき農作業をしていました。3 日前に,特に誘因もなく食思不振が出現しています。昨日には全身倦怠感も強くなり,臥床が

ちとなりました。御本人は，"年寄り病です。ごはんも，いつもよりは少ないけれど食べられます。入院はいやだ。もう先は長くないのだからかまいません。家に帰りたい"と言っていますが，臥位から坐位への自力変換や坐位保持もできませんし，家族も，"この数日間の変わりはてようがひどい"と強く心配され，入院となりました。身体所見ですが，体温は 35.1°C，脈拍は 92/分で不整，呼吸数は 18/分，血圧は 180/90 mmHg です。意識は清明です。結膜に貧血や黄疸はなく，眼底に乳頭浮腫もありません。胸部には異常ありません。心臓では左 S_4 があり，胸骨左縁で Levine II/VI の駆出性雑音を聴取します。腹部，背部，直腸診，皮膚，神経系に異常を認めません。全体として特異的な所見はありません。検査所見では，軽度な異常として，白血球 11,800/μL (Stab 14%，Seg 84，Lym 1，Mono 1)，総ビリルビン 1.3 mg/dL，BUN 28 mg/dL があげられます。CRP は±で，赤沈は 1 時間値 2 mm です。検尿，検便にも異常ありません。その他，心電図，胸・腹部 X 線像でも異常なく，頭部 CT でも軽度の脳萎縮を認めるだけです。」

しかし，その後の経過が思わしくなかった。食思不振は徐々に増強し，第 2 病日より悪心・嘔吐を連日認め，第 4 病日には全く経口摂取できない状態となったので，経鼻胃管による経腸栄養を開始。意識状態も徐々に低下し，第 2 病日に夜間譫妄，第 3 病日に失見当識，第 5 病日に尿失禁を認めた。第 8 病日には頭痛を訴えるようになり，第 9 病日には傾眠状態となった。ここで，Willis 先生の出番である。

「もう一度，項部硬直がないかどうか調べておきましょう。さてどうでしょうね。やはり以前と比べて少し硬いようですね。髄膜炎を考えないといけませんが，このような亜急性の経過だと，結核性の可能性もありますし，クリプトコッカスなどの真菌による場合もあるでしょうね。結核性髄膜炎は，私は，30 年前のシンガポールで多数経験しています。日本脳炎と合わせると何百例にもなりますが，その鑑別は臨床的にはほとんど不可能です。抗結核剤で改善するか否かを見るのが一番てっとり早いのです。クリプトコッカス髄膜炎は，発症が緩徐ですし，自覚症状も他覚所見も非特異的ことが多く，なかなか診断が困難です。高齢者では特にそうです。免疫不全がなくても発症します。発熱はないことも多く，項部硬直も軽度です。乳頭浮腫は 1/3 に，脳神経麻痺は 1/4 の症例にみられるとされます。もし，この症例がクリプトコッカス髄膜炎なら，かなり早期の診断だと考えてよいくらいです。」

早速，腰椎穿刺を施行。髄液所見は，無色透明で，細胞数 18/μL（リンパ球 76%，顆粒球 22%），蛋白 50 mg/dL，糖 59 mg/dL（血糖 162 mg/dL）であった。抗酸菌染色は陰性だったが，墨汁染色で budding を伴った典型的な *Cryptococ-*

cus neoformans を認めた。

　米国では，エイズ患者の数％に合併するとされるクリプトコッカス髄膜炎だが，年間入院患者数約 1,000 例の当院内科では，過去 7 年間にこの 1 例しか見つかっていない。項部硬直の変化に敏感な Willis 先生の臨床的勘が光った逸話といえようか。

2）箴言

　❶「エチオピアに CT はないが，脾臓破裂はあります。ボルネオに放射性同位元素はなかったけれど，甲状腺疾患はありました。」

　1）症例検討の❶（102 頁）で，私達が腹部超音波検査を使っても誤診しかけた脾臓破裂例を，病歴だけで言い当てた後の発言である。「猫に小判」という。猫が私達，小判が腹部超音波検査というわけだ。最近では，病歴は単なる鑑別診断の材料に終わってはならず，医療面接でなければならないことが強調されるようになってきている。理想はそうだし，求めるべき方向の 1 つではある。しかし，こんなに間接的で，不十分な国際交流の中での病歴でも，ダントツの臨床医なら疾病を的確に嗅ぎ分けられる。検査漬けとも疎遠になれる。

　病院勤務の時間帯に宗教の話は一切ないが，Willis 先生のキリスト教（プロテスタント）信仰の深さは，並ではない。だから，以上の光景は，地球的規模での医療費節減派の伝道医師の面目躍如たるものがあったとも形容できる。

　モーニング・ジャーナルクラブに皆勤の Willis 先生は，よくこうコメントされたものだ。「この論文は，すでに 30 年も前にわかっていたことを，新しい技術を使ってさも最近初めてわかるようになったといっているにすぎません。無知の驕りです。」

　診療報酬請求書（レセプト）審査に駆り出されているベテラン医師達が，異口同音に言う。「いくらなんでも検査が多すぎる」と。「どの患者も 40 近い病名を書き上げてある医療機関のレセプトをみると，情けなくなって…」出来高払いのせいだけでは決してないと私は思う。ほとんどの医者が，卒前・卒後の研修時代に，必要な検査の質の高い選択方法を教えられていないからでもある。

　❷「蚊を仕留めるのに大砲は要りません。象を射るのに吹き矢では無理です。」

　研修医・若手医師による適切な治療は，臨床能力のあるバランスのとれた臨床医が医療現場で頻繁に指導して初めて実現できる。研修医がいかに勉強家でも，従来のように放置されていてはだめだ。薬漬けにも陥りやすいし，逆に，化学療法では大胆な量を使えない。似たような文脈では，以下もあった。「検査や薬はで

きるだけゆっくり（as slowly as possible）と，しかし，もし必要ならできるだけすばやく（as quickly as necessary）利用しましょう。」

❸「We don't argue with success（治ったのですからとやかく言わないでおきましょう。）」

「しかし，地球上の他のすべての地域では，こんな場合には第三世代の抗生物質は使いません。ペニシリンがベストです。同一効果なら，安いほうがよろしい。日本が金持ちになったのも，比較的最近ではないですか。こんなぜいたくがいつまでも続くでしょうか」と続く。

1980年代半ばなので，MRSA感染症が社会問題化するずっと以前の発言である。「日本の常識は世界の非常識」の1典型例である。広域抗菌薬や超広域抗菌薬が乱用されやすい日本。ペニシリンGが常備されていない臨床研修指定病院さえ散見される日本。広域抗菌薬ほど薬価差益が多かったという歴史的経緯以外には，どんな理由があるのだろうか？

この系統の古くて安い良薬が，次から次にと製造中止に追いやられているという事情も大きい。薬価が低いままに留め置かれているためだが，厚生行政の無策にはあきれ果ててしまう。しかし，医師らしい謙虚な反省もいるのではないか。つまり，'何にでも効く' 広域抗菌薬でなければ，怖くて使えない心理と非力を隠してはなるまい。本来は，ペニシリンGのような非常に狭域の抗菌薬を自家薬籠中のものにすることこそ，感染症診療の基本にほかならない。感染部位と起炎微生物をできるだけ明確にする努力が，使用の不可欠の条件となるからだ。

❹ ごたごた

「Never trouble trouble till trouble troubles you. It only causes trouble and troubles others too（ごたごたがあなた方を直撃しないうちは，ごたごたはうっちゃっておきましょう。そうしないと，結局ごたごたになり，他人をも巻き込んでしまいます。）」

薬剤使用にはやる研修医に，自分を含めた先輩達の具体的失敗例をあげながらよくおっしゃったせりふである。「At least do no harm（少なくとも危害を加えるのはやめましょう）」とも付け足しながら。こんな先生だから，新薬に対しては概して良き保守主義を守られた。切れ味の鋭い新薬のいくつもが，市場に出回ってはほんの暫くで大きな副作用のために製造中止になっている昨今の風潮は慨嘆されるに違いない。

❺ 資格認定制度

「卒後研修の後に国家的規模での資格認定制度がないのは，ちょうど飛行機が操縦できるという者の申告を真に受けて，日本航空のパイロットに正式採用する

ようなものです。最低限の品質管理ができていないのに，近代的とはとても言えません。」

　夏期実習の学生も含めると，300名にも達する研修生を教えた後で。ただし，出来の悪い学生にも手とり足とり繰り返し胸部聴診法を教える先生の姿は，とても印象的だった。

❻「やぶ医者でもまぐれで当たります。」

「名医も，もちろん外れます。医学の現段階では仕方がありません。また，自然治癒力がありますから，外れているのに当たったようにみえることもざらにあります。このように，やぶ医者か名医かはある一点ではわからないことがありますが，症例を重ね，きっちり残されたチャートの記事を比較すれば，おのずから明らかです。」

❼「誤診が7割の病院です。」

　臨床研修で有名なある病院に何日間も招聘され，ベッドサイドでの症例検討を繰り返した後，その病院を去るにあたり，院長室で病院長に「この病院の印象はいかがでしたか？」と聞かれた際の発言である。700床を超える病院だけに内科系は細かく専門に分かれていたが，発展途上でもあるため，振り分けの間違いは確かに目立った。その後，カナダに引退した先生に，長期招聘のラブコールがあったらしいが，「貴院が欲しいのは私ではなく，私が外国人で広告に使えるからです」と断られたとか。いつもながらの先生らしい直裁さだが，こんな逸話も開示されるこの病院・病院長の姿勢と懐の深さにも驚かされる。

❽「300床程度の病院です。」

　これも，臨床研修で超有名な1,000床を超える病院に約1週間招かれ，ベッドサイドでの症例検討をたっぷり繰り返した後，帰る列車の中で私におっしゃった言葉である。「時間とお金の浪費です」とも。どういう意味だろうか？「重症度がさほどでない患者がだらだらと入院している。診断がつかないとか，一定の治療のためなのだろうが，医療者と検査体制をもっと整え，また退院できる患者はどんどん退院させれば，この臨床的ニーズなら1,000床は要らない，300床でやっていける」という通訳になるが，確かに欧米の1,000床の病院に見られる重厚なヒト・モノ・カネ体制は，日本の病院には望めない。「しかし，私が3年間働いたシンガポール総合病院は1,000床を遥かに超えていましたが，質が高く，しかもアジアにありますよね」とも追加の先生。

❾「臨床疫学も，専門分化を推し進めるだけでしょう。」

　1980年代半ばの日本では，いくつかのグループが臨床疫学を紹介・推進しようとしていた。そのうちの1つのグループの主催する東京でのワークショップに参

加した帰り，私に対する列車内での発言である。「あれも学問です。ですから，一生懸命に取り組むと時間がいくらあっても足りません。今は，よしんば現場のばりばりの臨床医によって担われていても，そのうちに臨床疫学の専門医の登場ということになるでしょう。そして，その連中は必ず医療現場から離れ，その時点で良き臨床医でなくなります。だから，臨床疫学が臨床現場での一般内科の充実に寄与すると考えるのは，全く早計です。」

❿「夏休みの後にすぐに患者を診察してはなりません。」

1週間の休みの後には少なくとも1日は頭の再訓練をしないと，医師としての知的活動は鈍化するという意味である。休みが1カ月なら1週間は役に立たない，ともおっしゃっていた。Willis先生の臨床現場での知的なひらめきが，たゆまぬ自制に支えられているのがわかる。それにしても，何年間もの研究主体の大学院生活の後の臨床再開は日本ではふつうの光景だが，さてどう位置付ければよいだろうか？

⓫「私の脳は，この頭蓋骨内にしかありません。」

最初の契約期間は，6カ月間であった。そのうち4カ月が経過し，当初は招聘自体をいぶかった管理職の面々にも招聘延期に賛成してもらえるようになったので，Willis先生にその旨を依頼したときの言葉である。「私の臨床力はおのずから限られているので，絶えず新しい研修医が6カ月くらいの単位で来続けるのでなければ飽きられてしまいますよ。less utilized（あまり活用されない事態）はいやです」との解説とともに。

⓬「私の呆けは，あなた方の責任です。」

師がいつか呆けるのは，仕方がない。そして，呆けた医師が臨床現場にいるのは犯罪である。しかし，呆けた者には呆けやら犯罪性はわからない。だから，呆けていない弟子達が，師に嫌がられようと師を現場から隔離する努力をしなければならない。自分だけが例外とはゆくまい。その際は，角逐があろうとも1つ是非とも宜しく頼みます，との意味である。「日本での長老医の呆けには，誰が歯止めをかけていますか？」との追加もあった。

「私達の呆けは，先生の責任ではありません」としか返せない不肖の私達であり続けたが，いずれは私達自身が自省すべき課題である。生涯教育の効率と限界について考えさせられる。

⓭ 食道か気管か

「私の先生のなかには，部長や管理職としての仕事が忙しすぎて，臨床的には自滅し果ててしまった内科医もいました。60歳を過ぎると，食道の前に気管があるのか，その逆なのかさえわからなくなった教授もいました。病歴が大切だといっ

て，病棟回診時に，患者が救急室へ利用したタクシーの色まで根堀り葉堀り研修医に聞き出すよう指導していた部長もいました。自分の臨床的無能を隠す時間稼ぎです。そういう彼らが，効率の良い教育について声高に，しかも上手に講演できるのは皮肉なことです。ただし，臨床現場で感心するのは出来の悪い研修医に限られていたのは幸いです。」

　Willis 先生はなぜ出来たのか？　生まれつきの頭の良さ，酒・たばこ・数多い宴会から無縁な暮らし，行政的・管理的雑務に煩わされない生き方も大いに寄与したであろう。しかし，その最大の貢献因子は，北米や英国の臨床医学と教育の伝統であることは間違いあるまい。実際，先生も，肝臓病学の Shirlock（英国），呼吸器病学の Scadding（英国），神経病学の Fisher（カナダ・米国）といった優れた師や先輩に囲まれて育ったという。しかし，米英の伝統がいつもすばらしいというわけではないのだ。そうであれば，臨床教育の伝統の乏しい私達にも浮かぶチャンスがあるかもしれない。それにしても，離日直前の先生のこの言葉は，残された私達指導医には重い。

3）巣立ち

　「まだまだ中堅どころが育っていないので…」「何人もの人々が十分育ったではありませんか。もしそうでないとすれば，それは私が立ちはだかって邪魔をしているからです。」「せめてもう1年いてもらえないでしょうか。」「その時にはさらに1年ということになるかもしれません。別れの時は必ずやってくるものです。」「ずいぶん寂しくなります。」「私にとってもここを離れるのはとても辛いことです。これほど管理職に悩まされずに教育に専念できた経験は，私にもありません。…これまでも，研修医に惜しまれながら去ったことは幾度もあります。'先生のことは一生忘れません' と言われたものです。しかし，1年後にふと訪れると，'あなたはどなたですか？' と言われるのも人生ですよ。研修医も，育ち，離れます。教育者も無限にいます。」

　ともかくよく生徒を褒めた先生。議論になって相手が負かされたときにも "I am not scolding you"（叱っているわけではないのですよ）とのフォローを欠かさなかった先生。人の世には胸踊る出会いがあれば，また必ず悲哀に満ちた別離があるものだなぁ，などと殊勝な気持ちに浸っていたら，同窓で畏友の徳永進君（鳥取日赤内科部長，現在は野の花診療所長）から電話があっ

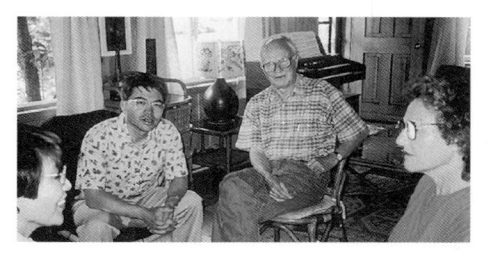

思い切り大工仕事もなさって造られたカナダの御自宅で。NEJM は医学雑誌ではない？

た。「今まで，人の褌で相撲を取ってきたからなぁ」と私。「洗（あろ）たら，また使えるけどなぁ」と彼。

沖縄県立中部病院の真栄城優夫先生（85頁）と宮里不二彦先生（87頁）にもたまたまお会いした。病院の発展段階と世代の差によって，もちろん個人的な感性の差によっても，感慨はかくも違う。「Willis 先生，去られるんですけど…」「ちょうど，いいよ。伸びるチャンスだよ，君達が。彼は'神様'の存在なんだよ」と宮里先生。Willis 先生とは，両雄並び立たずといわれた先生ならではの言葉である。「硬いからなぁ，彼は。一緒に酒が飲めない」とは真栄城先生。

ともあれ，私達の手許には Willis ノートが残った。H&P に関するクリニカルパールに満ちた大著である。しっかりと愛用していきたい。

4）再会

46頁で記述したように，1996年夏，カナダ，オタワ市近郊ショウビルでの Willis 先生と Margaret 夫人（写真）は，まだまだ自立の日々だった。Willis 先生は，以前よりもちょっとふっくらされていた。2軒の自宅の1軒は近くに人家もあり，御自身6カ月以上も大工されて造られたもの。御苦労談も聞かせていただいた。もう1軒は湖のほとりにあり，冬は雪が相当深く，狼の遠吠えも聞こえるとか！　みんなで交互にボート漕ぎを楽しんだが，先生も大奮闘された。その数年前の心筋梗塞の悪影響がなさそうなのには一安心。ただし，悪性貧血に罹られ，元看護婦の Margaret さんがビタミン B_{12} を筋注されているとのことである。「時々忘れるのですよ」と明るい Margaret

さん．寝室も含めてすべてのお部屋を案内してもらったが，お2人の馴れ初めの頃の写真は，実に初々しかった．その他の絵は，全体に宗教色が濃く，臨終の場面が描かれたものもあった．1990年春の引退時には「医学のことはもう考えることはないでしょう」とおしゃっていたが，居間の片隅に New England Journal of Medicine の最新号が置かれていたのは，ご愛嬌！　現役時代の「第1に神，第2に家族，第3に医学．この順序を間違えてはなりません」は健在の御様子．

　たった1日の訪問だったが，いろいろな思い出話に花が咲いた．8人のお子さんの成長に満足されているとの御自身の人生話は，舞鶴時代にはなかった．10年の歳月と先生の老いを感じる．再会ともう少し長い滞在を約束した別れの握手では，師弟ともに目頭が緩む．

5）50周年記念誌への寄稿より（1998年）

　舞鶴での大変楽しい日々の中で，私達には永遠の友ができました．世界に羽ばたいている人々もいますし，カナダの私達の家に来てくださった方々もいました．

　研修医の教育においては，人間の肉体と心と魂の求めに応じる努力をしました．研修医自身のためでもあり，患者さんのためでもあります．随分疎かになっているからです．

　肉体のケアは日本では割合上手くいっていますが，高くつきすぎます．ですから，この辺を解決できる臨床技能を磨こうとしました．心のケアが精神科医に任せておけばよいといった風になっているのでは困ります．臨床研修が全くと言ってよいほど魂の求めに適っていないのは世界共通ですが，臨終の際には一体どのように振舞えばよいのでしょうか？　これらのことを考えるのも医療の目的であるべきです．

…

3 Robert (Bob) Pieroni 先生

1) 背景

"大リーガー医"常駐作戦のトップバッターに選ばれたのは，先生の守備範囲が家庭医学・老年学と広いのと，毎年ベストティーチャー賞を受賞されていたからであった．事実，講義の幅は抜群に広く深かったし，何よりも気さくであった．初来日数日後の病院職員旅行にも喜んで参加された．温泉を味わい，いろいろなゲームにもはしゃがれてはいたが，何せ本の虫で，ちょっとした時間の隙にも本や論文を読まれていた姿が印象的であった．本(論文)の虫は，Jules Constant 先生と似ている．しゃべりが速く，米国の研修医ならさぞもっと面白いのにと思えた点だけが残念だった．

2) 症例検討

'思想的確信者' への癌非告知[1]

「それが末期ということなのですよ…．ところで，IVH をいつまで続けるかについて指導医はどう考えていますか？　また，患者さんは現在の状態をどう思っているのですか？　えっ，指導医の思惑は特にないですって？　他科の以前のカルテが見当たらないからはっきりしないけれど，病名は一応 '慢性膵炎' のはず？　ここでは話し合ったことがないって？(米国では，この状態で IVH に汲々とすることはないですよ．私も，むこうでなら特にこういった末期患者の場合，ベッドのそばにできるだけいるように研修医を指導するのですがねぇ．老人は予備力が乏しいから，治療行為の1つ1つがはたして貢献になるのか，反対に害を及ぼすのかの判断がとても難しい．その議論に私達は長い時間をかけます．老年医学会でも，演題の約2割は倫理的課題ですよ．)」

某名門大学病院で，研修医からの「72歳の男性で，膵臓癌に対して1度の手術と2度の放射線療法を受けています．経過は比較的順調でしたが，1年たって全身倦怠，体重減少をきたすようになりました．入院後，早速 IVH を始めましたが，この2カ月で10 kg のやせが続いています．どうしてでしょうか？　どうしたらよいのでしょうか？」の質問に対して．ただし，(　)内は後に私だけに．気

さく，親切，博識，多弁が身上のPieroni先生だが，回診後の研修医へのコメントは湿りがち。なお，患者はこの逸話の2週間後に亡くなっている！　自殺学の権威ある学者でもあり，Pieroni先生とのやり取りも英語だった。フィリピンのルソン島でただ1人で死線をさまよい，自決をも考えた学徒兵としての戦時下体験にこだわるクリスチャン（プロテスタント）であることも後でわかった。熱心な大学カウンセラーとしての経験を綴った『青年の生と死との間』のあとがきにはこうある。『ヨソ者ひとりが倒れていても，せんじ詰めれば，神主は「死は不吉だ」とお祓いをして通り，僧侶は「死んでいないから自分の仕事でない」として通り，神父と牧師は「神学論争」で忙しくて見過ごし，学者や教師は「沢山でないから」と考えて通り，医師は「どの位危険か検査してから」と通り，カウンセラーは「助けてくれといっていないから」と通り過ぎているというところがないかどうか』[2)]

1) 松村理司：北米臨床内科との接点を求めて―＜西洋近代医学＞の影をめぐって（その1)．病院 53 (11)：1032-1033, 1994
2) 石井完一郎：青年の生と死との間―出会いへの軌跡から．p 281-282, 弘文堂, 1979

3）再来日で

1990年12月26日の離日は，唐突で劇的であった。予備役だったPieroni先生に，湾岸戦争でサウジアラビアに赴く訓練のために帰国せよとの要請が，2日前の24日の晩に突然国務省から入ったのだ。国家にいったん緊急あればの事態なのだろうが，米国の危機管理の手回しの良さに驚いた。24日は，数日前に休暇を利用して来日した2人の高校生の子供さん達（娘のMichelleさんと息子のBobby君）と一緒に，私の患者さん宅でいちご狩りをたっぷり楽しんだばかりだったのに。"It's a life"―奥さん（Dorothyさん）と2人の子供を舞鶴に残しての離日に際しての先生の言葉であった。軍服を持参されていたのにはびっくり（写真）。蛇足になるが，29日にご家族3人と私達2人は，京都府北部の人里離れた山荘で折からの降り積もる雪景色を満喫できた。Alabamaにはない風景だけに，子供さんには特別のお土産になったようだ。

4年ぶりの再来日でも，気さく，親切，博識，多弁，本の虫は変わらなかった。サウジアラビア滞在は8カ月にも及んだという。スカッドミサイルに4度追いかけられて，逃げまくったとのこと。50代半ばになっての予備役は限界

3．Robert（Bob）Pieroni

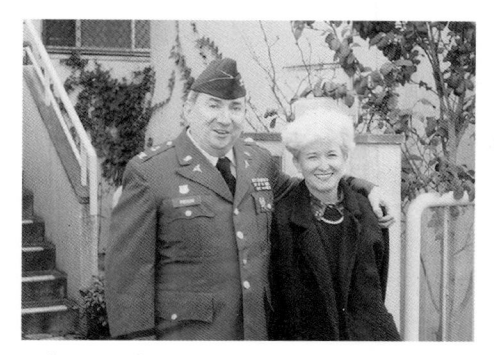

"It's a life" と。予備役なのに軍服の持参！

だとも。
　かっぷくがよく，一見茫洋としたところのある先生なのだが，2）症例検討（119頁）で取り上げた患者さんを大変よく覚えておられた。老年学の権威としてインフォームド・コンセント一般に興味があるからでもあるが，以下の個人的理由にもよる次第であった。実は，奥さんのお父さんの癌非告知にまつわる話なのだ。Dorothy さんは語る。

　父は 80 歳，母は 78 歳で，2 人でボストン郊外に住んでいます。比較的近くに妹の家族がおります。今回，父の肺癌が見つかり，治療をすることになりました。問題はここからです。近隣の病院の主治医が，父の癌告知はできるだけしないでおきたいと妹に言うのです。かなり高齢だし，そのほうが自然だというわけです。一族が集まって話し合いました。私は「父は呆けていないし，医者の夫もインフォームド・コンセントのほうがむしろ自然だと言う」と主張しました。Bob もその場にいました。Bob が主治医の先生に会おうかとも申し出ました。しかし，妹が主治医の方針でゆきたいと言います。母はかなり老いて，特に何も言いません。私が近くにいて面倒をみれるというわけではありません。今後実質的に一番負担がかかってくるのは妹です。妹も，非告知を強く主張するというほどではないのですが，主治医の方針には背きたくないようです。現代の米国で，しかも医者の周辺でもこういう事態があるのです。

1960 年代初頭にはまれだったけれど，1970 年代の終わりには 90% を遥か

に超えるに至ったとされる米国の癌告知率だが，例外もあるわけだ。それにしても，私達にとっては何と見慣れた，理解しやすい光景ではないか。

4）50周年記念誌への寄稿より（1998年）

　1990年12月暮れには湾岸戦争のためサウジアラビアで最も忙しい病院の内科部長として召集されましたので，家族を舞鶴に残すことになりました。1994年には再び3ヵ月間滞在できることになり，京都大学医学部や天理よろづ相談所病院にも招いていただきました。

　家族一同多くの楽しい思い出を感謝しております。医学に関しましては，滞在中に得た知識がこちら米国でも役立ってきましたし，研修医や学生にも伝えることができています。

　今週はアラバマ大学で勉強中の4人の若い日本人に自宅に泊まってもらっています。彼らは京都や習志野（私達の町 Tuscaloosa の姉妹都市です）から来ていますが，私達が日本で経験できたような楽しい思い出になればと望んでいます。

4 Richard（Dick）Diamond 先生

1）背景

　Diamond 先生を選考した際に，ハーバード大学医学部を Alpha Omega Alpha（上位 1 割の成績）で卒業された経歴が影響したことは否めない。蓋を開けてみると，確かに頭の回転は速かった。議論好きであった。というより，しゃべりが止まらなかった。生粋のユダヤ人だったが，50 年間の人生で，どんな議論好きなユダヤ人にも負けたことがないということであった。大声でもあった。むしろ，大声で，間合いがだんだん詰まってきて，しゃべりも止まらないので，相手が降参するのではないかとすら思えた。

　箴言もあった。「金は技術に落ちるので，医者は技術に走りました。患者教育は儲からないから，看護婦が担うようになりました。それでも初めは揉めたけれど，今では分業は完全に成立しています。キュアは医者と看護婦で分担しますが，ケアは看護婦の専売特許です。たまに，分をわきまえない医者が患者教育などを買って出て失敗していますよ。」「以前のようには，医者が儲からなくなりました。これでは，米国の男性は医者になるより経済・金融に進むようになるでしょう。女医の比率がますます増えるでしょう。」

　真菌感染症では世界的に有名な先生の最大の問題は，研究派（physician-scientist）であって，私達の求めた"臨床医・教師"ではなかったことである。講壇形式の講義は実りが少ない，と主張される。こちらも大いに結構。症例検討で浮き上がる課題をこそ議論の対象にすべきであるともおっしゃるのだが，その議論が，上に述べたように果てしなく一方方向になりがちで，私ですらなかなか中断させられない。奥さんの Frayda さんは，ボストンのブリガム・アンド・ウイメン病院の産婦人科外来の婦長さんだったが，3 カ月後の帰国時にこうおっしゃった。「今回，Dick がどっぷりと臨床に従事できたのは幸いでした。この 3 カ月間が，研修終了後の 20 年間に彼が臨床に費やしたすべての時間よりも長いくらいです。ありがとう。」 米国にも，日本のような状況がないわけではないのがよくわかった。しかし，先生は私達の顕微鏡

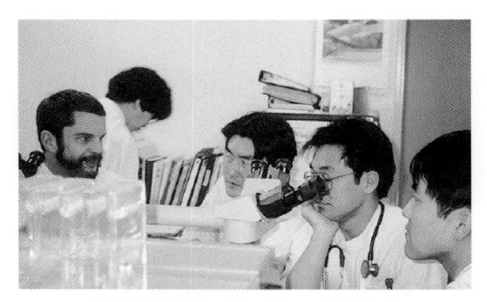

川畑秀伸医師（中央）と論争中？

の利用が少ないのを何度も指摘され，自ら率先して検査室に行かれ，私たちを誘われたのには大変教えられた（写真）。

　2人の成人した子供さんがおられたが，長男の話になると両親ともにしきりに"Sorry for him"を連発される。少し詳しく聞いてみると，スポイルされてしまって，どの会社にも長期間は勤まらないらしい。「自分達の両親は，どちらもナチスに追われてヨーロッパからニューヨークへ逃げてきたユダヤ人です。私（Dick）の家は洗濯屋です。貧乏な中で教育に投資してくれ，自分達はエリートになりました。子供達は甘やかさずに躾をきっちりしたつもりですが，私達の子供の頃とは違ってパッションがありませんでした。仕方のないことです。こういう世代的な起伏は日本でもあることでしょうが，米国では振幅が大きく，より流動的なわけです。ベトナム難民の子供達が高校の秀才になってますよ」と，きわめて開けっ広げ。その開放性を慕って，その後何人もの当院関係者がボストンの御自宅でお世話になっている。

　滞在中に起こった湾岸戦争では，典型的なユダヤ人より過激な（？）立場。「根本的な解決をいうなら，当然フセイン自身を叩くべきです。」　なお，先生以降の招聘"大リーガー医"もユダヤ人が過半数を占めるが，現在の米国の事情を反映している。

　Fraydaさんにも活躍していただいた。院内外での講演も何度も行ってもらった。舞鶴で開かれた日本看護連盟京都府支部の講演会でも，米国の看護の現状について話してもらった。看護婦としての彼女の目から見た病室の快適さについての発言を，実は44頁に先述している。「個室，各自の電話・シャワー…それが近代病院の基本です。ともかく，平均的な米国人なら日本の一

般的な病院に入院するのは嫌がるでしょう。米国人にはプライバシーが要りますので。」

2) 症例検討

糖尿病とうつ病

「33歳の男性。医者。最近3週間、多飲・多食・多尿・夜間排尿・倦怠感をきたし、同僚の内分泌専門医に相談。近頃珍しい典型例なので、ポリクリで学生用の被験者になってほしいと依頼された。さて、病気は何でしょう？」と、米国の医学生にも質問しているとおっしゃるDiamond先生。

先生の隠されていた持病である糖尿病とうつ病にまつわる当院での逸話は、50～52頁で川畑医師の文章に鮮やかに描かれている。文字通り身を呈してのベッドサイドティーチング！であった。

3) 50周年記念誌への寄稿より（1998年）

貴院訪問後の私は、ほぼ元の役職にあるものの、次第に保健医療政策にかかわるようになってきました。米国の保健医療体制は現在これまでに例のない急激な変化をしていますが、そのため医者と患者と管理者の間で摩擦が絶えません。ますます上昇する医療費をどのように抑えるかについてです。

出来高払い制に基づく旧来のやり方では医療行為を多く行うほど医者はもうかりましたので、やり過ぎになることさえありました。最近主流になってきたマネジドケアでは、動機は逆転するようになりました。つまり数多くのプライマリケア医が門番の役割を担い、医療行為が少ないほどもうかるようになったわけです。

米国と日本は、高齢人口に対してますます費用がかさむ医療をどう供給するかという難問を共有しています。双方の国の伝統、保健医療体制や保険制度の違いを踏まえながら、意見を交換できる機会が望まれます。

舞鶴での数カ月の経験をきっかけに私の仕事の重点が変わりました。そのような機会を実現させてくださったすべての関係者に感謝致します。妻のFraydaも多くの方々が示してくださった友情を大層懐かしがっております。

⑤ Paul Gerber 先生

1）背景

　1972年のハーバード大学医学部卒で，UCSF（カリフォルニア大学医学部サンフランシスコ校）付属病院で臨床研修を終えられた秀才である。その後ボストンのベス・イスラエル病院の内分泌学フェローになられたが，2年次の深夜の実験研究中に，「この姿は自分の初心ではない」と悟り，一転して一般内科を志すようになったとおっしゃる。米国のいわゆる AGIM (academic general internal medicine) グループの第1世代にあたる。わけても，医療現場の clinician-educator（"臨床医・教師"）の典型である。

　実は沖縄県立中部病院に2度来られていた経験があり，2度目の1983年の時に，私はその講義と症例検討ぶりを拝見していた。見事なほどの博識だった。実際，約300種類の講義を準備なくできるといったうわさが，研修医の間でまことしやかにたっていた。歓送会で，「ここ（沖縄県立中部病院）の臨床や研修は，違和感よりも近似性を感じます」としゃべられたのを鮮明に覚えている。その先生から，1990年に応募の手紙と電話をいただいたときは偶然に驚いた。

　ニューヨークの喧騒に育った先生は，現在勤務されているダートマス大学郊外の田舎の自然をことのほか気に入っておられる。大工仕事も日課とか。だから，ボストンのベス・イスラエル病院の一般内科部長への招聘を「都会は嫌です」という理由で，かつて何度も断られている。気に入ったダートマスに20年以上おられることもあって，外来継続患者数が2,500人を超えてしまい，新患外来は閉鎖になったとおっしゃる。ダートマスは大学町なので，大学人の患者も多く，150人にのぼるとか。先生の臨床的実力と医者としての人気を表している数字であろう。もっとも，年に1度子宮癌検診をする婦人なども数字に含まれているらしい。先生は，日頃「高齢者は診るけれど，子供は診ません」と，一般内科医であって家庭医でないことを強調される。しかし，継続診療においては，プライマリケア医の機能も果たされているよう

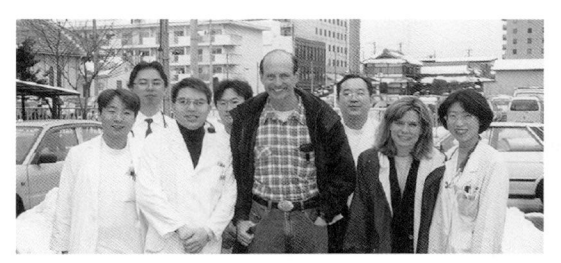

ありし日のお姿。1997年1月31日，雪の日の離日。
向かって左端が森本剛医師（69，317頁）。

だ。しかも大学病院という場で。

　いままでに3度来ていただいた。子供さん（娘さんがRachelさん，息子さんがAaron君）の教育の関係もあり，それぞれは1カ月と短いのだが，病棟回診でも講義でも，ともかく研修医が群がる（写真）。よく出来るのである。知識が広く，深く，最新である。臨床医としてのひたむきさが漂う。真面目で，謙虚である。よく教える。だから，研修医が大いに学べる。研修医に対する"Please be very kind to the patients"の教えも，とても自然に響く。難解な呈示症例を解きほぐした後，研修医に向かって，「あなた方の仕事は，さらにエビデンスを求めて私達年長者の権威に挑戦することです」（22頁）と述べられても，決して嫌味ではない。こんなEBMなら誰もが好きになる。

　奥さんのBrendaさんは文化人類学者で，近年医療文化人類学の方向に舵取りされた由。というわけで，1993年の彼女の訪日の際には，あちこちで彼女にも講演していただいた。Gerber先生，3度目の来日の前の夏休み（1996年）は，高校3年生のRachelさんと2人だけの自転車旅行を1週間楽しんだと言っておられた。「娘が社会に巣立つ直前なので。ある丘の頂上でどしゃ降りになり，2人の近くに落雷があったのも良い思い出になりました。」冬は近くの山でスキー三昧とか。ただし，Rachelさんからは「お父さんのフォームは，ゲレンデの中でもっともぶかっこう」とか。Aaron君が高校を卒業して大学に入ったら「もっとたっぷり来鶴できます」が，先生との約束になっている。そのAaron君も，もう18歳。

　生粋のユダヤ人の先生が，時に私に質問される。「日本では，学校で教えない生き方や人倫にまつわることを親が教えますか？　その際，何に則って教

えますか？　米国でも，学校がすべてを教えるわけではありません。私達は，自分達でもわからないときには，ユダヤ教の教えに則って教えています。現在まで私達の子供達が，それに大きく反抗していないのは幸せです。」「世界第2位の経済力を持つように成長した日本の子供達は，21世紀に，軍事や政治ではなく，道徳や人倫の分野でどのような世界的貢献をしようと話し合っていますか？」

御自分の周囲の優秀な"臨床医・教師"を次々に紹介してくださる。実際の招聘に至るのはその中の何割かであるが，フェローを終えて間もない Jon Lurie 先生（30，317頁）も大ベテランの Jonathan Ross 先生（31，217，318頁）も，それぞれ EBM の展開とレビュー論文の緻密な披露で私達を引きつけた。

2）症例検討

❶ 膜性腎症と自己免疫性溶血性貧血を合併した進行性慢性関節リウマチ

「SLE がオーバーラップしていませんか？　サルファサラジン（サラゾスルファピリジン）は，G 6 PD（glucose-6-phosphate dehydrogenase）欠損症に溶血性貧血を起こすことがありますが，日本では G 6 PD はありますか？　サルファサラジンによる自己免疫性のものの報告はあるのでしょうか？　個人的な経験からいえば，メトトレキサートを使いたいですね。…このような多くの科にまたがる症例こそ，一般内科医が問題解決のキーパーソンになるべきです。専門医だけに委ねますと，診断や治療にバランスが欠けることがしばしばです。日本では違いますか？」

「45歳の女性で，6年前に慢性関節リウマチと診断されている。進行性であり，非ステロイド系抗炎症薬と副腎皮質ステロイド薬（プレドニゾロン）以外に金ゾルや D-ペニシラミンも使用している。1年前にネフローゼ症候群を合併しているが，腎生検で金ゾル療法による膜性腎症と判明している。プレドニゾロンの減量をめぐり，コンサルトした非常勤の腎臓医とリウマチ医の意見が対立し，それぞれメトトレキサート少量，サルファサラジンが主張された。両者併用していたところ，今度は自己免疫性溶血性貧血が出現した。プレドニゾロン増量は全く無効で，ヘモグロビンは4gと進行したので慎重な輸血と脾臓摘出術を行ったところ，幸いにも溶血性貧血の経過は良好である。」　このような複雑な経過の症例に

対する来日翌日のコメントであるが，いつでも臨戦態勢にあり，どんな症例呈示にも対応可能なのだ。

日本の平均的な大学病院や臨床研修指定病院では，各専門科間を走りまわる研修医の姿が目立つ。急性変化を伴えば，右往左往になってしまうことも多い。当然ながら，全人的ケアは吹っ飛んでしまう。

なおこの症例は，その後3カ月の経過観察中に再度同様な溶血性貧血が進行した。関節痛時のジクロフェナク坐薬の頓用が原因ではないかと再考し直し，ジクロフェナク坐薬の中止，プレドニゾロンとメトトレキサート少量で再発をみていない。

❷ 高齢庶民の末期のありよう

「あの光景を現在のアメリカで見かけることは，まずありません。私達なら，数カ月以内に人工呼吸器から離脱できないことを患者さんと話し合います。そうすると，ほとんどの方々は，覚悟を決めて抜管を望みますから。日本ではどのようになっていますか？」

「80歳の慢性肺気腫症の男性。重喫煙者。約2年前，慢性呼吸不全の急性増悪で救急室を初診。その場で人工呼吸を開始し，以後ずっと人工呼吸器の装着を継続し，離脱できずに今日に至っている。気管切開も施行。意識はかなり清明な」患者さんとあいさつをかわした後で，講義室でしんみりとした口調の先生。

第一線の医療現場でよく見かける光景である。年をとってもかいがいしい奥さん，泊り込み続けて2年弱。自分からは何もおっしゃらない。こちらから聞いてもかなり寡黙。伝統的な極めて日本的な情景とも考えられるが，中には自己抜管する方がおられ，反省を強いられる。自殺だと考えられるからである。予後と満足度と決断をめぐって，患者もしゃべれず，家族も医者も看護婦もちっともしゃべらない。かといって必ずしも伝わり合っているわけではない私達のあいまいさは，今後ますますの高齢化を迎えるこの社会の中で再考を要する。

❸ フサばあちゃんの自己抜管

「それで，その方は満足だったのですね。というのは，米国は御存じのように，価値観の違う者の集まりです。顔付きでの判断は全くできないので，本人の意志に頼るほかありません。証拠や証人も大切にします。老人医療のように何が貢献かがわかりにくい分野では，特にそうです。この方の場合なら，気道確保してもよいという確認が要ります。もっとも，今ではチャートにDNR(do not resuscitate；心肺蘇生はしないで)の記載がなければ，全例蘇生するのが義務ですが…」

この言葉は，以下のような症例に対するコメントとして発せられた。やや長くなるが，紹介しよう。

　91歳の○○フサさんの入院は1週間前。往診の開業医から，「元気者で畑仕事もきばってましたが，この2週間床に臥しがちになって，ここ2, 3日は寝込んでます。なんせ年ですけど，まだ一度も入院してませんし，ひょっとして助かる病気でもありますとなあ…」と押し切られた形。微熱で，喀痰も乏しく，胸部写真でも異常なかったが，尿にも異常がなかったので誤嚥性肺炎が疑われた。座位保持もできるようになっていたところ，入院4日目に突然意識が消失。血圧は上が80，下が60となり，即座に人工呼吸が開始された。血清カリウム値が7.0 mEq/Lと上昇していた。その日の部長回診で，主治医の脳血栓症の仮診は「それだけではショックにならない」と一蹴され，'急性腫瘍崩壊症候群の疑'が提起された。

　そのフサさんが亡くなった。気管チューブを自己抜去して。両手をくくられていたのに。深夜3時の発見者は付き添いのお嫁さん。「2時半には変わりなかったんです。ほんとです。用足しに行ったときにおばあちゃんも覗きましたから。その後ちょっとうとうとしてしまったんで…」

　当直医，ついで卒後2年目の主治医も呼ばれていたが，心電図はすでに心静止で，再挿管はさすがに試みられなかった。「2時のバイタルは全く問題ありません。人工呼吸器の設定条件もそのままです。3時のチェックに行こうとしていた矢先だったんです」と受け持ち看護婦。「困ったなあ。死因がわからへんままやなぁ」とは主治医の呟き。「じゃ，僕はこれで…」と立ち去る当直医。

　「死亡診断書が書けないから」で押し通した主治医の食い下がりが功を奏し，早朝の病理解剖が実現。肺炎や腫瘍ははっきりしなかったが，家族へのムンテラは部長によりよどみなく展開された。

　自己抜管が，筋弛緩剤の不足によるのかバイタルチェックの甘さによるのかは，病棟死亡検討会でも決着しなかった。開業医からは早速ねぎらいの言葉が届き，初七日を終えた遺族もお礼のあいさつにみえられた。かくしてフサばあちゃんの死は，無事地域共同体に受け入れられた。

　綻びの第1は，看護婦や補助婦さんの本音が徐々に浮上してきたことだ。自己抜去までに何度も未遂を繰り返し，その度に看護婦の「おばあちゃん，もうちょっとの頑張りよ」の説得に応じていたというのだ。気丈で元気者のこの老農婦の寝込むまでの口癖が，「嫁にも誰にも迷惑をかけるのはいやじゃ。ころっと往きたい」ということも伝わってきた。

そして，文化的ひび割れの第 2 が冒頭の言葉である。可能性のある病因をいくつか述べた後，Gerber 先生がそう付け足したのだ。その後のやり取りは，次のようである。「でも，突然ショックになったときにも救命努力しておかしいんですか？」と主治医。「91 歳の寝たきりになりかけた人ですよね。人為的に生かせられる期間は限られるでしょう。人工呼吸の合併症だって，ずっと多くなります。現に起こりましたね。初めは意識があったわけですから，延命行為についてわかりやすく説明できるのではないですか。それが無理でも，家族となら十分話し合えるはずでしょう。米国では，それに一番時間をかけます」と先生。

3）講義一覧

1993 年の講義一覧表が残っている。「米国の一般内科，臨床疫学入門，粥状動脈硬化性心血管疾患，うっ血性心不全，高血圧—疫学・検査・治療，心房細動—論争点，間質性肺疾患，腹痛—基本的臨床像，便秘と下痢，貧血と赤血球増多症，急性・慢性腰痛，非関節性リウマチ，関節炎—臨床像・鑑別診断，糖尿病（DKA を含む），甲状腺疾患，電解質異常，高脂血症，慢性疼痛，うつ病の治療，不安の治療」とはなはだ多岐に及ぶ。個々の講義が，深く，しかも的を得て実用的でもある。日本でならこんな連続講義は誰に期待できるだろうか？　1 人の一般内科医では無理だろう。多くの専門医が寄り集まってということになるだろうが，ややもすると，間口が狭く，掘り下げ過ぎが目立ちかねない。

数年前の秋の金沢で，沖中重雄展を楽しんだことがある。14.2％ の誤診率を披れきされた有名な退官講義の肉声にも偉大な臨床医の匂いを嗅がされたが，手書きの学生講義録にも目を奪われた。御専門の神経系の講義に混じって，貧血やら白血病やらがごく自然に並んでいるのだ。停年が 1963（昭和 38）年だから，専門分化以前だからとはいえる。しかし，秀でた臨床医の条件にこなれたジェネラリズムが要るのが，日本の専門分化以前と米国だけであるとは思えない。

4）箴言

William Osler 以来の伝統

「近未来の米国の病者の肉体的・精神的苦悩は，統合化された知性と感情によっ

てしか解けないでしょう。科学や技術はますます進みますが，人体は複雑そのものだからです。もし内科系専門諸科だけがあり，一般内科が中心にないならば，内科という言葉自体が死語になりかねません。William Osler 以来の伝統が再生すべき時代です。」

　Gerber 先生らしく，かなり一般内科に味方した言い方になっているが，要するにこういうことだ。1960年代から約30年間の米国医学の進歩，技術と知識の飛躍的な拡大と専門分化があっても，病者の苦しみはやはりずっと続いている。したがって，今後はよほどうまく考えないと，もっともっと進む断片的な技術や知識に振り回されて，人体の複雑さというものは解けずに，結局苦悩だけが残ってしまう。それではだめだと。

　1990年以降の米国では，ジェネラリズムが見直され，ジェネラリストが増加しているといわれる。Gerber 先生によると，ジェネラリズムの復権の必要性は，ジェネラリストだけでなく，スペシャリストにも認められたらしい。問題は，患者・家族・市民層であり，スペシャリストのほうをありがたがる傾向はなお続いているとおっしゃる。なお，ジェネラリストの昇進も既成の事実であり，一般内科のファカルティの数が循環器科のそれを上回った大学も多いようだ。また，一般内科出身の内科部長も散見されるようになっており，実際，ダートマス大学医学部の前内科部長の Harold Sox 先生は高名な臨床疫学者であり，"臨床医・教師"ではないもののリサーチ・ジェネラリスト（クリニカル・リサーチャー）である。つまり，臨床研究する一般内科医である。なお，Sox 先生は米国内科学会会長もされ，現在はペンシルバニア大学教授だが，主たる仕事は Annals of Internal Medicine（米国内科学会雑誌）の編集長としてのそれとか。

6　Martin（Marty）Raff 先生

1）背景

　Raff 先生は，沖縄県立中部病院感染症科の喜舎場朝和先生（87 頁）の米国感染症フェローの時代の指導医である．とてもこわい指導ぶりだったらしく，「文字通り，階段で蹴飛ばされましたよ」と喜舎場先生は表現される．そのこわい Raff 先生には，最初は 1985 年，次いで 1988 年に同院訪問の帰路に短期間立寄ってもらった．その後 1991 年に 3 カ月間と，合計 3 度来ていただいた．

　堂々の存在感であった．英語はゆっくりでわかりやすかったが，「君達の症例呈示は，たどたどしくて，要領を得ない．こういうふうにできないものか」と範を示される厳しさに，研修医は威圧された．スライドの有無に関係なく，講義・講演は抜群であった．直前までごくささいな話題に終始していたのに，講演となると一転集中されるのだ．1993 年に米国の自宅にお邪魔（97 頁）して，勤務先の大学病院でのエイズ診療を見学させてもらったが，米国での講演でもそうだった．「ところで，今日は何の話をすればよいの？　どんな聴衆？」などと雑談しながら，突然改まる変幻自在ぶりが見事なのだ．

　根っからの臨床医である．ケンタッキー州立ルイヴィル大学の内科副部長でもあったが，部長になる気はないとおっしゃっていた．「高度に知的で，強烈な自我の持ち主達」を我慢強く束ねる気がない以上に，今より一層臨床から遠ざかるのは耐えられないからだと．合併症で込み入った症例などには，「これを解決するためにこそ医者をしています」と自信である．「なぜ感染症を専攻？」の問いには，「内科の中で最も手技が少なく，したがって頭を使う科だから．大切なのは，cognitive（認識）機能ですよ」と，自らの頭を指される．先生の履歴をみると，医学部就学の前に，微生物学を相当勉強され，Ph. D. の課程も歩まれており，強烈な自信を裏付けているのがわかる．そのくせ，次のせりふもよくおっしゃっていた．「エイズ診療を週に 2 度行っていますが，もう 1 コマせよと言われたら，直ちに感染症医を辞めますよ．なぜ

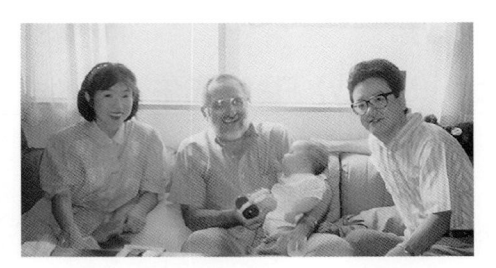

林達也(47頁)・康子夫妻の長女(香織ちゃん)をあやす。

かといいますと，想像を絶するありとあらゆる合併症が起こり，身と心がくたくたになってしまいますから。」　子煩悩（写真）で，先妻との間に3人，2番目の医者の奥さん（Patricia Donnelly 先生）との間に3人の子供さんがおられた。それもあってか，小児科学に精通されており，小児科病棟の attending をされたこともあるとか。

　歯に衣を着せられない。「高度に知的で，強烈な自我の持ち主」という言葉は，むしろ先生にこそぴったりである。1991年に，『患者の権利』で有名なボストン大学公衆衛生学部のジョージ・アナス先生（311頁）の来日講演に一緒に参加したことがある。「医者と患者が対等の立場にいるなんて不可能ではないですか？　すべての患者に医学部を卒業せよというわけにもゆくまいでしょう」とのアナス先生への質問も，実に Raff 先生らしい。

　ニューヨーク市ブルックリンの貧しい家に生まれた先生は，小・中学校時代は，ビルの屋上からパトカーにレンガを落としていたという。「その頃の友達で，ギャングのボスになっている者もいます。」「ゴルフはされますか？」の質問には，「ゴルフは，医学には不用です。ゴルフの話をする研修医やフェローには，怒鳴り散らします。…高校時代のキャディー生活で，思い切り走らされました。金持ちとゴルフは嫌いです。」

　自由主義者。服装などもラフ。ついでに言うと，自由恋愛主義者でもあって，これは保守的なケンタッキーでは珍しいとか。ユダヤ人であり，Joseph Sapira 先生（174頁）の友人。知り合った当初に私が出したクリスマスカードへの返信は随分経ってから届いたが，「私達の習慣にはないので失礼しました…」で始まっていた。だから，Willis 先生との共存は難しかった。中部

病院で知り合われており，実力は互いに認められてはいたが。「確かに，Willisは内科の知識は豊富です。Thomas Petty ですら，かなり意識はしていましたよ。だが…」と Raff 先生。

そして，大の日本びいき。ベトナム戦争の頃の滞日約3年(1967～1969年)の最後の日々は，半年間以上，車で津々浦々のひなびた温泉を訪ねまくったとか。根付け，特に河童ものの収集には全く目がない。御自宅の居間には，大きな埴輪や信楽焼きが飾ってあった。竹林が大好きで，できれば，「京都と奈良の県境の竹林の草庵で亡くなるのが夢」とおっしゃる。もっとすごいのでは，「日本では同性愛者が少ないから，エイズ患者は増えないですって？森蘭丸や比叡山の僧侶の伝統は消えたというわけですか？」というのもある。

2）症例検討

あり余る延命の思想

「She needs a prayer（彼女に要るのは，祈りだけです）。私達にはもう何もできません。安らかな死があるだけです。病や死のあり様は文化や風土の影響を受けるので，日本のことはよくわかりませんが，米国ではこの状態で更に治療に情熱と時間を賭けることはありません。私なら，人工呼吸器を除去するでしょう。そもそもこの症例は，初めから助かるチャンスはほとんどなかったとさえ思えます。You were fighting the losing battle（負けいくさをどう収めるかだったんですよ）。ところで，感染症の立場からいえば，いくつもの疑問があります。抗生物質使用前の血液培養はどうなのか，何回したのか，これらの抗生物質を選択した基準は何なのか，感染性心内膜炎は否定されているのか，その診断基準は何なのか？…」

ある民間の総合病院での以下の症例呈示に対しての解答である。

「85歳の女性。糖尿病と高血圧で30年来内服治療中。数日前から39.5℃の高熱，悪寒，咳嗽があり受診。両肺野にびまん性の浸潤影を認める。動脈血酸素分圧は33 torr。心カラードプラー上，弁膜症（僧帽弁・大動脈弁・三尖弁閉鎖不全症）を認める。酸素療法，輸液などの保存療法，各種広域抗生物質療法を施行したが，病勢は悪化し，腎不全も合併。その後，喀痰，尿培養で MRSA を認めるようになった。高熱は持続，肺野病変も増悪し，入院後3週間で人工呼吸，1カ

月後には腎透析も開始。現在入院 40 日になるが，血圧が下降気味であり，Swan-Ganz カテーテルで輸液量管理中。なお，5 日前より深昏睡が持続。すでに ICU に 3 週間以上入室しており，主治医以下必死の様子。「できるだけのことはしてきました。What does she need？（今後どうすればよいでしょうか？）」

それにしても，「日本のことはよくわかりませんが」というあたりが，何ともしゃくである。

3）箴言

❶ 救急教育不在の'高次'大学医療

「臓器移植後の患者は，この国では，一体誰が診ることになります？　まさか，あの研修医連中ではないでしょうね？　感染症の知識も教育も何もないじゃないですか。頭は良さそうだけど，臓器移植じゃ，外科手技なんて全体の数パーセントの問題にしかすぎません。分刻みの観察が大切なのです。予防的に第 3 世代セフェム剤を振り掛けるくらいの浅知恵じゃ，皆亡くなってしまいますよ。医学教育の面からだと，50 年は早いのじゃないですか？」

某名門大学病院で，研修医からの「土曜日午後に入院した尿路感染症患者の尿を 2 晩冷蔵庫に置いとくと，培養結果に影響が出てきますか？」という質問自体に絶句した後，私だけに。「こんなので大学病院といえるの？」とも言いながら。

❷ いそがしすぎる開業医

「Are they knowledgeable？（日本の開業医の医学知識は十分ですか？）　…彼らの営みをみていますと，ケンタッキーのインド人開業医でさえが　William Osler にみえます。お金をもつのはすばらしいことだけれど，魂を売る気はありません。」

近隣の何人かの開業医に招かれ，彼らの裕福さの引き換えに 1 日 100 人以上の外来患者を診る実態を知った後での Raff 夫妻の発言です。奥さんはプライマリケア医で，ウーマンリブ派。夫妻ともに，発言は歯に衣を着せない。

❸ 入院患者のマネージメントの楽さ

「日本の入院患者の多くは，米国では退院している人ですよ。大体一般病棟の多くの患者が歩けているでしょう。だから，何人受け持っても，研修医の負担はかなり楽ですよ。それに，患者との以心伝心ができるでしょう。米国ではそうはいきません。顔付きで文化や宗教や背景の差が全く区別できませんからね。研修医の君達は，その点では楽そのものですよ。」

❹ いつまで続く医学教育談義？

「それにしてもよくやりますねえ，医学教育談義。延々と何十年もかけてますよね…。ネックになるのは，何といっても平均寿命が抜群なことですよ。医療費もあまりかかってないですしね。あれだけ医学教育がないのにどういうわけだかわかりませんが，ともかくその事実の前では何を抗弁しても迫力がなくなりますからね。」

❺「world-famous doctor でなくてもいいのですよ」

1993年に御自宅に1週間近く泊めてもらった際に，草花の手入れやら畑の'開墾' かと思われる光景を散々見せていただいた。3,000 m²もある土地は，元は荒地で，1,000万円程度で買われて開墾に励まれたとおっしゃる。まだ5歳のJoshua君をそばにしながら，「小さな子供と庭の手入れ，これに勝る幸せはありませんよ。まあ，私も，米国の感染症医のベスト50位程度には入ります。トップ10に入ると偉さが違うということになるのでしょうが，こういう平和な時間を失う犠牲を考えるとねぇ」の次のせりふが冒頭である。喜舎場先生にも見せてあげたいようなのどけさであった。なお，この広大な庭にはラクーンがたくさん生息しており，私の滞在中も，ガレージで捕獲したものは車のトランクに入れてはどこかに放しに行かれていた。

4）インフォームド・コンセントをめぐる Raff 先生とのやりとり

(医師と患者が合意する医療．JIM 1 (1)：55, 1991；不治の病のインフォームド・コンセント．JIM 1 (2)：186, 1991 を改変)

以下は，弁護士の資格も併せ持つ Raff 先生と私との交信である。10年以上前なので，手紙の時代であった。私の発信内容を要約してみる。

「昭和天皇は，ぶ厚い陣容の医師・看護団に囲まれ，日本の現時点での最良の医療と彼らが判断するものを受けられた。腹部バイパス手術と大量輸血が科学技術面を代表し，ケアは喧伝された献身的な看護に象徴される。そして，病気の中身については最期まで御存じなく，崩御の不安さえ感じられなかったとされる。

2つのことを指摘したい。第1は，故陛下がおおよその真実を感知しておられただろうということ。日に日に悪化してゆく身体に対する感性は敏感にならざるを得ず，周囲で固めた嘘で隠し通せるものではあるまい。第2は，そうだとしても，遺言を物されるのは相当困難なこと。病気に関する具体的な

情報がない上に，周囲の献身に抗（あらが）う覚悟が要るからだ。この構図の医療を，医師から患者への一方通行の型と呼ぶ。

　これに対して，欧米諸国では両者合意型の医療が主流を占め，不治の病の場合も例外ではない。まさにインフォームド・コンセントであり，臨床決断分析の根となる考え方でもあり，千葉敦子さんの闘病スタイルでもあった。

　日本でも，一方通行型から両者合意型医療への移行がみられるとされる。しかし，少なくとも不治の病に関しては，その速度は緩やかで，道程は起伏に富むだろう。患者の悲嘆を憂える医師のパターナリズム，患者の悲劇に直面したくない医師の心根が，患者個々人の知る権利の高まりに容易に打ち負かされるとは思えない。それを裏打ちする西洋流の近代的自我の伝統が，日本の文化に乏しいからだ。」

　以下は，Raff 先生の返信である。
　「Matsumura-san，日本文化の本を読み慣れるにつれて，日本人の友人を私達がファースト・ネームで呼ぶのは適当ではないように思えます。Oshiete Kudasai。さて，担当している患者と病気について話し合おうとしない医師については，"パターナリズム"を行使しているというように一般に私達は受け取ります。米国では，そういう風に振舞うと，患者から訴えられることがあります。それは，インフォームド・コンセントの概念に反するからで，患者は，"治療計画の危険性と利益を知らされていたら違った風に行動しただろうに"とか，"聡明で知的な決断をする機会を奪われたために何がしか傷つけられてしまった"というように主張します。さらに，インフォームド・コンセントなしに外科手術を行ったような場合は，私達の法律では，暴行を加えたとさえ考えられます。

　刑事問題になることもあります。法廷は，患者の"知る権利"のほうが医師による一方通行的などんな試みよりもずっと優先する，と考えます。患者にとって何が最良かは自分が一番よくわかっているといくら医師が主張しても，受け入れられません。その際の問題は，"果たして医師に患者の安らぎに関して一方的な決定をする権利があるのか"ということになります。

　私は，こういったことに対して日本人が，これから先々も声高に主張することがないとはとても思えません。実際，あなたも御指摘のように，昭和天皇が自分自身の癌について御存知なかったとは思いにくいですし，日本人の大抵の癌患者は本当の診断名を，うすうす感づいたり知っていたりするのではないでしょ

か。今は大半の癌患者の方が，診断について直接医者に質問することはないようですが，何年かのうちに特に大都市で変化がみられたとしても別に私は驚きません。米国に住み，ここの医療制度になじんだ日本人なら，もっと顕著ではないでしょうか。もっとも，そうでもないと思える記事も，ニューヨークタイムズで読んだことがあります。ある日本の会社が，日本人従業員のためにニューヨークで診療所を建てているのですが，雇った米国人医師の行為を通訳者を介して日本流に改変しているというわけです。こういうのを見ますと，あなたのおっしゃるように，変化の速度は非常に緩やかなのかもわかりませんね。

どちらにしても，事態は改革されるべきだとされるあなたのお考え（自注：双方のスタンスには差があると思われる）に全面的に賛成です。患者は，自分自身の安らぎに影響を及ぼす決定ができなければなりませんし，その決定が知的になされるためには，すべての事実が提供されることが必要です。そのようにして初めて，医者の判断に頼るかどうかの選択が患者にできるわけです。

"日本人は，大抵の場合，社会規範に合うように行動し，仲間うちで意見の不一致がある場合でも互いに直面することを避けたがる傾向は今後も続く"とあなたはおっしゃいますが，これは私もそう思っています。しかし，一方では，"中傷"もたくさん入り交じった政治的な内部抗争も見たことがあります。だから，日本人が，今後も今までのように公に自己主張せず，集団のために個性を抑え続けるとは思えません。例えば，性的スキャンダルで前首相の追放を早めた女性グループは，随分率直だったではありませんか。」

Raff 先生の思いは続く。

「癌のような重症の病を告知された時にどのように患者が振舞うかは，米国と日本とでは随分違うのかもしれません。不治の病に侵されていると宣告されただけで自殺する患者はこちらではまずいません。患者に病気を説明する時，私は決して希望を奪いとらないように注意しています。私自身かなり経験の多いほうなのですが，それは Memorial Sloan-Kettering Cancer Center にいたことがあるからですし，また今は HIV 陽性と診断された患者に毎日接しているからです。患者への症状説明は，次のようにしています。"あなたの病は根本的には治らないので，いつか寿命が尽きるでしょう。しかし，あなたの命を意義を保ちながら長らえもさせる手段は数多くあり，新しい治療法もどんどん開発されています。"このようにして患者は事実を知らされます。平均的予後についても，できるだけ希望を奪われないようなやり方で知らされるわけです。説明に際して，糖尿病がよく例に出されます。糖尿病なら大抵の患者がよく知っていますし，糖尿病患者を友人にもっていることも多いからです。"糖尿病も不治の病ですが，食事と薬

で治療できます"と言います。"糖尿病患者もついに合併症で亡くなりますが，かなり長く快適に生き延びることができます"とも言います。私は，エイズ患者にも，"あなたの病気は糖尿病のようなものですが，それよりは現在進行が速いのは事実です。でも，研究もすごい速さで進んでおり，あなたが生きている間に新しい治療法が見つかるかもしれません。そのために治療に一生懸命になっているのです"と言っています。現在までに，AZTやddI，また日和見感染や悪性新生物に対して新しい予防薬や治療薬を使ったり，病気の理解の深い医師が注意深く，詳しく観察したりして，エイズ患者の寿命は随分延びました。大抵の患者は，こういった説明をよく納得して受け入れてくれます。すでにこの病気で亡くなった友人や恋人がいた場合にもです。うつ病が問題になることもありますが，内科的に解決可能ですし，必要なら精神科医の助けも借りることができます。

　以上のようにわかりやすい説明を受け，しかも自分達の安らぎのために働いてくれる医師がおり，しっかりした知識をもって同意もしている平均的な日本人が，私達と全く違う風に振舞うとは私にはとても考えられません。しかし，あなたにはまた別の考えがあるのかもしれませんね。」

　大リーガー医からの直球はなかなか受けづらいのだが，以下が喘ぎながらの私の肉声の要旨である。
　「私は，自分達の社会が均質で集団志向的であり，個人主義の伝統を欠くことにやはりこだわります。私達の文化のこの特徴は，農耕が始まった弥生時代にまで遡れますし，だからこそ変化の速度も非常に緩やかなのです。
　日本人の多くは，不治の病の告知に耐えることができると思います。農夫や漁師はふだんから多くの生き物の死に囲まれていますから，大都会の人々よりかえってへこたれないかもしれません。
　しかし，一般的にいって，私達の文化に自己決定の習慣が乏しいのも歴史的な事実なのです。自己決定が美化される土壌もあまり肥えてはいません。このことは，人生の末期には一層顕著になります。つまり，病や死も，良きにつけ悪しきにつけ，純粋に個人のものとして展開されるのではなく，集団との調和の中で意味づけられやすいわけです。こういう次第ですから，自己の生死について知る権利が，思いやりとして働くパターナリズムに優先すべ

きだというように私達の大半が近い将来に考えるようになるとはとても思えません。私は日本人をあまりにも保守的に描いているかもしれませんが，西洋の尺度で日本の物事を考えるときは，これぐらい用心しなくてはなるまいと思っています。

　ところで，私は西洋人に Matsumura-san と呼ばれたことは一度もありません。日本人の多くは，指導的な立場の人々も含めてファースト・ネームで呼ばれたがります。しかし，こうして Matsumura-san と呼ばれてみると，西洋人が私達をファースト・ネームで呼ぶのは，"文化的帝国主義"なのではないかと思えなくもありません。(自注：その後調べてみて，明治初期の日本政府の欧化政策の一環であることがわかった。中国や朝鮮は，そういう政策は採っていない。)」

7 William（Bill）Hall 先生

1）背景

　物静かな紳士であった。回診も講義も淡々となさっていた。そして，随所に慧眼が光った。医療を形作る文化の差にも敏感であった。地域の病院でなおみられるベッドサイドでの家族の寝泊りの光景も，見逃されなかった。病院看護にまつわる後進性の残渣と否定的にはみずに，患者の心理的安寧のための医療への家族参加と肯定的に評価されていた。当院の研修医の勤勉ぶりにはどの"大リーガー医"も感嘆されるが，先生も同様であった。現在の米国では，研修医の主治医としての責任が，予め決められたルールによって一定時間免除される。日本ではそうなっていないので，良く言えば超誠実，悪く言えばいやいやだらだらになりやすいが，そのような自分にとって異質な側面を感知する器量にも恵まれておられた。

　先生の愛国心は，次のようであった。「フリーダムなのですよね，米国の価値は。いわばその価値を守るだけのために，他のあらゆる価値を犠牲にしているといってもいいくらいです。暴力，性の曝露・倒錯，家庭の崩壊，貧富の差，野望… 何でもありの国ですが，フリーダムを守る一点で結束しているわけです。私も，その一点を強く信じています。」

　奥さんのCarolineさんも，ロチェスター大学小児科教授で，当時米国小児感染症学会会長をなさっている大学人だったが，Hall先生御自身も，現在米

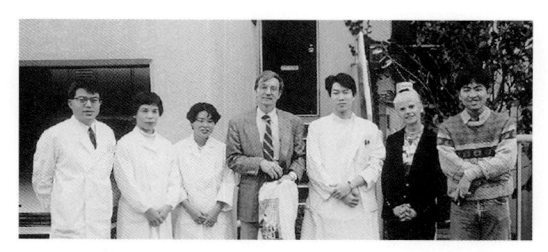

離日の際にアパートメントの前で。Caroline 先生と一緒に。

国内科学会の最要職の1つ（2001年度の会長）に就かれている（写真）。私達にとっての朗報は、「序」で述べたように、2002年春に京都で開催される国際内科学会の症例検討会の米国代表3人の中の1人に選ばれた事実である。

なお、ミシガン大学医学部を Alpha Omega Alpha で卒業され、研修はすべてエール大学でなさり、チーフレジデントもされている秀才であった。

2）症例検討

偽性アルドステロン症

「原発性アルドステロン症ではありません。原発性アルドステロン症の低カリウム血症は、軽度であって、3.0 mEq/L を切ることはまずありません。1955年にこの概念を出された Conn 先生から、そういうふうに私は直接に教えを受けました。…偽性アルドステロン症がありますよね。グリチルリチンを含む licorice 含有の嗜好品の中にも、アルドステロン様作用をもっているものがあります。日本では、グリチルリチンを含む漢方薬はどうなっていますか？」

「症例は、91歳の女性。半年前に室内で転倒、右上腕骨顆上を骨折し、当院整形外科で外来治療中。低カリウム血症（2.3 mEq/L）を指摘され、経口カリウム剤の服用で 3.9 mEq/L にまで上昇。暫く中止したところ、再び 2.3 mEq/L に低下。ただし、症状はほとんどなく、本人の唯一の不満は、デイケアで"血圧が高いので、入浴ができないのがかなん"こと。さて、低カリウム血症を伴う高血圧症の鑑別診断としては、原発性アルドステロン症、…」という症例呈示の途中から冒頭の話になった。実は、この患者の「下肢末梢神経障害」に対して、開業の整形外科医から「芍薬甘草附子湯」が数年来処方されているのを、症例呈示の直前に知ったところであった。この漢方薬は、文字通りグリチルリチンを含む甘草たっぷりである。念のために行った検査でも、アルドステロン 1.3 ng/dL（3.6〜24.0）、血漿レニン活性＜0.1 ng/mL/時（0.3〜4.0）であった。なお、1991年秋のことなので、apparent mineralocorticoid excess 症候群といった'格調高い'症候群のお話は聞けなかった。

3）50周年記念誌への寄稿より（1998年）

ロチェスター大学医学部を代表（自注）しておめでとうと言わせていただけるのは、この上もない光栄です。3カ月間の貴院での経験は多くの点で記

念すべきものでした。患者さんのケアについていくつか教訓を得ましたので，医療を行ったり，学生や研修医を教える際の自分のやり方が変わったりもしました。

　研修医の能力は見事でした。それ以上に驚かされたのは，患者さんへの献身ぶりでした。文字通り1日24時間責任をもって働いていました。

　もっと多くの米国の医師達がこのような体験をもてたらよいと思えます。日本の医学教育の最良のものを米国のやり方に採用できる可能性があるからです。

　（自注：先生は，この時期以降，ロチェスター大学医学部内科副部長でもある。）

8　Gerald (Jerry) Stein 先生

1）背景

　リウマチ専門医から一般内科へ転身された先生は，博学で，教育熱心であった。多くのプリントを用意するのもいとわれなかった。帰国後暫くして，千葉県の亀田総合病院に請われて再来日。今度は約7年間も勤められることになった。現在は，自宅のあるフロリダを拠点に日本のあちこちの病院や施設に招聘され，講義・講演や症例検討に汗を流されている。当院にも2000年と2001年の12月に'出戻り'があったし，今後も楽しみにされている。日本びいきは，奥さんのSallyさんが何枚も上で，ずっと以前に10年以上に及ぶ在日生活の経験があり，今も京都東福寺の座禅と公案を定期的に修行されている。日本語もお上手である。

　先生の教育のスタイルは，研修医や医学生の自主性の尊重である。自らの医学知識や鑑別診断能力を滔々(とうとう)と展開されることは，まずない。討論に基づいた勉強や学習のしかたを教えるのが，自分の役割であるとおっしゃる。きっちりとしたエビデンスが2～3割しかない臨床の場で，くそ暗記だけに徹してもしかたがないともおっしゃる。時には研修医側からもっと鑑別診断をと文句が出ることがあっても，自らの型を堅持されるかたくなさは実に先生らしい。

　それにしても，65歳の先生，明瞭な英語でよくしゃべられる。講義中も，食事中も。回診中の廊下での先生に，「若い世代に取り囲まれて。若返り(rejuvenation)の秘訣ですね」と声をかけたら，本当に嬉しそう（写真）。

　今回，執筆に当たって先生の履歴書を見直したところ，名門のペンシルバニア大学の化学をPhi Beta Kappaで，ペンシルバニア大学医学部をAlpha Omega Alphaで卒業されていた。もうすっかり忘れてしまったし，私個人はこういった賞がどちらを向いているのか，臨床の中でどういう意味をもつのかにはあまり関心がなかったが，1990年での選考時には，当時の選考委員達（といっても，きわめて任意のものであったが）の脳裏をかすめた可能性

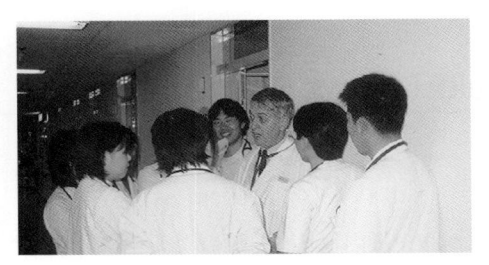

ただ今，若返り中？

は否定できない。

2）箴言

「Evidence based, but not eminence based です。しかし，EBM は clinical でもあるべきです。」

臨床課題の 2〜3 割にしか適応できない EBM であっても，医療現場ではそれが求められるべきであり，権威筋による押し付けや横車はよくないと先生は強調される。しかし，Cochrane Library などに時にみられるように，EBM があまりにも科学性に展開されると，臨床家はついてゆけなくなってしまう。だから，ちょっとは'ひよった'ものが臨床現場ではかえって求められるとは，根っからの臨床家の先生。

3）ホームページ

先生の最新のホームページが，以下のように用意されている。日本の医学教育を長く，深く御存じなだけに貴重である。

http：//plaza.ufl.edu/jerrydoc

9　Thomas（Tom）Cooney 先生

1）背景

　きちっと大変よくまとまった一般内科の"臨床医・教師"であった。もっとも，若き日にはどういう進路があり，その track がどういう名前が付いているかさえ知らなかったとおっしゃる。爽やかで，言葉も少し速いが明瞭であり，わかりやすい。研修医ともよく付き合っておられた（写真）。10 年前のことだが，オレゴン大学では，エイズ患者約 160 人の外来診療にも一般内科医が積極的にかかわっていると言っておられた。滞在中に，東京で旧知の Tierney 先生（183 頁）にも会っておられたのを後に知った。

　1993 年秋に，ノースカロライナ州で開かれた APDIM 後援の Teaching Internal Medicine Symposium では，先生は，初っ端の本会議「保険医療機構の改革と教育への影響」のゲストスピーカーであった（97 頁）。この方面では'偉いさん'であることを，迂闊にも初めて認識した。「先生，えらく偉いのですね」と私。「この領域で長い間しこしこやってきているだけですよ」と先生。当時，佐賀医科大学の総合診療部の教授でおられた福井次矢先生（現京大医総合診療部教授）を，「日本のこの方面でもっとも promising な方です」と紹介させてもらったのを覚えている。

　先生は，1997〜98 年には APDIM の会長もなさり，この方面での影響力もますます拡大したようだ。その恩恵を私達も大いに受けることが出来ている

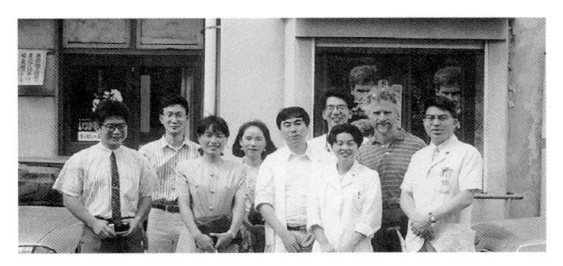

『ええにょぼ』（96 頁）にも'出演'した映画館の前で。

のは，これまでに縷々述べてきた。

　2002年2月の再来鶴でも，爽やかさと気さくさと機敏さと頭の回転の速さは変わらず。早速症例検討をこなし，最初の講演は，「米国における内科の臨床研修―その過去，現在，未来」と興味津々なもの。

　当方のシニアメンバー（私，金地医師，小橋医師）との宴席で，いつものように小橋医師が，「米国という強国の自制や自省の必要性」について議論を挑んだが，展開自体はかなりかみ合った。「同僚達ともこういう議論はしょっちゅうしますよ。激論になることもあります。リベラルでありたいと思っています。米国の政治地図でいうと，かなり左派になります。医者仲間にも極左がいますよ。」ジョージ・ブッシュは嫌いだが，タリバンの追い出しは必要，誤爆はきわめて遺憾と。「米国大統領の責務は確かに多大です。しかし，ジョージ・ブッシュでもできてるじゃないかとよくジョークになりますよ。…米国にもさまざまな問題がありますよ。不自由や差別もとても現実的です。他の社会よりもましかなとは思いますが。…いつもこのあたりで，我々は医者なのだから患者ケアにこそ邁進しようじゃないか，という雰囲気になりますがね。」

　以下のように，私の質問にもきわめて的確であった。Cooney先生の周辺でのEBMはかなりうまく機能していて，医者が患者からコンピュータへと遠ざかる現象はあまりみられないとか。22年間以上ポートランド在郷軍人病院に勤務してこられたが，全米中の在郷軍人病院が電子カルテ化して数年になり，初期の不便さは克服され，現在では便利さしか感じないと。マネジドケアは患者・市民からの不満が強く，ぐっと減少したと。マネジドケア下ではジェネラリストの給料がごく少し上昇したが，大したことはなかったと。外科系専門医や放射線科医や麻酔科医の給料は減らなかったと。医学生のジェネラリスト志向はいったん増加したが，現在減少しており，大きな問題になっていると。専門医に比して学ぶことが多岐にわたるのも，障害になっていると。

　2001年秋から半年間の予定で東大で臨床教育に携わっておられるGordon Noel先生が，Cooney先生の人生の先輩で，大の親友。約20年前に，学会場でのジョギングが縁で知り合われたとか。モンタナの山で同じテントで寝

たこともあると。というわけで，Noel 先生も来鶴の 2002 年 2 月 28 日と 3 月 1 日は，贅沢な賑やかさに包まれた。Cooney 先生が，Noel 先生と私におっしゃる。「研修医の症例呈示，全くわかりませんでしたよ。クロンクカイト・カナダ症候群！ 頭の片隅にかすかに名前だけありましたけれど。Tierney に聞いてもらわないと。彼でもわからないかも？ 研修医に教えてもらいましたよ。Gordon, こんな症候群知ってます？」「…」の Noel 先生。

　Gordon Noel 先生の名刺には，ゴードン野得と。生まれつきの都会派と思いきや，生まれも高校までの育ちもモンタナの田舎。樹も切っておられたとか。カレッジはハーバード，医学部はコロンビア大学卒。現在はオレゴン大学医学部内科副部長・ポートランド在郷軍人病院内科部長。東大の印象は，「講壇形式の古典的な授業が多すぎて，医学生が患者を診察する訓練が圧倒的に少ない。医学教育に携わる常勤専任教官も少なすぎる」と。因みに，オレゴン大学医学部の内科のファカルティ（assistant professor 以上）は 176 人と。なお，箴言もいろいろおっしゃったが，「ジョージ・ブッシュの最大の問題点は，その強さです。自分の発言は必ず正しいと思えるのです。おそらく，彼には懐疑の念というものが一切ないのでしょう」と淡々と。どこへ移動されても，早朝のジョギングは欠かされず。Cooney 先生とは，40 分 8 km のペースで。もうすぐ 62 歳の今日まで約 20 回のフルマラソンの経験がありと。なお，Cooney 先生も，今秋は暫くぶりのフルマラソン参加の予定と。健康なるかな！

2）症例検討

重症妊娠悪阻に続発したウェルニッケ脳症による遷延性意識障害

　「ウェルニッケ脳症ではないですか？ 外眼筋麻痺，運動失調，精神障害の 3 徴がそろっていますよね。MRI が簡単にできればいいですのにね。」
　「症例は，27 歳の女性。妊娠 8 週目に 2 週間の嘔吐が続き，その後 2 週間輸液を続けたが，症状は改善せず，入院。嘔吐発症後最初の 6 週間で 14 kg 体重が減少。第 22 病日より，頭痛，めまい，四肢のしびれ，複視が出現。注視方向性眼振以外に異常はなく，頭部 CT，髄液検査でも異常はなかった。第 29 病日，眼球の上下方向への不随意運動あり。第 31 病日より，錯乱，意識低下，呼吸状態の悪化

を認め，人工呼吸開始。経静脈性に総合ビタミン薬投与，ついで経鼻胃管栄養が設置された。なお，第33病日には本人の対光反射が出現しているが，超音波上で胎児心拍が認められず，人工流産手術を施行。第41病日より四肢の自発運動，呼名によるうなずき動作が出現。以後，全身状態は落ち着き，神経学的には不変。3年半後の現在も不規則な自発呼吸しかなく，人工呼吸器に依存。四肢は緊張性麻痺状態で，自発的に開眼するが，視力の有無は不明。意識は，家人の呼名に時に表情を変化させるのみ。」かなりの準備をして近隣病院で施行した頭部 MRI では，中脳水道周囲と視床内側部に T_2 で強調される high intensity 病変が認められた。サイアミン欠乏をきたしやすい妊娠初期に長期の飢餓状態が続き，ウェルニッケ脳症を合併したと考えられる。ウェルニッケ脳症の多くは慢性アルコール中毒者に発症するが，妊娠悪阻，飢餓，神経性食思不振症，吸収障害を伴う胃腸障害などでも起こり得るとされる。ただし，成書の記載は乏しい。

　その後10年，小さな一進一退はあったが，2002年2月現在，かなり低空飛行ながら存命中。自発呼吸，呼名反応はない。たまに自発開眼はある。本人を取り巻く環境や家人の境遇にも異変は付きまとった。33頁での入院患者一覧にはいつも入るが，隅に置かれたままである。歴代の"大リーガー医"の反応にも，いろいろな軽重，大小があった。そして2月末に，短期間ながら再訪の Cooney 先生に再会の運びとなった。先生曰く，「10年前，この方のおばあさんと一緒に写真を撮りましたよ。介護があまりに献身的なので，感動しましたので。」

# 10 Nortin Hadler 先生

1）背景

　ハーバード大学医学部を Alpha Omega Alpha で 1968 年に卒業，MGH と NIH で研修，MGH でリウマチ学のフェローシップをとられた秀才である。Diamond 先生（123 頁）の 1 年後輩。お 2 人のユダヤ人は，旧知の仲であった。

　専門医の臨床力の格調の高さという言葉は，Hadler 先生のためにあるといってよかった。呈示症例に対するコメントが，単に的確というだけでない。自分の意見を支えたり，参考になる論文のタイトルや雑誌名が，いつも数編いともすらすらと諳んじて出てくるのだ。もちろん，何の準備もなしにである。そして，それらの著者は，たいていが知り合いとくる。1992 年に EBM という言葉を知っておれば，これこそ「症例検討における EBM」だと思ったことだろう。「どうして，そうすらすら出てくるのですか？」「多くの雑誌のエディターや査読者になっているからです。また，週に約 7 時間は，世界中から患者や疾患に関する質問の電話がかかってきますよ。突然に近く時間をとられるのはかなり痛手ですが，ボランティアで引き受けています。そういう際に参考文献をあげる訓練が自然に身につくのでしょう。」

　論文に対する批判力が，またすごい。1992 年当時は，Annals of Internal Medicine のエディターをされていたが，朝の抄読会で，「この論文は，本来なら Annals of Internal Medicine に載るほどの質ではありません。…私がエディターになる前のことで，ラッキーでしたね。」

　非常勤で来ていただいていたリウマチ専門医の上野征夫先生（93 頁）も，「ものすごい知識量やねえ。自分も，UCLA で米国のベストに近いフェローシップを受けたわけ。当時の UCLA のリウマチ指導医の陣容もすごかったけれど，Hadler さんのほうが上だなぁ。」（写真）

　長身で，かつ大柄であり，ともかく佇まいに貫禄がある。おごそかな感じだが，必要があっていったんしゃべりだすと，正に的を得た発言の連続であ

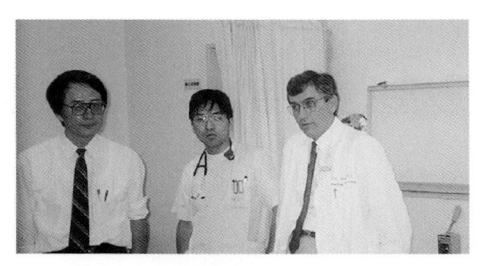

そこはかとなく格調が漂う？　左端が上野征夫先生。

る。リハビリ療法士の奥さん（Carol さん）が言う。「Nortin はハーバード出の秀才で，米国の医療界の正統に位置しているように思われるけれど，決してそうじゃないですよ。発言が歯に衣を着せないし，ユダヤ人だし…」

　先生に少し長く，かなり深く話し込んで接していると，私のように放校に近い形の医学部卒業生にも，知的エリートという言葉があまり気持ち悪いものでもなくなってくる。また，米国における高等教育の中身すらが伝わってくる気がする。大学教育，大学院教育，さらにそれ以上の教育や生涯教育に関しては，日本は貧しいなぁとも改めて感じさせられる。ともかく，'ほんま者' の "大リーガー医" であり，かつ専門医である。「fibromyalgia（線維筋痛症）などという病気はありません[1]。慢性疲労症候群という症候群を作る必要は全くありません[1]。MCTD などという概念は確立していません」といった発言の連発は，医学哲学的示唆に富むらしいということまではわかるものの，中規模病院の一般内科にはビッグすぎた。しかし，どういうわけか，アフターファイブも含めて溶け込んでもらえた。Carol さんの極めて気さくな性格が，舞鶴での世間付き合いには大きく貢献したようだ。その後，私がノースカロライナ州の Chapel Hill の御自宅に伺ったりもして個人的な親交も続き（97頁），2001年2月には，世界中での講演などで超多忙なのに再訪していただけた。なお，インドネシア学の学者である息子さん（Jeffrey さん）は，かの地（スマトラ）で知り合った日本人女性（人類学専攻）と結婚されている。

1) Hadler NM : Occupational Musculoskletal Disorders. p 18-45, Lippincott Williams & Wilkins, 1999

2）症例検討

❶ 外傷誘起性炎症（？）の1例

「放線菌症は大丈夫ですか？　私なら，CTや骨シンチの前に，直ちに同部の生検を依頼しますが…。ともあれ，外傷と炎症性リウマチ疾患との関連についてのきちっとした論文はいくつかしかありません。古くは，フィンランドのJulkunenらのスカンジナビア一派の論文[1]があります。ケース・コントロール研究ですが，割合しっかりしているものの，結論は今一つ薄弱です。最近のものもありますが，似たような結論です。レビュー[2]もあります。もちろん，外傷と局所疾患（腰痛，上肢痛）の関連についてなら，多くの論文があり，私もかなり書いています。」

「64歳の男性。子供に胸を貸す"ぶつかり稽古"の後に，前胸部痛，発熱が続くため来院。炎症所見が強いため入院となった。右胸鎖関節近傍に，発赤腫脹，圧痛，叩打痛あり。また，右肩甲骨内側痛，右踵骨部痛もあり。検査では，WBC 4,900，CRP 14.8 mg/dL，RFおよび抗核抗体は陰性。CTで右前胸部の軟部組織腫大，骨シンチでは疼痛部に一致した取り込みを認めた。炎症所見は無治療でいったん軽快したが，再度上昇。右前胸部腫大部の生検で，線維性結合織の増生・脂肪下微小膿瘍を認めたため，副腎皮質ステロイド薬（プレドニゾロン20 mg）を開始。CRPは1週間後に陰性化し，合併した梨状筋症候群以外の症状も消失した。ステロイド薬減量後に一時増悪したが，増量で軽快。その後自己判断でステロイド薬は中断されているが，発症から7カ月後のCRPは陰性。近年，変形性関節症の発生機序が明確になりつつあり，力学的成因によっても，種々のサイトカインが関与する結果，強い炎症も起こり得るとされる。今回の報告例も，外傷誘起性炎症と考えたい。」京都大学総合診療部で月1回開かれている7病院（大学以外には，当院内科，国立京都病院総合内科，堺市民病院内科，天理よろづ相談所病院総合診療教育部，京都民医連中央病院内科，名古屋大学第2内科・総合診療部有志）合同症例カンファレンスでの光景である。2001年2月例会での天理の八田和大先生の症例呈示であった。

東京からの特別参加で，適度な通訳と場の調整を買って出てくださった上野征夫先生のカンファレンス後の発言は，「いやまあ，相変わらず出来るねえ。外傷誘起性炎症なんていう概念は，あっても，リウマチ学のごくごく小さな分野ですよ。その関連文献がとっさにすらすら出てくるのだから，参ってしまうよね。」 帰国後にさっそく新しい文献[3]を教えてくださったが，これも結論は今1つ薄弱と。

1) Julkunen H, et al：Severe trauma as an etiologic factor in rheumatoid arthritis. Scand J Rheumatol 3：97-102, 1974
2) Sandorfi N, et al：Psoriatic and seronegative inflammatory arthropathy associated with a traumatic onset；4 cases and a review of the literature. J Rheumatol 24：187-193, 1997
3) Al-Allaf AW, et al：A case-control study examining the role of physical trauma in the onset of rheumatoid arthritis. Rheumatology 40：262-266, 2001

❷ 今が盛りの'還元主義'（＝検査漬け）

「28歳の女性でしょう。H＆Pも非特異的ですよね。危険因子も何もないし。これ（心電図と胸部X線像）以上の検査は必要ないでしょう。えっ，冠動脈造影をする病院もあるって？　…今ここに出席している君達の中にも，この1週間を振り返れば，頭痛や不眠や便秘や，ひょっとしたら胸痛のあったのを思い出す人がけっこういるはずですよ。そうした出来事を素通りできることこそが，健康なのですよね。だから，この患者さんも素通りさせるのが健康なのであって，いろんな検査で引き止めるほうが不健康なのですよ。決して逆ではありません。そうしないと，こうした患者さんは今後検査の洪水に飲み込まれてしまって，しかも訴えはずっと続くわけですよ。もちろん，説得や付き合いには，とても時間がかかりますけれどね。しかし，それこそ医者の役割でしょう。特に初めにかかった医者の態度と責任は大きいのです。何にでも病因を見つけようとするドイツ流のreductionism（還元主義）の影響は，米国では遅くとも1920年代にはすっかり後退しています。えっ，米国のレジデントは検査をやりたがらないかって？　もちろん，強い欲求がありますよ。彼らを納得させ，患者を守るためにこそ私達attending医がいるわけです。」

いままでにも何度か救急室を訪れている28歳で，胸痛を訴える女性患者の病棟回診に際しての発言である。EBM隆盛の現在以前にも，検査前（後）確率や検査特性に関する認識はもちろんあった。ただ，それらの医療現場での豊かな利用が，教師不足も手伝っていまだに乏しいだけである。

3）箴言

❶「リウマチ症例は呈示しないように。」

この後に，「Because it is too easy（容易すぎるからです）。私は，リウマチ専門医なのですよ」と続く。吐血や喀血症例や，肺炎や心筋梗塞例や，感染性腸

炎症例といった，専門でない分野の症例に対してリウマチ専門医がどのように解くかが，指導医の能力だとおっしゃるのである．リウマチ症例は一般にあまり入院しないので，米国での自身の attending 回診でもリウマチ症例以外が呈示されることが多いとの話であった．ただし，リウマチ症例以外の呈示に対しては，諳(そら)んじての文献紹介はさすがに少なかった．

❷「spoon feeding のためにはるばる来たわけではありません．」

2001年2月の再訪は2週間と短かったので，先生の好みで講義をしていただくように頼んだところ，「Regional back pain : Predicament at home, nemesis at work」「Fibromylgia, chronic fatigue syndrome and related iatrogenic diagnostic algorithms」「"Primary Raynaud's" is not a disease or even a disorder ; it's a trait」などといったタイトルからもわかるような，格調高い，きわめて思索的な内容の連発になった．先生の論文を前もって読んでおかなければ，スタッフにも理解が難しかった．いや，読んでいても難しかったというより，難しくて読み通しにくかった．研修医の反応は，学年にもよるが，2つに分かれた．「全くわからない．英語もとてつもなく難しい．私達研修医の反応も考慮せずに進むのは，教師とはいえないのではないか」の多数派と，「格調が高い（そうだ）．こんな世界的大家の講義なんてめったに聞けるものではない．私達もしっかり予習をして，居眠りせずに拝聴すべきではないか」の少数派である．指導医の1人に研修医内の意見の分裂状態を打ち明けてもらった後の反応が，冒頭の言葉である．「多数派はまるで赤子の態度です．分からなければわかるように努力するのが，知性の徒の使命でしょう．また，聞いてみますと，わかることというのが，教科書や参考書に書いてあることなのですよ．そんなものは読めばしまいでしょう．そんな spoon feeding のために数千マイルも飛んでは来ませんよ．」

❸「EBM に，私は全く馴染みがありません．」

「EBM をどう思うかですって？　EBM is nothing to me. EBM というのは，実地臨床の場で，比較的よくある病気に対して，どのような治療や診断をするのが合理的かということを過去の成績を頼りに決定してゆく方法論ですよね．リウマチ専門医としての私の外来には，何年間も診断がつかなかったり，治療をどうしてよいかわからない症例が，文字通り世界中からやってきます．今までにいろいろな専門医が診ても診断がつかない症例は，私が診ても結局ほとんどは診断できませんので，なぜ診断がつかないかの考察に終始します．ともあれそういう状況では，EBM は何の役にも立ちませんよ．」

私達には，「医療現場の EBM」「症例検討における EBM」の権威にみえる先生の発言だけに，EBM って何だろうと考えさせられる．もちろん，冷静になれ

ば，EBMの対象の向き・不向き，その守備範囲，エビデンスの質の問題に帰着するのがわかる。

❹「電子カルテに，高次な医学情報管理の機能はありません。」

「各自のしゃべり方の癖に慣れた秘書達がいて，私達のディクテーションを正確に，速く打ち出してくれる従来の方法が，私達のようなリファーラル医（紹介を受ける医師）の情報管理には最善です。管理者達は，それを理解できず，安く仕上げようとして，さまざまな政策を打ち出しました。給料の高い秘書達を首にして，ディクテーションの打ち出しを台湾に輸出したりしています。圧倒的に間違いが増え，時間もかかるようになりました。結局医師の労働時間をくっているわけなのですが，支出削減に成功したとぬか喜びに陥っています。管理者は経営の観点からでしょう，一定の書式を求めます。しかし，喫煙歴がどうの，家族歴がどうのといった形式的な病歴は，私達にはどうでもいいことなのです。それこそ頭をひねって，限られた時間で，個別的な病歴を聴取しなければなりません。こういったリファーラル医の真剣勝負には，電子カルテは似合いません。また，患者が持参する，これまでにかかっていた医師達のチャートが延べ30 cmの厚さに及ぶこともありますが，その医学情報の管理にも電子カルテは無効でしょう。」

❺「40人が生き延びました。マイケル・クライトンは，1日も医者生活をしていません。」

先生の感触では，同窓約150人のうち約40人が現在の米国で指導的な役を果たしているらしい。ということは，即world-famousな面々ということになるようだ。マイケル・クライトン（『ER』の原作者，『ジュラシック・パーク』の脚本家）は，学生時代からの近しい友人で，アパートも隣同士。すでに双方結婚していたので，家族中で（クライトンは，その後離婚）も付き合われたとか。すでにカレッジの時代から小説を書いていたクライトンは，卒業はしたものの，結局内定していた研修病院には1日も行くことなく，ハリウッドに足を向け，億万長者の道を歩むことになった。だから，残り110人の最下位に位置するとのこと。

❻「13歳から回診していました。」

Hadler先生のお父さんは，ハーバード大学医学部卒の医師。先生の思春期の頃は，ニューヨークで開業なさり，医学生を回診指導されていた。勉強家の息子にとっては，父の回診が大きな知的刺激の源泉になったようだ。「米国では医師の世襲は珍しいでしょう？」との私の質問に対して，「ええ。しかし，私は13歳から天職だと思っていました。だから，高校時代には既にかなりの医学知識をもっていました」と先生。

❼ 「高度に知的な英語です。」

　当院内科の指導医の1人の小橋良太郎医師（43頁）は，語学の達人である。医師になるまでのアジア，アフリカでの長い生活，なってから後の世界をまたにかけた旅の経験から現在33ヵ国語を操るが，世界の各地での英語事情にも詳しい。「先生は英語が上手だけれど，自分でどういう英語だと思われますか？」という，小橋医師ならではの質問に対する返答が，冒頭である。「12，13歳から知的な英語を物にしようと頑張ってきました。何十年間の研鑽の結果が，今の私の英語です。高度に知的な英語だと思っています」と，特有のややくぐもった声で。研修医を含め，実は私達にとっての最大の制限要因は，この「知的な英語」であった。米国滞在8年の英語の達人の上野征夫先生がおっしゃる。「米国東海岸の高級なインテリ英語なのだろうねえ。書かれたものも講演なんかでも，時々ついてゆけないことがありますよ。」

4）論文より抄訳

(An American Educator at the Japanese Bedside. The Pharos 57：9-13, 1994)

　この Pharos という雑誌は，Alpha Omega Alpha（AOA）Journal といわれ，米国の各医学校を上位1割の成績で卒業した者全員に終生送られるそうである。全米で現在125の医学校があり，各医学校は毎年約15〜20名のAOA会員を出すので，現存AOA会員は約9万人とか。雑誌は，科学的論文ではなく，随筆のみで構成されているが，ピア・レビューがかなり厳しいと。「学校間の成績差は？」という言わずもがなの私の問いには，「米国の医学校は，かなりえり抜きです。ですから，ひどすぎるというところはありません。ハーバードをトップに上位20校が優良校とされますが，私のいるノースカロライナ大学は，この20の優良校の中では最低クラスです。エリート校卒の肩書きのほうが，AOAよりも確かにまさります。世間的には特にそうですが，アカデミックな世界ではAOAもけっこう評価されています。それに，米国は上昇志向の社会です。冴えない医学校の優等生が，立派な研修を受けてハーバードの教授になるなんていうのも，夢の1つなのですよ。それから大事なことは，エリート校卒にせよAOAにせよキャリアの初めに幅が利くだけで，その後は各人の各段階の達成度で評価されます。」その目で"大リーガー医"達の履歴書を見直してみると，Richard Diamond 先生やこの Hadler 先生だけでなく，William Hall 先生，Gerald Stein 先生，Joseph Sapira 先生，Jack Ende 先生なども AOA 受賞者であり，改めて'層の厚さ'に驚かされる。

それにしても，Hadler 先生の英語の記述は，単語，構文，内容ともに相当歯ごたえがある。もちろん，私の英語力では数え切れないほど辞書を引かねばならない。

…研修医達には，双方向的な，質疑応答に富む医学教育の経験がなかった。研修医達は，指導医の理解にも疑問をはさむように求められたことがなかった。生命の質についての思い込みが，ベッドサイドでの議論の対象になることはそれまでになかった。身体診察についての指導はそれまで乏しかった。

舞鶴で臨床教育をする上でのいくつかの異文化間の挑戦

もっとも挑戦的で，時間がかかったことは，私の患者ケアのやり方が日本の習慣とずれる時である。しょっちゅう起こったが，次に実例を述べる。

インフォームド・コンセント：悪性新生物のために終末期にあることを患者に告げるのはタブーである。それは残酷な行為だと考えられている。日本の医学のパターナリズムの程度は，米国では2世代昔に遡る。医者は一番よく知っているから，患者の判断を奪い取ったり，その見識を禁じたりしてもよいと考えられている。研修医達に聞いてみた。「文盲がなく，字幕の米国映画が広くゆきわたっている国で，体重減少や疼痛や化学療法や苦しい侵襲的手技について患者がちっともわからないなんてことが想像できますか？」研修医達は不愉快になるが，態度は変えない。終末期の患者の多くはまやかしの診断のままにされ，主治医との会話はいうに及ばず，家族との会話も切り詰められる。

遺言：パターナリズムが遺言を排除するので，生命の延長に関する現代的倫理との抵触が起こる。神経系変性疾患でほぼ植物状態の中年男性患者が，繰り返す誤嚥性肺炎で入院してきた。主治医になった研修医は，経鼻胃管を胃瘻にしようとした。その方法の有益性を検証する議論をしてゆくと，何がなんでも生命を延長しようと努力することに関して，その研修医は心配を抱くように変わっていった。しかし，研修医は私に言った。「私達は仏教徒なのです。あなたにはわかりません。」私は答えた。「お釈迦さんにはけっして ICU は要りませんでしたよ。」胃瘻は中止され，研修医との間に生じた緊張はその夜の乾杯で解消した。

1週間後の午前中の回診で新患紹介があった。前夜，92歳の女性が，娘さんがちょっと目を離したすきに浴槽の中で足を滑らせたのだ。苦悶状の呼吸状態で到

着した。オンコールの研修医が気管内挿管したところ，この溺水状態はみごとに人工呼吸と利尿薬に反応し，翌朝には帰宅できるばかりに回復した。症例呈示は，こんなにもお年の人にこれだけ多くの労力を払って，と弁解気味であった。私達は，この女性が呈示した問題とちょうど亡くなられたさきほどの中年の男性とを比較しながら議論した。こんな問題は，日本に固有というわけではもちろんない。医者がこんな問題を議論し，不確かさを共有し，偏見を表明する求めに日本の臨床教育は不十分にしか答えていない。

劣悪な環境での高次医学の実施：40年以上前に立てられた病院は，ほとんど改築されていない。きわめて重症の患者が多く入院していた。人工呼吸器を装着している方も多いし，多くの方がモニターを付けているし，血栓性血小板減少性紫斑病に対してプラズマフェレーシスを実施している方もいるし，食道静脈瘤破裂による出血に対して圧迫止血中の方も何人かいたという具合である。ICUといえば，狭い，照明の悪い個室のいくつかというわけで，一般病棟をケアするのと同じ看護婦によって担われているので，きわめて重症患者であっても訪室が間欠的にしか行えない。実際，人工呼吸器の誤作動の発見が遅れて植物状態になってしまった患者もいた。日本では，これだけの技術を提供しながら，それを最適の状態で利用するのに必要な環境や陣容をどうやって切り詰めることができるのだろうか？　私にもわからなかったし，研修医にもわからなかった。

権威とは？：研修医は，きっちり教育を受けており，博識であった。関連文献の引用が格別上手というわけではなかったのは，米国での臨死に関する文献についてもいえた。しかし，一流の米国の雑誌に載った論文の結論を何となく承認するようには教育されていた。質問するのはちょっとくすぐってみるような感じであったが，冠動脈疾患や成人発生糖尿病の管理，乳癌や大腸癌のスクリーニングについての不確実さについて文献の読み合わせをしてみると，研修医の関心は高まり，学習効果は急峻になる。ベッドサイド学習や臨床教育での議論・討論は，あまり身についたものではなかった。

舞鶴での試み

　…この試みは，いくつかの点でとてもうまくいった。研修医達は，もともと臨床現場での学究的な意見交換を遮る権威を受容するように躾けられていた。徐々にではあれ，議論が行われるようになり，指導医と研修医が患者のために共に手を組む存在になれ始めた。受身の学習態度を打ち破ろうとしたが，これはなかなかだった。病態生理の議論は，米国の研修医達に期待したい水準になった。臨床現場の知的興奮の水準は，明らかに上がった。

　さて，医学教育は，日本海に面したこの小さな病院で刷新されたが，医学が進

歩したとはいえない。

医学と文化

　医学は，第一に考え方（philosophy）である。だからこそ，患者・医師関係が歴史を通じて維持されてきたのだ。…日本の医学には，独自の時と場所がある。そして，米国の保険医療を推進させるどの尺度―生存率，生命の質，費用・効果比率―からみても，先進工業国の垂涎の的である。

　舞鶴の体験ではっきりしたことは，私がなぜアカデミック内科を専攻し，困難にめげずに続けているかということである。それは，双方向的で，批判的な議論に基づく教育（interactive critical disputative teaching）なのだ。これは，単なる教育の道具ではない。同僚批評の過程であり，生涯教育の要諦でもあり，傲慢に対する予防手段でもあるのだ。議論に基づく教育こそ，臨床医の一生を持ちこたえさせる態度である。人間の窮状に常に付きまとう不確実さに面して最良の助言をするには，時間がかかっても，不安が起きても仕方がない。

　さて，私は米国での自分の持ち場に帰ってきた。教育の専門家達は，もっとも高名な臨床医によるもっとも有名な患者サービスにあまりにもさまざまな型と内容がみられることに驚いているが，それこそが，議論に基づく教育の特徴なのだ。議論の過程では，自慢の標準化や量的評価は無視される。同僚評価は成果に照準を当てれば達成され，生涯教育は再認定試験によって監視できるとされてきた。しかし，教育の専門家達や管理職の人々は，そんな考えからは解放されないといけない。そうでないと，1世代後あたりには，米国における舞鶴の試みについて記述されることになるだろう。

⑪ Robert (Bob) Gibbons 先生

1）背景

　エリート軍医の出であるGibbons先生は，現在，コロラド州デンバーの聖ヨセフ病院の内科部長兼内科研修部長．アイゼンハワー元大統領の主治医にもなったことがあるとか．もとはリウマチ専門医だが，一般内科医としての幅の広さも深みも格別である．私達が米軍医学の臨床力に驚かされたのが，初参画の1993年になる．軍事的にも世界を支配している米国は，世界各地に兵隊・家族を派遣している．だからその軍医学は，風土病を含め世界中のありとあらゆる病気に知悉している必要があるわけだ．先生が，ワシントン州タコマ郊外にあるMadigan陸軍医療センターの内科副部長（後に，内科部長・内科研修部長）をされていたベトナム戦争時代は，一晩のうちに何百人もの傷病兵がベトナムから運び込まれてきたこともあったという．中には，何の病気かわからないこともよくあったとおっしゃる．良いか悪いかは別にして，米国内にいながら世界中の疾病に触れることになるわけだ．その後，陸軍医としてのさらなる昇進の道もあったのだが，根っからの教育好きなため，教育専任の現在の方向へ舵取りをされたと聞く．

　コロラド州立大学臨床教授（clinical professor）の肩書きがある先生だが，勤務先の聖ヨセフ病院の内科研修プログラムは，大学のそれとはほとんど関係がなく，独立したものとか．デンバーの内科研修プログラムは以前4つあったが，2つは消滅し，現在はこの2つだけと．ともあれ，clinical なんとかという称号は，社会的栄誉の意味が強いと思っていたのだが，それだけではなく臨床的・教育的価値のあるものだとは，先生を招いてみて初めてわかった．なお，2002年1月来鶴のJack Ende 先生にいろいろ聞き合わせてみると，このclinicalというタイトルは，その意味や意義が，地域や大学によって異なるらしい．授与の対象は，開業医への臨床的・教育的貢献から，完全に大学の中での臨床活動（clinical track）まで，かなり幅があるようだ．ただし，アカデミックな世界の特に保守的な層からは，やや低くみられやすいのは否

めないらしい。

その教育者の先生から，数年前に，2年次の女性研修医の進級をめぐってのトラブルに巻き込まれているとの話を聞いたときは，心底驚いた。彼女が，進級できないのを不服として，「女性差別，オランダ人差別」を掲げて裁判闘争を挑んできたのだという。米国では何でも起こる。「彼女が患者を受けもつと，ともかく患者が泣くのです。私はその度にきちっと文書化（documentation）してきました。また，私がオランダ人差別をするわけがありません。家内がオランダ系ですから。」

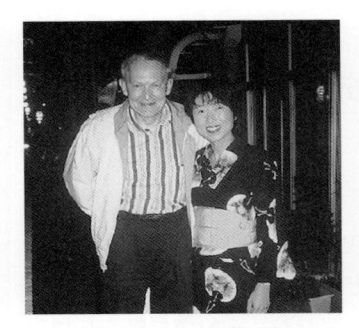

やる気のある若手（湯浅美鈴医師，66頁）ほど米国にさらわれる？

敬虔なモルモン教徒の先生夫妻には3人の息子さんがいるが，3人ともに宣教活動をし終えたとか。お酒類・コーヒー・日本茶が一切だめだが，堅苦しさは全くない。宴会もけっこういける。舞鶴でも毎早朝ジョギングを欠かされない63歳の日常が，若さの秘訣でもあると思える。すっかり日本通の先生なので，お持ち帰りは舞鶴市旗。奥さん（Jacquelineさん）は，市の徽章入りのマンホールの蓋（特にカラー仕上り）にいたく御執心。

4度の来鶴経験のある先生は，常連といえよう。これにまつわる逸話を1つ。先生は，現在，米国内科学会の渉外委員長である。2002年5月末に国際内科学会が京都で開かれる（序参照）が，その米国代表は，国際内科学会会長（現在は米国人の Joseph Johnson 先生）と米国内科学会会長と米国内科学会前会長（William Hall 先生，142頁）の3人に限られていて，米国内科学会渉外委員長の Gibbons 先生には代表の資格はないそうである。しかし，先生黙っていない。「Johnson 会長，私は特別の存在ではないのですかね。4度日本に行き，しかも臨床現場で研修医・スタッフ医と丁々発止と渡り合ってきたのですから。こんな常連はめったにいないでしょう。」会長への'脅し'はまんまと成功し，先生は，晴れて4人の米国の代表に選ばれたとか。もちろん，'ただ'というわけではなく，症例検討会の米国代表の1人になられるという代償付き（序参照）。そういうわけで，国際内科学会の後の2週間の

先生招聘を飛行機運賃なしですませられるのが，私達のおこぼれという次第。

　これまでに何人もの医師が，米国でお世話になっている。学生もエクスターンの形でお世話になっている。やる気のある若手医師が米国医学に引かれるのは仕方がないか（写真）？

2）症例検討

特発性自己免疫性溶血性貧血

　「特発性自己免疫性溶血性貧血（AIHA）ですね。ステロイドが効かず，細胞毒性薬も 10 日間の投与では効いていないようです。脾腫がなく脾摘も効果薄のようなので，予後が悪そうですね。ところで，クームズ試験陰性の AIHA って知っている？　それから，骨髄穿刺は果たして必要だった？　要らなかったのでは？　非常に典型的な AIHA の臨床像ですよね。抗核抗体は陰性で，SLE は考えられません。表在リンパ節腫脹がなく，胸部 X 線像が正常で，末梢血所見でも網状赤血球の増加や赤芽球の増加以外に異常がないので，リンパ腫や白血病の可能性はなく，特発性なのは明らかですから。日本ではまだあまり問題ないようですが，米国では近年コストが重要視されていて，1,000 ドル近くもかかる（?!）骨髄穿刺のような検査はなかなかできません…。」

　1999 年 8 月某日，猛暑。午後 3 時からの症例検討会での Gibbons 先生。昨日来鶴早々の先生だが，3 度目の参画だけに快調そのもの。的確な発言の価値が必ずしも分からない 8 名の夏期実習医学生も口をあんぐり。

3）箴言

❶「期待はずれの大学教授もいたでしょう。」

　1993 年の初来日の際に，1 カ月が経って帰国の前に私と 2 人きりで楽しんだ会食でのせりふである。難なく，淡々とこなされているようにみえた先生の佇まいだったが，真相は以下のようであったらしい。「そんなことはありません。内科全般にわたる極めて幅広い症例ですよ。特に神経疾患は，米国では，別の部門で扱うことが多いでしょう。けっこう緊張しますよ。それに，遠慮なくどんどん質問されるわけですから，とっさの受け応えはなかなか難しいものですよ。この役をきちんとこなせるのは，ふだんからよほど臨床の造詣の深い者だけですよ。米国の大学教授も名前だけの人もいるから，びびるでしょうねえ。」

❷「そりゃ研修医制度を採るほうがずっと安上がりだからですよ。」

「スタッフ医師で置き換えるとなると，人件費は莫大なものになりますよ。ここでもそうでしょう。それにメディケアからの財政援助（234頁）も大きな魅力なのですよ」と続く。

現在の米国の教育病院では，研修医の席に空きが目立つらしい。特に2001年9月11日の事件以来，外国人研修医へのビザ発給が大幅に遅れがちとなり，米国東海岸の病院の中には研修医不足で悲鳴をあげているところもあるようだ。なんでも，ニューヨーク市内の病院の中には，外国人研修医が全研修医の7割をも占めていたところもあるとか。「どうして研修医のほうがそんなにいいんです？」という素朴きわまりない私の質問に対する答えが冒頭である。なお，ここことは当院内科のことであるが，こういった'財政的貢献'も"大リーガー医"招聘作戦の成果として，本来なら議論の対象であるべきだ（81頁）。

以上のような事情だからこそ，米国では研修・研修医の質が命となる。研修部長の責任も大きく，地位も高くなる。毎年秋から冬にかけての研修医の選考は，実に時間をかけ，気合のはいったものらしい。ただし，そこまで気合を入れない場合との比較対照はないとGibbons先生。

❸「簡単なことを複雑にするのを飯の種にしている医学教育者がいますよね。」

自身が医学教育者ではあっても，根っからの臨床医でもあるGibbons先生は，小難しい理屈に終始するような総論的な医学教育談義は，非実用的・無効だと揶揄される。微に入り，細をうがった医療面接にも懐疑的だし，共感的姿勢の過度の強調も不自然だと退けられる。「簡単なことを複雑にする」タイプの研修部長で，実際に研修医からボイコットの憂き目にあった方の実名もあげられた。

❹「ベーチェット病です！」

「絶対にそうですよ。えっ，何例のベーチェット病を診たことがあるかですって？ もちろん1例もありません。米国ではきわめて少ないですから。軍での経験にもありません。経験したことのないこの患者さんの臨床像，いまだ診たことのない病気，だから，これはベーチェット病ですよ」と続く。

年来全く診断のつかない40代後半の女性患者の症例呈示に際して。このだからが，もっと本気で科学的に使われていれば，この項は，箴言ではなく，症例検討に入る。しかし，Gibbons先生，どうも半分は本気のよう。なお，詳しい症例呈示は，Om Sharma先生の項（190頁，❶）で扱う。

4）論文より抄訳

(Medical Education in Japan. Careers in Internal Medicine 10 (1): 6-7, 1993)

以下では，主として日本の医学教育や研修の事情が紹介されているが，日本人医学部卒業生が米国の研修プログラムに応募してきたときの米国人研修指導者・面接者の心構えのようなものについても触れられている。

医学教育

医学教育は6年制で行われる。一般的には，2年間の教養，2年間の基礎科学，2年間の'臨床医学'からなっている。医学校のシステムは，もっぱら戦前のドイツ方式に立脚しており，臨床教育の上では既に問題をはらんでいると思われる。つまり，教官達に尊敬が向けられるシステムなのだが，患者ケアに対する教官達の経験が足りないことが多く，しかも上意下達が求められるのである。臨床教育が不十分なのは，基礎的研究に重きが置かれ，実地臨床が軽視されているからである。多くの教官が，臨床技能を教える興味がなかったり，教えられなかったりする。医学生が最後の2年間に病歴聴取や身体診察をきっちりする患者数が15名程度でしかなかったりする。したがって，医学生の臨床技能は不十分になりやすく，米国の教育病院で1年次研修医の責任を果たしにくい。

卒後研修

研修は，大学病院や臨床研修指定病院で行われる。1年次は，米国の transitional のようにいろいろな科を回るか，専門科に属してしまう。ここでも，研修医の臨床訓練は非常に限られていて，引き継ぎ報告や教育回診やカンファレンスが少ない。研修医の指導監督は，基本的には専門医によってなされるが，簡単で，質疑応答に富むわけではない。3年間の臨床研修を含めての一般内科の訓練は，日本ではほとんど行われていない。

教授の権力と影響力は伝統的に大きく，医局員の人事を決定する。任意の研修の後に認定試験はなく，大学に残ったり，特定の病院に派遣されたりする。場合によっては，非教育病院を自分で探したりする。開業することもあるが，お金がものすごくかかる。

言葉

英語の読み書きは，医学生にとってたやすい。英語の話し言葉の理解は，人によって違う。そして，他人に対して本来的に敬意や礼儀正しさを示すために，発言が繰り返されないようになる。英会話は，不適切から優良まで幅があり，日本

内外での英語の話し手との接触時間に比例する。

手技

臨床的議論の経験は欠けているのだが，日本の医師は，胃カメラ，超音波，大腸ファイバー，胸部ドレナージと手技にたけている。卒後すぐから専門医研修に入る者が多いためである。

要約

医学部卒業生は，賢く，やる気があり，勤勉で，礼儀正しい。しかし，卒業したての者が，米国の研修医の厳しさに耐えられるとは思われない。米国の研修指導者は，日本人医師が効果的に研修できるためには，日本での1〜3年の臨床経験を課すようにしたほうが賢明である。ほとんどの日本人医師は英語をしゃべるのが苦手なので，研修指導者は応募者を個人的に面接しなければならない。もし英語の理解力が良好なら，自発性や断定性が欠けていても，必ずしも知識が欠けているわけではなく，敬意や礼儀正しさの表現であることもある。一般的には，国立大学のほうが私立大学よりも優良である。推薦状は，米国のやり方に経験がある者によって書かれたものでない限り，ほとんど役に立たない。応募者自身の書いた文章なら，伝達の上手さをみるのに適している。

⑫ Enrique Fernandez 先生

1）背景

　呼吸器専門医である。感染症医やリウマチ医のように，一般内科に強い（と表白される）わけでもないのに，1994 年春に初めてお呼びしたのには，3 つの理由がある。1 つは，一般内科に関してはある程度基盤が固まったからである。2 つ目には，呼吸器系症例が多かったからである。そして 3 つ目には，どうせ招聘するなら気心の知った方がよかろうということで，1984 年冬のデンバーでの研修時代の attending 医の 1 人に白羽の矢をたてた。実は，Fernandez 先生とはずっと手紙のやり取りを続けていた。機が熟したと判断したわけである。とてもうまくいったので，2 回目の 1999 年秋には 3 カ月も滞在していただいた。

　先生はチリ出身の米国人である（写真）。スペイン国籍もお持ちである。Thomas Petty 先生率いる米国デンバーグループの下での呼吸器研修修了後，1971 年帰国。母国では呼吸器指導医として活躍する以外に，アジェンデ大統領の主治医団の 1 人でもあった。これが先生の運命を変えることになった。1973 年 9 月に軍事クーデターが起こり，アジェンデ大統領が暗殺されたからである。家族ともども約 6 カ月の地下潜伏の後，命からがら母国を脱出，なんとか米国に到着，1974 年亡命に成功された。この軍事クーデターには米

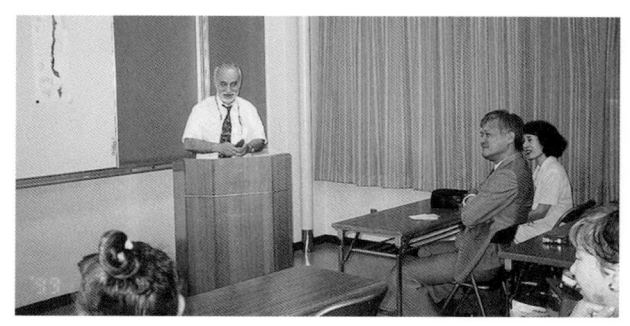

'市民講座'「わが祖国への想い」では，チリについて長ーく語る。

国 CIA が絡んでいたと考えておられるだけに，先生の心境は複雑。ピノチェト元将軍・元大統領の英国での最近の逮捕は，「天罰」とおっしゃる。左派系のリカルド・ラゴスが大統領で，ピノチェトが病気入退院を繰り返す今も，帰国時にはかなり構えるといわれる。スペインのパスポートを使われると。

　天性の教師である。一緒にいて，とにかく楽しい。愛嬌があり，ユーモア満開である。両親も教師とか。デンバーでのグランド・ラウンドでのこと。「全身の近位筋の筋力低下をきたした患者の胸部写真ですが，間質性肺炎像が認められます。さて，筋生検標本ですが，先生には何に見えますか？」に対する「To me it's a red beef（牛肉ですね）」の先生の当意即妙に，満場大爆笑。1994年に毎日新聞が取材に来た際には，先生照れながらも，「geriatric Tom Cruise（老けたトム・クルーズ）かな？」とも。1999年当時，呼吸器科医長だった川畑秀伸医師（50頁）は，飄々とした穏やかさが身上だが，「Kawabata, why don't you fight with the world？（川畑君，ぽーとした雰囲気でなく，きびきびした感じを出したらどうかね）」の連発を受けていたが，実にのどかな子弟の愛情にも囲まれていた。

　その先生だが，よく出来た。世界トップといわれるデンバーグループに属されているだけのことはある。呼吸器臨床のオールラウンダーといえる。それに経験症例数が豊かだ。Mounier-Kuhn症候群5例，Williams-Campbell症候群7例の経験などといわれると，それを聞くだけでも，研修医には相当な勉強になる。その先生が指摘される。「アングロ・サクソン民族が優れている点は，何といってもdiscussion（討論）です。相当きわどく意見が対立しても，最後はうまく収束をつけます。ラテン系だと，その手前で興奮して喧嘩になってしまいます。医学をアングロ・サクソンがひっぱるのはよくわかります。」(陰の声―「ユダヤ人はどうなのだ？」)

　特に1984年当時は，米国人の視野の狭さをよく嘆かれていた。そして，研修医に議論をふっかけられておられたが，間の取り方が上手なので，教育の範囲外に出ることがないのはさすがだった。コメディカル相手にもいろいろな文化論を展開されていたが，チリ弁英語を中心に話に花が咲くという感じで，拒絶される雰囲気からは遠かった。憎めない性格なのだ。3）箴言の❺❻（172頁）が，その代表である。

大の共和党嫌い。何があっても，クリントンは好き。ヒラリーは近代女性で好きだが，先代ブッシュの奥さんのバーバラはぬかみそ臭くて，保守的で嫌いとも。

2）症例検討

❶ 悪性リンパ腫

「maligancy，わけても悪性リンパ腫に間違いないですよ。もし外れれば，医師免許を取り上げてもらってもかまいません。」

招聘先（第11回さぬきチェストカンファレンス）での症例呈示に対するコメントである。70歳の男性で，1カ月前から倦怠感，食欲不振が出現。体重も10 kg減少し，次第に寝たきり状態となった。肺炎の診断に対する前院での抗菌薬治療に反応せず，1週間後に転院となった。10年来の糖尿病に対してインスリン治療中。38.2℃，脈拍120/分，呼吸数40/分，両肺下部に fine crackles を聴取。全身浮腫あり。WBC 6,210，Hb 8.3 g/dL，TP 4.7 g/dL，Alb 2.5 g/dL，LDH 1,006 U/L，CRP 20 mg/dL。動脈血ガス分析では，鼻カニューラ5 L/分下で $PaCO_2$ 31 mmHg，PaO_2 42 mmHg であった。胸部X線像では，両側上肺野優位に肺門を中心とした気管支透亮像を伴う浸潤影が広がり，胸水貯留を両側に認める。胸部CT像では，肺うっ血と右 S^2 を中心とする小結節の散在の所見が加わった。胸水は，LDH 407 U/L と浸出液。Swan-Ganz カテーテルでは Forrester I型。腹部CTでは左側水腎症を認める。呼吸状態は悪化し，気管内挿管・人工呼吸となった。薬石効なく1カ月後に死亡。剖検では，両肺，縦隔リンパ節，脾臓，S状結腸・腸間膜，左側腎臓・尿管・膀胱に悪性リンパ腫（diffuse large，B cell type）の浸潤を認めた。

❷ 診断・治療困難例

「実地で経験する症例については，明快な病態や原因というものはわからないことが多いものです。特にICUレベルやERでの重症例はそうです。ですから，君の症例も，起炎菌が何であったか，免疫学的関与があったのか，ARDSといえるのかなどいろいろ疑問も残りますが，現実の医療には実際このようなケースが多いものですよ。不確実性の学問である医学の中で，主治医は不安を感じ，迷いながらも最善を尽くすものです。患者さんが亡くならずに，元気になって退院できるようになられたことはすばらしいじゃないですか。それが一番良いことな

のです。君は医師として十分な仕事をしたのですよ。」

　症例は73歳の女性で，1人暮らしで身寄りなし。車椅子での受診。るいそう著明で，頭皮・背部一面に無数の引っかき傷。歯はほとんどなし。開業医からの紹介状はいつにも増して丁寧だが，要は摂食不良の衰弱老婆を社会的入院させたが，抗菌薬（カルバペネム系と第3世代セフェム系）に反応しない有熱性肺野異常影と呼吸不全が持続しているとのこと。「性格はなかなかエキセントリックです。市役所福祉や介護支援センターに社会的なことなどをお願いしています」と。付き添いの民生委員によると，「お女郎さんで売られてきた人で，昔は美人でした。ひかせてもらった旦那さんに家をもたせてもらって，古本屋（ちょっと特殊な）をやっていました。生まじめ一筋で，売り上げは一切旦那に貢いでいました。老後の備えでもあったようです。旦那が数年前に亡くなってからもその奥さん一家をひたすら信じてきましたが，現在立ち退かされようとしています。近所のみんなはあまりの仕打ちに腹をたてていますが，法律的にはどうも…。本人がずっと信じきっていましたのが哀れで…。」

　この症例に対する主治医（こみいった症例でもあり，研修医ではなく，呼吸器臨床を研鑽したスタッフ：川畑秀伸医師が担当）の述懐を以下に載せる。

　「胸部X線とCT像では，右上中肺野を中心に胸膜肥厚と肺野の収縮があり，気管支拡張や気腫性変化をベースにした濃度の高い陰影が多数ありました。両側に胸水もかなりたまっており，肺は圧迫されて，含気部分はかなり減少，下顎呼吸もあり，第1印象これはだめだと思いました。肺結核後遺症に何らかの感染が加わったものと考え，起炎菌だけでもはっきりさせようと，血培，胸水穿刺，気管支鏡，吸引肺生検，胃液のPCR・培養をしました。検査後直ちに結核症もカバーして，イソニアジド，リファンピシン，エリスロマイシン，セフタジジムを'だめ元'で点滴しました。

　入院後2週間で，食欲低下と低栄養が次第に進み，意識レベル低下，呼吸不全の増悪，全身の発疹，肝機能異常（イソニアジドによるもの），下痢（偽膜性腸炎でした）などが加わりました。何回か症例呈示したFernandez先生も，検査のアドバイスや対症療法的なコメントはくれるのですが，地道に1つ1つ問題をクリアーしていくしかないとしかおっしゃってくれません。身寄りのない患者さんに対する気管内挿管について誰に相談し，承諾を取るか，もし改善した場合の生活の場をどうするかなど一言では語れないさまざまな，かつ複雑な問題があり，市の福祉課やMSW，医事課長，PT，OTさんと何回も会合をもちました。

　結局やれる検査はすべてやって，地道にIVHで低栄養をしのぎ，人工呼吸器は付けずにマスクO_2 10 L/分でねばり，イソニアジドの量を減らしながら，メト

ロニダゾールも加え，手を合わせていました．すると，1カ月半後には徐々に意識レベルも呼吸不全も改善し，2カ月後には食事も取れるようになり，2カ月半後にはトイレ歩行のリハビリにまでこぎつけました．その時点での午後のカンファレンスで，全経過におよぶ胸部X線と経過表を出して，果たして何が良かったのかFernandez先生に聞いたのですが，あまりぱっとしたコメントはありませんでした．しかし，その翌朝7時過ぎに医局で私がパンとコーヒーを取っていますと，外国人医師室に向かうFernandez先生が私をみつけて，近づいて来て言われた言葉が冒頭のことでした．呼吸器病学のメッカ，コロラドで臨床一筋30年の呼吸器内科教授の先生がおっしゃった言葉ですから，私が舞鶴で初めて誉められたから胸に残っているばかりではないと思っています．診断できなかったり，原因や病態がわからなかったときは，たとえ患者が治ってもいつも感じていた私の敗北感は，こうして晴れたのでした．」

3）箴言

❶「自転車の1年間でした．」

1969年に米国に初めて渡ったときに，言葉のハンディがなかったかとの私の問いに対してである．思い切りあったらしい．深夜の病院からの電話での看護婦さんの声が全然聞き取れないので，まもなく病院の近くに引っ越した．そして，電話が鳴れば，「すぐに行きます」と条件反射し，自転車で病棟に駆けつける日々だったと．病棟の用事は，それこそ，「○○さんに睡眠薬を出していいですか？」のことが多いが，長い冬も自転車を愛用．「チリでは卒後10年近くが経ち，尊敬も受けていただけに，かなりの地獄だった」とも．

❷「暗記だけです．」

「先生，暗記は得意ですか？」の質問に．「私の医学は，暗記だけです．小さい時から，物を忘れることはほとんどありません．研修医にも日頃から言っています．私が物忘れするようになったら，言ってほしいと．翌日には引退しますと．」

❸「1通の祝電だけでしたよ．」

「日本では，医学部の教授になると，お祝いの花を含めていろいろな贈答を受けますが，先生の場合はどうでしたか？」の質問に．「私の場合は，正直，教授になるのは実績よりも数年は遅れましたね」という発言とともに．因みにコロラド大学呼吸器グループには，1999年当時17人の正教授がいたが，先生に名前をあげてもらったところ，12人しか出てこなかった．「先生，暗記力でしょう？」に，ばつの悪そうなFernandez先生．

❹「〇〇先生,有名になるほど,グランド・ラウンドから遠ざかっていきますね。」

「ふだん臨床をやってないから,大勢の前でフェローに任意に当てられるのが辛いのですよ。シニアでグランド・ラウンドを愛しているのは,Petty と私と Zwillich の 3 人だけになりました」と続く。

〇〇先生の名は,日本の呼吸器専門医では知らない者は少ない。洋の東西を問わない真実が,浮き彫りになっている。違いは,偉い先生でも「症例検討会の大勢の前でフェローに任意に当てられる」厳しさが,米国では医療の質の保証の根幹であり続けており,日本にはいまだに乏しいままだということである。

❺「**貧乏だからですよ。**」(1984 年米国で)

「1970 年のチリでは,結核の標準治療薬に RFP(リファンピシン)は含まれていません。それはなぜでしょう? 誰かわからない?」と先生が問う。米国の研修医は,例によってけんけんごうごう言い合うが,なかなか当たらない。そこで先生,「君達に想像力はないのか? RFP は高いのです。1 錠いくらだと思う? チリは貧乏なのです。」ついでに,「The American people are ignorant of what is going on elsewhere in the world(世界がどうなっているのか,米国人は全然分かっていませんね)」と一言多いので,物議を醸すぎりぎりに至るという按配である。

❻「**この国(米国)は異常です。**」(1984 年米国で)

「大学に入学すると,家から通えるところでも寄宿舎に入るのが成熟の証拠だというのは,米国の常識,世界の非常識です。私の息子も変態扱いされましたが,家族愛の強いチリの習慣です。大体,親子で 10 年間も会ったことがないという連中がごろごろいるこの社会が,どうして異常ではないのですかね?」とは,昼食中のコメディカルに対する議論のふっかけである。

4)50 周年記念誌への寄稿より(1998 年)

完全で個人的な患者ケアについて

1990 年代になって舞鶴での臨床教育に参加しないかと誘われたとき,引き受けはしましたものの,恐怖がいくつもありました。歴史の非常に古い国だし,自分には全く未知だし,とても遠いし,言葉もわからないし…,それに車は反対側を走っているし…。

しかし,全くの杞憂でした。家内は家内で読書,社交や観光を楽しみましたし,私は私で教育に専念できました。医師と患者との全体の関係,いわば

医学のアートとでもいうべきものは，医師が長い年月をかけて磨いてゆくものです。私が驚いたことの1つは，舞鶴の若手医師達が科学を学ぶのに貪欲なだけでなく，患者さんを思いやる心にとても満ちていたことです。

　米国の医療は，かつての出来高払い下での過剰から現在のマネジドケア下での過小へと揺れ動いてきました。専門医への紹介は極力減らされていますし，逆にプライマリケア医の守備範囲が広がってきました。振り子が極端から極端に振れたわけですが，みんなのために真ん中に来ることを切望せずにはおれません。

13 Joseph (Joe) Sapira 先生

1）背景

　沖縄県立八重山病院や中部病院に招かれて来られたことがあり，身体診察の大家の肩書きをもっておられた．Martin Raff 先生（134頁）のユダヤ人友達でもあった．招聘の手紙を出しただけでなく，米国出張を利用して，前もってミズーリ州セントルイスの御自宅に伺ったりもした．料理は玄人はだしで，"advanced clinical nutrition"という本も物されている．お邪魔したときも，バナナで3時間かかって作った油を使った料理を御馳走になった．ビールもワインも自家製である．ついでに，ピアノも相当なものであった．4歳からクラシックピアノを修行されていたが，11歳でジャズに遭遇して感銘し，クラシックを迫る両親と葛藤があったとか．

　本職の代表作は，現在は「Sapira's Art and Science of Bedside Diagnosis」（第2版，2000年，Lippencott Williams & Wilkins）という名で命脈を保っている．1989年の第1版で，すでにさまざまな身体所見の感度・特異度にも言及がある．分厚く，正に辞書の観がある．それぞれの身体所見の沿革や由来も，時には文学的に語られ，実に凝った内容を誇る．ついでに，英語にも歯応えがある．「米国の研修医の英語の水準では，ちょっと難しい」と，よく人を食う先生．

　先生は，10以上の医科大学のファカルティをされたらしい．それだけ有能ともいえるし，歯に衣を着せない言辞が周囲との対立を招きやすかったともいえる．短期招聘や講演・講義を入れると，これまでに50以上の米国の医科大学，100以上の世界中の病院とかかわってこられているこの道のエキスパートでもある．

　1936年生まれなので，1996年の2度目の招聘時には還暦の先生．葉巻を愛煙し，恰幅が良すぎるために膝関節症はあるものの，日本ならまだまだ活躍が期待される年齢だが，後述の理由により完全に医者生活から足を洗われた．だから，舞鶴での授業が「最後の授業」になった．「3度目の，しかもカソ

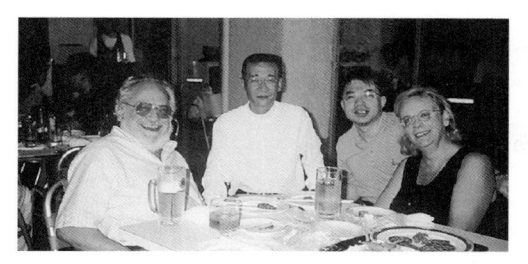

病院のビアパーティで。どこのボス？の貫禄。
中央は江守光起舞鶴市長（81頁）。

リックの家内（Cecelia さんは婦長さん，写真）との結婚が末永く続くことを願っています。ローマのトレビの泉の前で誓いました。彼女の働きがなおあり，年金もあります。余生は，もちろんピアノと料理です。」その後のコンタクトでも，医学とはほぼ無縁な生活を続けられているようだ。

2002 年 1 月，ハーバード大学公衆衛生大学院に留学中の森本剛医師(69 頁)から次のような電子メールを受け取った。

　先週末，Sapira 先生のお宅でお世話になりました。何より驚いたことは糖尿病に対して厳格な食事療法と運動療法をされたらしく，見違えるほど痩せておられました。そのせいか，動きも舞鶴当時よりもずっと軽やかで，一緒に散歩しても足腰の痛みがないそうでした。アカデミックなブリガム病院の臨床スキルがずっと低下しているのを御存じで，米国の医療制度とともに自分が臨床医学が嫌になった原因だとおっしゃっておられました。
　どうも，EBM が幅を利かせれば利かせるほど，臨床そのものや臨床医学教育がベッドサイドからカンファレンスルームへ，さらにコンピュータや論文の中に矮小化されることを憂慮されていて，実はブリガムでも同じ状況です。EBM を言い出した Sackett と嘆き合っているそうです。身が引き締まる思いの一晩でした。どんなに偉くなられても，松村先生のベッドサイド総回診は，眼底鏡とノートとともにずっと続けていってほしいと思います。

2）症例検討

❶ 擬似大動脈弁閉鎖不全症

「この患者さんには，De Musset 徴候がありますね。このように座ってもらって，心拍と共に頭が前へ律動する所見です。大動脈弁閉鎖不全症（AR）でみられるとされますが，感度は必ずしも高くありません。それから，AR でなくても，何らかの高心拍出量状態で認められることがあります。さて，この方はどういう病態でしょうか？ …ところで，De Musset（アルフレッド・ド・ミュッセ）って知ってますか。ショパンの恋人のジョルジュ・サンドの元恋人だった人です。19世紀の偉大なフランスの詩人で，医者ではありません。自分で，自身の梅毒性大動脈弁閉鎖不全症の徴候を見つけたわけです。それにしても，De Musset は，今日では，詩人ではなく，ジョルジュ・サンドの元恋人とこの徴候だけで辛うじて人口に膾炙しているのは，皮肉なものですね。あの William Osler も言っているのですよ。本人にとっては，全作品の中でもっとも取るに足りないとしか思えないものだけが後世に記憶されるという不思議さのことをね。」

後半は，討議室での後の話であるが，1つの身体所見も物語性をもって展開されることが多かった。さすがに，斯道の大家である。もっとも，研修医にも一定の教養が要求される。ただし，ミュッセについて調べてみると，「戯れに恋はすまじ」などの劇作家としては息を永らえており，コメディー・フランセーズで今も割合よく上演されているそうである。

❷ 低アルブミン血症性陥凹性浮腫？
（日本内科学会雑誌 89（12）：90-106, 2000 を改変）

「さあ，身体診察を教えてあげましょう。ほれ，私の前脛部に浮腫があるでしょう。これが，低アルブミン血症によるかどうかを推定して下さい。…10 秒押さえて 40 秒観察するのです。陥凹が戻ってくれば，3 カ月以内のものでは，3 g/dL 以下の低アルブミン血症があります。どうです。戻ってこないでしょう。では，心不全？」

前日，2度目の来日の先生の初講義の1コマ。研修医は森本剛医師。「身体診察は，ベッドサイドでなければ教えられません。患者さんのいない症例呈示は私にはしないでください」との追加発言があり。

❸ earlobe crease（耳朶襞）
（日本内科学会雑誌 89（12）：90-106，2000 を改変）

「君が無所見と考えている任意の患者さんのところに私を連れていって下さい。所見は，私が見つけますから。…この方には，earlobe crease（耳たぶしわ）がありますね。」

研修医は，❷と同じく森本剛医師。症例は，心不全で入院したが，すっかり軽快した退院間際の患者。目ざとく，瞬時に虚血性心疾患のリスクを見つけられるのは，さすが。

3）箴言

❶ H&Pの不在

「この国の過去 30 年間の H&P の不在ほど嘆かわしいものも，そう多くはありません。どこへ行っても，1 人の内科患者に 10 人の専門医が群がってきて，あれこれ言ってお金をふんだくっているだけじゃないですか。"Why don't you call a resident?"（どうして研修医を呼ばないのか？）の連発ではあまりに芸がありません。」

ここでのこの国は，米国であって日本ではない。もちろん，日本がこの陥穽から免れていないのはさらなるものがあるが，その指摘は Sapira 先生の役ではない。先生がピッツバーグ大学を卒業されたのが，1961 年。根っからの一般内科医の先生は，60 年代初頭の米国の内科の臨床・教育のまとまりをしきりに懐かしがっておられた。専門分化の中での知識の分断化への憂いは，Gerber 先生と共有する（131～132 頁）。ともあれ，深い絶望と固有の人生設計のために，一足早い完全引退となった次第である。

❷ 国籍による差別

「私の日本行きを聞くと，同僚の中には，なぜ日本なんかに？　といぶかしがる連中もいました。ここだけの話ですが，決して良い意味の質問ではないのです。私が言い返そうかと思ったことは，じゃ君達はどうして大西洋の島々からの研修医ばかりを採るのだというものでした。」

私は割合すぐに打ち解けるほうなので，このような本音の話になるのに時間がかからない。差別の色彩が色濃い話なので，あまり深く詮索したくはないが，日本の医学が高くは評価されていないこと，米国医学の主流はネイティブの白人に担われていること，海外からの黒人研修医は一般的に低く評価されていること，

研修医プログラムの優秀さにも人種差が認められることなどが透けて見える。なお，当時の Sapira 先生の肩書きは，ミズーリ州にあるセントルイス大学医学部教授で，在郷軍人医療センター一般内科部長。

❸「…When young, I was a bad boy.」

「これまでの2度の結婚はどんなだったのですか？」の質問に対して。人生の深奥と茶目っ気を感じさせられる。

14 Kishor Shah 先生

1）背景

　インドのボンベイ（現ムンバイ）在住の臨床循環器科医である。娘さんが米国におられる関係もあり，Paul Gerber 先生（126頁）から私達のプログラムの存在を聞かれて接近してこられた。履歴書や Gerber 先生の推薦により，1960年代初頭にジョンズ・ホプキンス大学で3年間，Dr. Helen Taussig の下でみっちり研修を受けられた秀でた臨床医・教育者であることは，よくわかった。しかし心配もあった。言葉である。というのも，私が米国で'インド弁英語'がよく理解できないことが一再ならずあったからである。というわけで，とりあえずは2週間だけ来ていただくことにした。

　大成功であった。ともかく，ベッドサイドでよく出来るのである。実に生き生きとした教師ぶりで，何と言うか，華がある。若干のインド弁は，ほとんど苦にならない。薬剤の使用方法に，日本とも米国とも違うものが散見されるが，協議すればすむことである。何といっても研修医に再招聘の希望が強いので，ほぼ毎年1カ月は来てもらっており，2001年秋で6度目になる。「1956年にインドで循環器フェローをし始めたときに，自分の教師としての才能を発見しました。だから，教師歴45年です」と先生。来鶴のついでにあちこちの病院に招かれるのも恒例になってきており，2001年も東大，名大，九大などと何箇所もの病院から引っ張りだこであった。世界中を旅してこられたので，心強い(写真)。1960年初頭までのインド人医師の臨床留学は，ほぼ英国に決まっていたそうである。だから，Shah 先生達が，米国留学への先鞭をつけた第一世代になる。そういう関係もあってか，先生は，国際的な心臓超音波学会の大物であり，また，インドに心臓超音波を導入された方でもある。なお，小児腎臓病医である奥さんの Usha さんも，当時すでに結婚されており，一緒に留学されている。

　菜食主義者なので，会食に際して少しは考慮が要るが，何せ会話が知的で幅広く，おもしろいので，苦にならない。世界のニュースに関しては，「米国

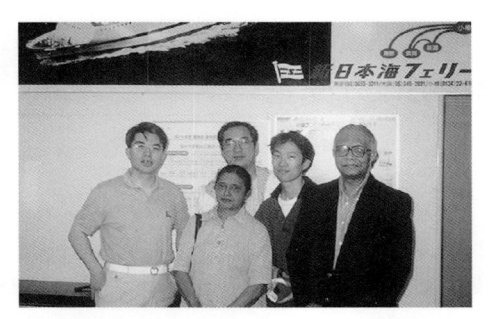

舞鶴から小樽へフェリーで。どんな航海かなと，心なしかいつになく神妙？

のCNNは，世界を扱っていると言いますが，米国の報道に偏っており，英国のBBCのほうが，ずっとアジアのことを多く扱っていますよ」と。根っからの映画狂であり，米英の映画はほとんど見ておられる。好みだったり，有名なものなら何度も見ておられる。便りを度々くださるが，先日も，あるインドの地方紙の切り抜きを送ってくださった。見ると，過去の映画の人気番付である。「100本のうち自分は57本見ていましたが，貴兄はいかが？」と。若い女優達の最新の映画にも目がないのにも驚かされる。因みに，先生69歳。

2）症例検討

慢性化が示唆される肺血栓塞栓症

「肺血栓塞栓症は間違いありませんね。問題は，発症がいつであって，果たして急性肺血栓塞栓症の延長に位置づけてよいかどうかということです。慢性とは一般的に6カ月以上とされますが，この症例の肺血流シンチは全体としても3カ月以上の経過を窺わせます。急性例での血塞栓の自然溶解の障害も慢性化の1因ですが，反復再発の機序もいわれています。慢性例は，比較的最近，肺血管の太さで遠位型と近位型に分けられるようになりました。臨床的に問題になっているのは，後者の近位型です。主要血管型（major-vessel）ともいわれ，区域肺動脈以上の太い肺動脈を器質化血栓が慢性的に閉塞するもので，肺高血圧症を伴いやすいわけです。治療ですが…」

「症例は，80歳の男性。50年前に，肺結核に対する人工気胸の既往あり。10年

前より高血圧症，高脂血症，高尿酸血症，痛風で近医通院中。3カ月前に軽度の呼吸困難を自覚。次第に増悪。1カ月前は50mの歩行で，10日前は15mの歩行で，2日前は安静時にも呼吸困難が出現。近医の往診を受け，当院救急室に紹介された。胸痛，起坐呼吸，発作性夜間呼吸困難はなし。42歳で禁煙。170cm，83kgと肥満。呼吸数28/分。両側肺底部で吸気終末捻髪音を聴取。2音肺動脈成分亢進。前脛骨・足背に浮腫を認める。胸部写真では特記すべき急性変化は不明。動脈血ガス分析では，鼻腔カニューラ3L/分で，$PaCO_2$ 28.5 mmHg，PaO_2 69.3 mmHg。心不全の診断にて治療開始。酸素投与，利尿薬内服で翌日浮腫は改善したが，血液ガス所見は改善せず。心エコーでは右室の拡大・壁肥厚あり。胸部単純CTでは有意所見なし。肺高血圧症を疑い，第4病日にSwan-Ganzカテーテルを挿入。肺動脈平均圧42 mmHg，肺動脈楔入圧16 mmHgと肺高血圧症を確認。第5病日の他院での肺血流シンチでは，両側肺に大小の楔状の欠損像あり。第6病日の肺動脈造影では，右肺動脈上幹中枢に陰影欠損あり。ヘパリンでの抗凝固療法開始。その10日後の胸部造影CTでは，右肺動脈上幹中枢の陰影欠損は改善せず。肺血栓塞栓症の原因として，悪性腫瘍，深在性静脈血栓症，先天性凝固因子欠損症・抗リン脂質抗体症候群，血管炎に関する検索を行ったが，特記すべき異常は認められなかった。1カ月後，在宅酸素療法を導入し，ワーファリン6.5 mgの内服で退院となった。」 臨床現場での肺血栓塞栓症に関しては，ふだんから見落としのないように留意し，学会発表[1]も適宜してきたが，このように慢性化が示唆される症例の経験は乏しい。

1) 森本剛，他：肺血栓塞栓症予測因子の検討―急性心筋梗塞との case-control study. 第38回日本呼吸器学会総会，1998年3月

3）50周年記念誌への寄稿より（1998年）

30年間を顧みて

　時の過ぎるのは早いものです。1960年代初頭の卒後初期に米国のジョンズ・ホプキンス病院で世界有数の小児循環器科医の教えを受ける機会が与えられたのは，正に神様からの贈り物です。当時のインドでは英国へ留学するのが風潮だったのですが，私は新しい風を持ち込みました。

　米国では多くの自由と同時に多くの責任が与えられました。外来は遠方からの患者さんでごった返していました。圧巻は土曜日の朝の討論会でして，非常に高い水準の臨床と研究が展開されていました。ある土曜日の朝にジョ

ン・グレン大尉の宇宙への処女飛行が重なりましたが，4台のテレビの音を小さくしながら討論会を続け，発射の瞬間をみようとしたものです．

ボンベイに戻ってからは，大学の非常勤教授の称号もいただき，夜間は開業も続けることができました．臨床教育は私の最も得意とするところで，古き良き英国流の臨床教育に米国流の高度技術を接ぎ木することができました．

そして1995年になって，なんと舞鶴で教える機会を得たわけです．当初は恐れがありましたが，これほど友好的に展開できるとは思ってもいませんでした．研修医は熱心です．患者さんもとても礼儀正しいのです．何よりも印象的なことは，日本のような高度技術の国で基本的な臨床医学教育を続けてこられたことです．1964年に始まった私の教師生活の最後になりますが，とても嬉しく思っております．

15 Lawrence（Larry）Tierney 先生

1）背景

　1992年に国立東京第2病院（現国立病院東京医療センター）と聖路加国際病院で教えておられた Tierney 先生は，同じく1992年に来鶴の Thomas Cooney 先生（147頁）とは旧知の間柄であり，2人は東京で会っておられたのを後に知った．1993年に，ノースカロライナのチャペルヒルで開かれた APDIM 協賛の Teaching Internal Medicine Symposium（97，147頁）に私が参加した折に，来鶴可能な方々を探したところ，Tierney 先生がふさわしいとの複数の声を聞いた．たまたま1994年に，先生の"An Experience in Japanese Academic Medicine[1]"を読む機会があり，その指摘の的確さに感心したので，早速招聘できないだろうかとの手紙を差し上げた．幸いにも色好い返事であったので，その晩秋にサンフランシスコ空港で会ってもらい，初の来鶴にこぎつけたのが1995年7月になる．

　聞きしに勝るホームランバッターであった．かなり専門的な症例を呈示しても，外されないどころか，どれにも相当肉薄される．「患者さんを診たら，5秒以内の全体的判断が最重要です．その後は，印象が薄れる一方です．5分ではありません」が口癖．どんな症例提示にも臨機応変にクリニカルパールを掲げられるので，研修医の受けも抜群．講義も，白板にきっちり書かれるし，要点が分かりやすい（写真）．その後何度も来ていただくことになり，2000年には，先生の著書の1冊を当院の内科医達で訳すことができた．この「診断と治療　ポケットガイド」（医学書院）という名の小著の監訳は私だが，監訳者序に以下のように書かせてもらった．

　　Tierney 先生が教壇に立つとひときわ映える．鑑別診断に際してみられる該博な知識が，何といっても最大の魅力である．医学も科学なのだと再認識させられる．正にジェネラリストの面目躍如といえよう．カリフォルニアの風土と似合う天性の陽気さも，重苦しい師弟間の雰囲気とは無縁だ．clinician-educator とし

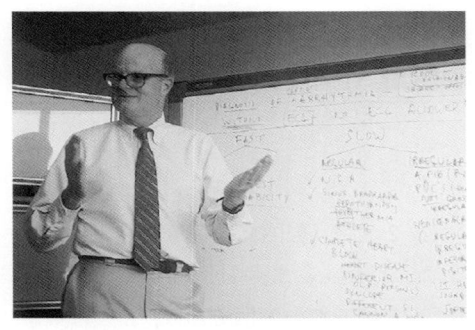

脳の大きさが違う？　講義は，「心電図なしでの不整脈の見方」。

ての米国での評価も格別で，clinical master と賞賛されている。「Larry，あなたの知識の源泉は？」の問いには，「3万人の入院患者と1,500例の剖検の直接経験。Current Medical Diagnosis & Treatment の全内容を毎年斬新なものに保つ努力」という答。

趣味は多才。東京での週末のロックコンサートでは，いつも最年長とか。バードウォッチングも御趣味。鉄道マニアでもあり，暇さえあればローカル線に乗られる。そのようにして，北海道にも鹿児島にも鶴を見に出かけられた。大相撲観戦が大好き。来られたときはいつも大相撲がある，というか，大相撲に合わせて来られる。だから，5時前になると，テレビ観賞のために何かそわそわした観になるのが否めない。他の点でも大分変わっていて，食事は夜10時過ぎに一度きり。そのまま寝られるので，時間のむだがないからとか。腰痛があって，今も背中に枕を置いて寝られる。手術の効果がなかったが，病名はよくわからないとか！「先生，clinical master なのでしょう？」

管理能力は零に近く，米国の職場でも毎年勧告されているとか。しかし "I don't care" と。だから，内科部長とか内科研修部長とかの肩書きは似合わない。黒川清先生が東大第一内科の教授でおられたころに，学生講義に招かれたことがある。Tierney 先生，その前夜に京都にある私のコンドミニアムに泊られたのだが，当日出発時に大声で「あっ，しまった」と。スライドを忘れたとおっしゃる。「どこに？」に対しては，「わからない」と。しかし，も

のの5秒後には,「まあいいです。今までの自分の最良の講義は,5つともスライドを忘れたときでしたから」と。新幹線の中では,好きなビールを朝から飲みながらのバードウォッチング。「対向車でやや見にくい」と。東大での講義は,「感染性心内膜炎」。白板に向かってのいつものスタイルで,1時間をフルに使われ,中身はばっちりで,いつもながら見事！ ところで,先生のスライドを使っての講義は私達もめったに経験していない。「スライドなんて,舞鶴どころか,サンフランシスコにもなく,つまりどこにもなかったのでは？」とは,陰の声。メールのやり取りもなかなか円滑にいかないのは,あちこち訪れておられる日本の病院の招聘責任者の悩みの種。私も,必ずしも例外ではない。まあ,天才ゆえに許されることだろうか？ ただし,Current Medical Diagnosis & Treatment の編集にかけられる情熱と内容へのきめ細かな配慮は,尋常ではなく,米国との電話のやり取りに2週間で10万円も使われたこともあった。

カレッジのエール大学では,Nortin Hadler 先生の同窓（151頁）とか。「彼は大秀才で,こちらは,音楽にいかれていて標準以下。こちらは彼を知っているけれど,彼はこちらを知らないでしょう。」後年,Hadler 先生に確かめたところでは,その通りであった。

今回,研修医達に隠れたエピソードを聞いたところ,「朝3時から2時間の講義」というのがあった。なんでも,いろいろ話し合っているうちに,研修医の誰かが,「某先生には夜11時からの講義を受けたことがありますよ」と軽く言ったらしい。そうすると,Tierney 先生,「じゃ明日3時からやってみましょう」と帰られたとか。まさか実現するとは思われなかったが,もし本当ならどうしようということで,研修医達4人がレクチャールームで互いに規制しながらシュラフにくるまっていたところ,何と先生時間きっかりに御登場された由。ただし,何の講義だったかは今や霧の彼方。

1) Lawrence MT, Jr：An experience in Japanese academic medicine. West J Med 160(2)：139-145, 1994（日本語の全訳がある。日本での医学教育の経験. JIM 5(8)：740-747, 1995)

2）症例検討

　以下で検討されている症例は 3 例とも珍しいために，Tierney 先生のホームランバッター振りばかりが強調されている感があるが，先生の実際の鑑別診断のやり方は決してそうではない。時には 15 種類にも及ぶ鑑別診断名をあげ，考えにくいものから順々に根拠を掲げて否定していくというごくオーソドックスな方法を採られる。この網羅的な米国（西洋）的なやり方は時間もかかり，迂遠なようであるが，論理的であり，見落としが少なく，鑑別診断の学習には最適である。日本でよくみられる権威筋風の一発診断は，当たれば実に格好がよいが，一方で専門的すぎたり，論理が飛躍したりで，万人の学習には向かない。外れると他の診断が次々には出て来にくいし，真の権威がそうそうどの分野にいるわけでもない。

　Tierney 先生の場合は，鑑別診断の妙味も示されるし，一発診断も実に格好がいい。いわば，当たるし，また外れない。2002 年 5 月の国際内科学会の症例検討会（序参照）でも，満場を魅了するのは間違いあるまい。

❶ 鉛中毒

　「職業は何ですか？　バッテリー解体作業？　やはり，鉛中毒でしょうね。私も 2 例しか経験したことがありません。1 例は子供で…」

　「症例は 21 歳の男性で，2 日前より心窩部から臍部にかけての持続痛が出現し，前日救急室受診。鎮痙薬・消化性潰瘍薬により症状はいったん軽快したが，再増悪したため再受診・入院。日系ペルー人で，在日 6 年の出稼ぎ労働者。身体所見では，蒼白な眼瞼結膜・腹部全体の圧痛あり。血液検査では，RBC 389×10^4/μL，Hb 11.2 g/dL，Ht 30.9％，MCV 79.4 fl と軽度の小球性貧血あり。上部消化管内視鏡検査では，びらん性胃炎を認めるのみ。…」　…部の展開を遮っての発言が冒頭である。貧血＋腹痛，ヘモグロビンの低下程度よりもずっと蒼白な眼瞼結膜（鉛蒼白），胃カメラでびらん性胃炎しか認めないという事実から，すでに Tierney 先生の頭脳では，消化器疾患以外の疾患，とりわけ鉛中毒がひらめいているようである。そこへ，若い日系ペルー人と聞こえてくると，もうピーンとくるわけなのだ。それほどに先生の勘は鋭く，症例呈示した研修医も，すでにこの時点で聞き役に回っている。「腹痛の原因は多岐にわたり，消化器疾患以外にも，胸部疾患（急性心筋梗塞，胸膜炎，肺炎など），糖尿病性ケトアシドーシス，尿毒

症, ポルフィリア, 重金属中毒, 麻薬の禁断症状, 毒グモ咬傷などが含まれます。重金属中毒の1つである鉛中毒は, 鉛疝痛と呼ばれる激しい腹痛をきたすだけでなく, ヘム代謝障害による貧血が鉄欠乏性貧血と区別しにくいために, 一層消化器疾患と間違われやすいわけです。鉛中毒の3主徴は, 貧血・腹部症状・神経症状ですが, その発現・程度には個人差があります。一般には, 貧血が先行し, 腹部症状が加わります。貧血は通常低色素性であり, 腹部症状としては上腹部痛が主で, 次いで便秘となります。さらに進行すると, 下垂手・脳症といった神経症状が出現します。末梢血塗抹標本の好塩基性斑点は他の疾患でも認められ, それほど特異的なわけではありません。」 なお, この症例は, 第1病日には鉛中毒と仮診断でき, ジクロフェナクで鎮痛を開始し, その後 D-ペニシラミンを併用。第10病日に腹痛は軽快し, 第12病日に退院。血中鉛濃度は 52.8 μg/dL。

❷ 原発性全身性アミロイドーシス (☆ Occam's Razor)

「鑑別診断の第1は, 全身性アミロイドーシスです。おそらく原発性でしょう。多発性骨髄腫があるかどうかが問題になりますね。第2に, リンパ腫ですね。HTLV-1の測定も要りますね。第3には, 慢性膵炎による吸収不良, 第4に, エイズや心内膜炎といった慢性疾患です。ついで, 腸結核, 血管作動性腸ポリペプタイド分泌腫瘍, 全身性硬化症, 膜性腎症合併胃癌, クローン病と続きます。この場合の確定診断は, "Tissue is the issue" です。組織かそれに代わる物が要りますね。」

「症例は74歳の男性で, 胃潰瘍のため外来通院中。ヘリコバクター・ピロリに対する除菌療法を受けている。整腸薬や止痢薬の使用にかかわらず下痢が4週間続き, 両下腿と眼瞼に浮腫を認めるようになったため入院。下痢は黄褐色水様便であり, 1日4～6回の夜間排便も認めた。食欲低下と嗄声もあり。4 kg の体重減少を認めると。身体診察では, 起立性低血圧 (仰臥位 136/80 mmHg, 坐位 116/70 mmHg), 眼瞼・前脛骨部の圧痕性浮腫を認めた。検査所見では, Hb 10.7 g/dL, MCV 93.6 fl, 血清アルブミン 3.1 g/dL, 血清総コレステロール 230 mg/dL, 便中白血球陽性・便培養陰性, 蛋白尿 1.6 g/日であった。胸部写真や心電図には異常なし。さて, 鑑別診断は？」の質問に対して, Tierney 先生楽しそうにしゃべりながら, 恒例によって白板一面にいろいろと記載。「3週間以上続く下痢が慢性下痢ですよね。その鑑別診断としては…。ところで, 夜間排便はとても重要です。常に器質的疾患を意味しますから。過敏性腸症候群ということはありません」と夜間排便には赤線を付される。そして, 「慢性下痢の身体診察として大事なのは, 舌, 心臓, 肺, 肝臓, 腹水, 悪液質, 表在リンパ節腫大といったところでしょ

う」と言いながら，その次の言葉が冒頭だった．全身性アミロイドーシス…まれな疾病でも外されないどころか，すぱっとトップにもってこられるのが，"大リーガー医"，とりわけホームランバッターたる所以．ちょっと衒学的な言い方になるが，卓越した臨床家の眼には，74 歳の患者の多彩な症状にも Occam's Razor（**オッカムのかみそり**；1 つの現象を説明する仮説は，必要以上に増やしてはならない→症例の全特徴を 1 つの診断名で説明できるほうが，2 つ以上の診断名で説明するよりもずっと正しい）が適用できるわけだ．ちょっと間をとって，聴衆を油断させるあたりの芸も憎い．なお，嗄声はあるが，この症例での巨舌の有無はボーダーライン．結局，胃と直腸の粘膜生検で，コンゴーレッド染色陽性，緑色偏光もあり，アミロイドの沈着を証明．過マンガン酸カリ処理にては AL 型．血清免疫電気泳動では Ig-Aλ 鎖型 M 蛋白を認め，尿免疫電気泳動ではベンス・ジョーンズ蛋白も陽性だったが，骨痛はもちろんなく，血清 Ca は正常，血清蛋白分画では M 蛋白は認められず，骨髄穿刺でも明らかな異常はなく，多発性骨髄腫はないとした．心不全症状はないが，心臓超音波検査では，心アミロイドーシスに特徴的な心室中隔肥厚と粒状エコー（granular sparkling）を認める．腎臓（蛋白尿），心臓（超音波検査異常），神経（慢性下痢や起立性低血圧といった自律神経障害），その他（嗄声，巨舌？）といった諸臓器に異常があり，原発性全身性アミロイドーシスと確定診断．ただし，慢性下痢が自律神経系へのアミロイド沈着なのか，消化管へのそれなのかは不明．ともあれ，文献的考察に基づき，MP（メルファラン＋プレドニゾロン）療法を開始．整腸薬・止痢薬をも併せ処方し，下痢は消失．MP 療法継続 1 年 3 カ月後の時点で，血清アルブミンは 4.1 g/dL と良好で，心不全症状はなく，腎所見・自律神経症状も悪化していない．

❸ Hemosuccus pancreaticus（膵管出血）

「Hemosuccus pancreaticus でしょう．その他のまれな上部消化管出血の原因としては…」

症例呈示は，Meyer 先生の項（196 頁）で詳しく述べるが，消化器専門医の Meyer 先生はともかく，Tierney 先生はジェネラリスト．しかし，今回もまた一発診断だった．

16 Om Sharma 先生

1）背景

　1987〜1988年にかけての6カ月間，京都大学結核胸部疾患研究所内科（現京都大学医学部呼吸器内科）に招聘されたのが，初来日である。この際に何日間か来ていただいて以来，すっかりお馴染みになってしまった。インドの医科大学を卒業後，英国で質の高い臨床研修を厳しく受けられた後，さらに飛翔を求めて米国に移られた由。早々と南カリフォルニア大学の教授になられてアカデミックに活躍されているのは，同郷の在米医師の誇りとか。

　サルコイドーシスの世界的権威であるだけでなく，臨床呼吸器病学全般に通じておられる。だから，意見のバランスがきわめてよい。的確なコメントは，正に絶品である。大学での責任者として生涯教育にも長くかかわってこられただけあって，医学知識が広く内科全般に及ぶ。医史学に造詣があり，華岡青洲についても緒方洪庵についても論考を物されているのも，回診時の雰囲気を親しみやすく，豊かにする。

　1988年秋に，学会参加のついでに南カリフォルニア大学医学部に立ち寄った。先生は，生涯教育部の大きな建物を案内してくださったが，一段落の後の御自分のお部屋での談笑時，何気なく目を向けた壁に私は釘付けになった。American Board of Internal Medicine の再審査合格証が掛かっていたからだ。1987年とあった。「義務なのでしょうか？」「今は違うけど，いずれそうなります。私は，生涯教育に深くかかわってきていますから，早めに受けておいたのです。」「正直なところ，大変だったでしょう。」「私のような大学人には簡単です。ほとんど苦もなく解けますよ。開業の先生方は勉強の時間が少なく，大変でしょうけれど。」

　英国滞在が長かったこともあり，シャーロキアンである。日本訪問を機に深まった日本文学探索も，谷崎潤一郎から遠藤周作に及び，後者は面会直前に他界された。尺八はなお多々改善の余地があるが，舞鶴で終生のお師匠（中村幾雄先生：191頁，❸参照）を得られ，交流は今も続いている。

2）症例検討

❶ サルコイドーシスの1例？？

「絶対にサルコイドーシスではありません。第1に，BHL（両側肺門リンパ節腫脹）や肺野病変がありません。つまり，肺・縦隔がスペアされています。第2に，血沈が高すぎます。いつも高いわけではないようですが，それにしても，一度であっても 100 mm を超えることはおかしいです。ふつうは 50〜60 mm を超えません。第3に，難聴はごくまれです。第4に，サルコイドーシスでの結節性紅斑は，本来良好な経過を意味します。」

「症例は 46 歳の女性で，長い病歴あり。37 歳で労作時呼吸困難（NYHA II）とふわふわ感があり，他院を受診。軽度の貧血と血沈亢進を指摘されただけと。38 歳時に，労作時呼吸困難（NYHA I）で当院を初診。身体診察で異常なく，胸部写真，心電図，肺機能も正常。しかし，Hb 10.9 g/dL，赤沈 132 mm，CRP 5.3 mg/dL。骨盤内炎症性疾患や結核を含め，感染徴候はなし。リウマチ専門医の上野征夫先生（93頁）は，この時点では血管炎や膠原病を否定。半年後，呼吸困難は増悪。筋痛，微熱，左上腕痛も出現。40 歳で，左上腕骨骨髄炎に対して開窓洗浄術を受ける。42 歳時，突然右難聴が出現，突発性難聴と診断された。経口ステロイドで軽快したが，1 カ月後に左側にも難聴が出現。43 歳時には左下腿に結節性紅斑が出現。1 カ月後に左顔面神経麻痺出現，ステロイド静注で軽快。その後も難聴（時に右，時に左）や両下腿の結節性紅斑が出現し，経口ステロイドによって症状は増減した。鼻腔・副鼻腔病変はなし。45 歳時には右顔面神経麻痺出現。46 歳にも右難聴が再出現。ベタメタゾン 0.25〜0.75 mg/日で維持療法中。」これまでにさまざまな国内外の権威に相談して，診断がつかない症例である。リウマチ専門医には，SLE，ベーチェット病，何らかの血管炎，Cogan 症候群を否定され，神経専門医からもこれぞという診断がいただけないので，満を持して相談した相手が，サルコイドーシスの世界的権威というわけであった。私達のサルコイドーシス理解からは，もう少し'共感的態度'を期待したのだが，'けんもほろろ'という次第であった。

この1年後には，交通事故による左大腿骨頸部骨折をきっかけに電撃型脂肪塞栓症候群をきたしている。電撃型では死亡率が 80〜90% にもなる脂肪塞栓症候群だが，発見も早く，救命でき，後遺症も残していない。しかし，その後 52 歳の今日に至るまでの5年間，難聴と結節性紅斑を繰り返している。当院耳鼻科医はメニエール病と。ベタメタゾンは 0.50 mg/日。

❷ サルコイドーシスの1例？？

「サルコイドーシスは否定的です。第1に，病理像から言うことができません。第2に，急速進行性糸球体腎炎はサルコイドーシスではあまりみられません。第3に，サルコイドーシスで血沈がこれほど亢進することはまずありません。この症例の鑑別診断には，感染症から何らかの血管炎までが含まれると思います。何といっても，結核が最上位にくると思われます。治療不応性の理由の1つに，"paradoxical response"（初期悪化）を当然考えておくべきですよね。ロサンジェルスでなら，カリニ肺炎，コクシジオイデス症，ヒストプラズマ症がけっこう上位にあがりますが，日本は違いますよね。全身性血管炎がこのような臨床像をきたすことがあります。検査としては，骨髄生検・培養を一度試みてよいのではないでしょうか？」

「症例は67歳の女性で，急速進行性糸球体腎炎による慢性腎不全に対して，4年来血液透析中。23歳時に肺結核に罹患。沖縄在住。子供がフィリピンに住んでいるため，40歳代から毎年渡航。8カ月間不明熱と両肺野びまん性小粒状影が持続。全身状態は比較的良好。末梢血白血球5,000〜9,000，CRP 4〜10 mg/dL，赤沈110〜140 mm。HTLV-1陽性。その他さまざまな検査は陰性。血液培養も10回以上陰性。ただし，白血球シンチでは，両肺野に取り込みあり。当初，透析日と一致して発熱が認められたため，透析関連の発熱も考えられたが，結局否定的。粟粒結核の疑に対する5週間の抗結核療法（INH，RFP，SM）も効果なし。」

1999年2月に大阪で開かれた第84回びまん性肺疾患研究会で，沖縄県立中部病院から呈示された「透析患者で不明熱と両側肺にびまん性小粒状影を認めた1例」である。鑑別診断には，サルコイドーシス，HTLV-1関連肺疾患，透析アミロイド症，異所性肺石灰化症，肺血管炎，粟粒結核，肺非定型抗酸菌症，糞線虫症などのまれな感染症，悪性腫瘍，膠原病肺などがあげられたが，胸腔鏡下肺生検でも，特異的診断に至らず。司会者の私は，どうしてもサルコイドーシスを諦めきれず，電子メールで権威者に質問した。回答が冒頭という次第。

❸ サルコイドーシスは感染症？？（写真）

「典型的な腎サルコイドーシスです。私もかつて拙稿[1]を書いています。お師匠は，プレドニゾロン40 mg/日で開始し，2週間は続け，それから漸減しましょう。」
「症例は60歳の男性。10年くらい前から，尺八を強く吹くと乾性咳嗽を自覚。4カ月前に咳嗽は悪化。その前の6カ月間で7 kg体重減少。胸部写真でBHLが

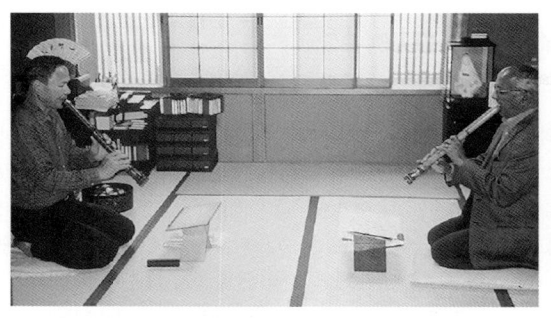

サルコイドーシスの発症はこの9カ月後。ところで，協奏曲ではなく，全く同じ楽譜であった！

あり，血清 ACE（アンギオテンシン変換酵素）が 39.7 IU/L（8.3〜21.4）と上昇。サルコイドーシスと診断された。2カ月前には霧視を自覚，開業眼科医は緑内障と診断と。2週間前には，微熱が出現。クレアチニンが，0.8→1.5 mg/dL に上昇。イオン化カルシウムが，3.06 mEq/L と高い。尿中 BMG（β_2-microglobulin）が 900 μg/L（30〜340），NAG（N-acetyl-β-D-glucosaminidase）が 7.7 U/L（0〜5.5）と高値。カルシウム排泄も上昇。2カ月前のガリウムシンチでは，両側肺門・眼・腎に取り込みの上昇あり。腎生検では，間質への著明なリンパ球浸潤が認められ，線維化や非乾酪性肉芽腫も明瞭であった。糸球体病変はなかった。この方面で経験豊富な眼科では，左網膜に小結節があり，サルコイドーシスぶどう膜炎と診断された。それとは別に，両側に開放隅角緑内障あり。さて，患者さんは中村幾雄さんで，先生の1年半に及ぶ尺八のお師匠さんです！」入院主治医の森本剛医師（69頁）は，早速 Sharma 先生に電子メールで相談。その返答が冒頭である。プレドニゾロンの効果は抜群で，乾性咳嗽は急速に消失。10日後のガリウムシンチでは，両側肺門・眼・腎の取り込みは既に認められなかった。1年後にはデンバーでの国際尺八フェスティバルに参加し，かの地で Sharma 先生に再会されている。プレドニゾロン 10 mg/日。その後も経過は良好で，プレドニゾロンを漸減，1年半後には中止。その後約1年間ほとんど問題なく経過し，この間には「ガリウムシンチでモニターした腎サルコイドーシスの1例」[2] という英語論文も発表されたほんの数カ月後のこと，大阪総合加納病院救急室から連絡あり。「同窓会の宴席で胸部絞扼感を訴えた。救急車内で心静止。CPR は成功。自己心拍再開後の心電図は，完全房室ブロック。永久ペースメーカー（VVI）植え込み術施行。プレドニゾロン 60 mg 開始」と。途中からは，Sharma 先生の専

門的なコメントも同院に伝えた。小康状態となり，2週間後に当院内科へ転院。胸部写真ではBHLなし。心電図では時々ペースメーカーリズムで，自己心拍は，I度房室ブロック・完全右脚ブロック・左脚前枝ブロック。心エコーでは，左室全体にびまん性壁運動低下，拡張障害あり，駆出率65％。近隣の他院（舞鶴共済病院）での冠動脈検査では異常なし。ただし，左室造影では，左室全体のびまん性壁運動低下あり。タリウムシンチでは，心筋全体のpatchyな欠損像あり。心筋生検では有意所見なし。ガリウムシンチでも有意集積なし。

　当院転院後3週間にして，Sharma先生がお見舞いに来鶴。先生はICD（intracardiac defibrillator；植え込み型除細動器）の適応（つまり，ペースメーカー・除細動器への交換）を主張されるが，相談した日本の心サルコイドーシスの権威やペースメーカーの権威は，心室頻拍や心室細動の確証がないので，強く躊躇。2カ月後のホルター心電図で，AIVR（accelerated idioventricular rhythm；促進性心室固有調律）を認めたときも見解は変わらず。ICDではなく，メキシレチンが推奨された。インド在住の循環器科医のShah先生（179頁）の知恵も借りたが，「AIVR自体はさほど危険ではありません。しかし，気持ちは良くないので薬剤の適応でしょうか？　メキシレチンが無効ならアミオダロンの適応でしょうか？　しかし，間質性肺炎を起こすといけませんし，サルコイドーシスによる場合との鑑別も難しくなりますね。理司によく相談するように」と主治医に。日本を挟んだインド人同士の'対決'の観。結局11カ後の現在，プレドニゾロン1日15 mgと10 mgの交互療法とメキシレチン1日300 mgで経過良好。

　それにしても，Sharma先生と中村さんとの尺八とサルコイドーシスの関係は絶妙。中村さんの病状が落ち着いてからの「先生，'権威が移すサルコイドーシス'なんてないのでしょうね？」の冗談に対して，「日本ではプロピオニバクテリウム・アクネスによる感染説がありましたよね。私は，究極的にはウイルスではないかと思っているのですが…」とちょっと真面目に。

1) Sharma OP：Hypercalcemia in sarcoidosis. The puzzle finally solved. Arch Intern Med 145（4）：626-627, 1985
2) Takeshi Morimoto, et al：Renal sarcoidosis monitored with gallium scintigraphy：Report of a case. General Medicine 1（1）：23-27, 2000

3）箴言

❶ もの言わぬ教授回診

「せめて研修医のほうは，もう少ししゃべるべきではないのですか？　えっ，質

問しないのは，疑問がないからではなく，いたわりと臆病さによるのですって？それにしても，長老医達の極端に長い聴診器は，英米では戦前にもなかったはずですよ。えっ，イヤピースが耳から外れていることも多いから，どうせ同じですって？」

1987〜88年の6カ月の滞日当初に，某名門大学病院で間近に見た回診時のもの言わぬ教授，もの言わぬ研修医の光景に随分驚かれた後に私と談笑した折の発言である。

❷ 低い'労働採算性'

「かなり詳しく観察させてもらいましたが，日本の医学部教授は，なるほど遅くまで働かれるけれど，だらだらというか，ともかく仕事の効率が悪いですよ。秘書も少ないといいますか，いないといいますか。何人もの秘書がいる米国での私なら，昼までに終われるぐらいの仕事ですね。若手医師もだらだら医局でいますし…。テレビを見るなんて，米国じゃ考えられませんねえ。ええっ，碁や将棋まであるのですって?!」

確かに，研修医にとっての研修の効率が悪いように，スタッフにとっての労働の効率＝'労働採算性'もけっして良いとはいえない日本の現状である。例えば大学病院には，35〜40歳を超えていて助手ぐらいにはとっくになっているのに，まともな（大きな）手術はさせてもらえない外科医もごろごろいる。賃金はきっちりもらっているのに，気苦労と不満ばかりで本来の労働でないとしたら，この「賃金↑，労働↓」の構図は，研修医時代の一般的な「低賃金＝搾取」現象の見返りとも揶揄できよう。

❸ 教授は神様？

「日本では，生涯教育を義務づける制度がありません。ですから，いったん医者になれますと，何を知っていようがいまいがずっと医者を続けられます。特に教授は神様ですので，何でも知っているわけですから，勉強なんてする必要もありません。」

1987〜1988年の6カ月の滞日終了時に，招聘先の京都大学本部に向けて報告書が提出されている。「それに書かれなかった最重要な問題点は何ですか？」との私の問いに答えての発言である。

17　George Meyer 先生

1）背景

　1996年になって，1990年の Annals of Internal Medicine に私達が載せた広告に応募してこられた。やっと時間がとれるようになられたということであろう。軍医上がりの消化器専門医の肩書きに，私達はすでに抵抗感がなくなっていた。軍医上がりは，Gibbons 先生（161頁）で経験済みだし，専門医の招聘は，呼吸器科や循環器科で成功してきている。何よりも大きな安心は，現在大船中央病院に勤務され，日本の消化器臨床を大きくリードされている上野文昭先生の推薦があったことである。東海大学医学部教育計画部・内科総合にもかかわられている上野先生は，Meyer 先生が1972～1974年にかけて立川の米国空軍病院に勤務されていた頃，そのレジデントの1人でおられた縁がある。かねて尊敬している上野先生の推薦だけに，誠に心強い。

　予想通り，大変バランスのとれた臨床医，消化器内科医でおられた。画像診断に終始するのではなく，病歴と身体診察を重視し，せいぜい一般検査所見を加えて鑑別診断にいたるアプローチも，予想通りであった。日本では往々にして，ソフィスティケーティドな画像診断を最初にもってくるのが高級と錯覚されがちである。それは，あくまで最後であるべきだとする臨床の基本的考え方は，米国では消化器内科の場合にも貫かれており，Meyer 先生も具現されておられた。

　看護婦長をしておられた奥さんの Lynn さんとともに，無類の社交家でもおられる。歓送迎会やコンパで，研修医と一緒にあれだけ日本酒を飲まれた米国人も初めてであった(写真)。病院職員だけでなく，広く町の方々ともごく気さくに，積極的に社交を展開される姿に，「米国式社交」の妙味を感じさせられた。もちろん，米国での佇まいも，社交的なのだろう。さる会合でこんな臨床医と知り合ったとおっしゃっては，いろいろな方々を紹介してくださる。実際に招聘にこぎつけた方としては，日本生まれで，米国人・日本人の Koichiro David Hayashi（林弘一郎）先生（219頁）がおられる。

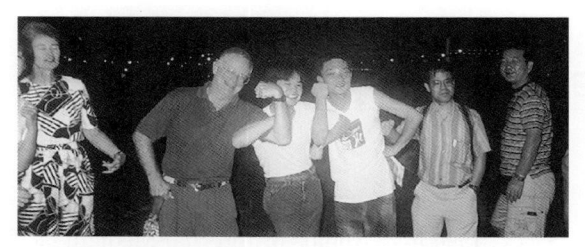

研修医と馬鹿騒ぎ。ただし，日本語での「この馬鹿！」も十分理解。

先生御自身もこれまで4回参加されており，2002年には5回目を迎える。「第2の故郷へ行きます」とのお世辞も，心憎い。

2）症例検討

Hemosuccus pancreaticus（膵管出血）

「Hemosuccus pancreaticus ですね。この言葉聞いたことがないですって？膵管からの出血ですよ。慢性膵炎や膵仮性嚢胞や膵腫瘍の合併症として起こります。だから，この症例のように慢性膵炎がある方では，常に考えておかねばなりません。炎症性偽性動脈瘤が膵管と瘻を形成したり，仮性嚢胞や膵腫瘍が血管に侵食して，血管と膵管とに交通ができたりして起こります。上部消化管出血のまれな原因の1つですが，その他にもまれなものとして，Dieulafoy 潰瘍，胃前庭部血管拡張，門脈圧亢進性胃症，血性胆汁，動脈腸瘻などがありますよね。」

「症例は59歳の女性で，下血を繰り返している。既往歴は豊富で，15年前に十二指腸潰瘍，10年前に気管支喘息，高血圧，鉄欠乏性貧血，子宮筋腫，2年前に慢性膵炎の急性増悪がある。喫煙は1日10本以下，飲酒は1日ウイスキー水割り2～3杯。1年1カ月前に外来で動悸と疲労感を訴えた。Hb 4.8 g/dL。その2カ月前は 11.5 g/dL。便潜血（ヒトヘモグロビン）陽性。上部消化管内視鏡検査では正常。大腸内視鏡検査は不完全で，S状結腸に多数の憩室ありとしかわからず。注腸造影では，上行・下行・S状結腸に多発性憩室を認める。大腸憩室症からの出血によるものと仮診断し，輸血のみで観察。その1カ月後，つまり1年前に暗赤色の血便を訴え，入院。Hb 4.0 g/dL。腹部血管撮影検査（上・下腸間膜動脈造影）は正常。大腸内視鏡検査でも，多数の憩室以外は正常。CT では，主膵管拡張と石灰化仮性嚢胞だけの所見。超音波検査でも追加所見なし。輸血を行

い，退院。その後も何度も心窩部痛や背部痛を訴え，時にはタール様便ありと。上部消化管内視鏡検査では正常。慢性膵炎の急性増悪と大腸憩室症からの出血との診断は不変。外来で頻回の輸血を実施している。今回は，2週間前からの間欠的な心窩部痛と労作時呼吸困難を訴え，救急室受診，入院。Hb は 4.6 g/dL。上・下部消化管内視鏡検査は，従来と不変。経口小腸造影も正常。…」症例呈示はまだ続くのだが，消化器専門医の Meyer 先生，しびれをきらした御様子で，ここで遮っての発言が冒頭である。ばしっと当てられてしまったわけだが，残りの症例呈示が以下である。「大腸癌や大腸血管病変の可能性は否定的。証拠もなく，ふつうはそれほど大量になることはないものの，貧血の原因は，大腸憩室症からの出血による以外には考えられなかった。そこで，上行結腸および S 状・下行結腸切除術が行われた。術後 5 日目に下血がみられたが，吻合部からの出血と考えられ，輸血のみ。その後経過順調であったが，術後 18 日目に，トイレからナースコールあり。血液混入のタール便が中等量あり。歩こうとして，ふらつきあり，倒れかけた。顔色不良，口唇色不良。上部消化管内視鏡検査で，ファーター乳頭より血液の出現を認める。腹腔動脈造影では，胃十二指腸動脈より腫瘤状の造影を受ける部位あり。十二指腸腫瘍を疑い，膵頭十二指腸切除を施行。病理検査では，悪性所見はなく，慢性膵炎所見のみ。仮性囊胞に増生した毛細血管からの出血だったのではないかと考えられた。術後は下血なく，経過良好である。」

1 回目の腹部血管撮影検査で，なぜ腹腔動脈を加えなかったのか，と悔やんでも後の祭りである。それよりも，Hemosuccus pancreaticus の存在を知っていることが第一義であろう。なるほど，医学知識も，あり過ぎるということがない。それにしても，Meyer 先生の発言は，振り返ってみて，良書通りである。特に創意工夫に満ちているわけでもない。しかし，我流に流れず，良書的知識をきちっと整理し，臨床現場でぴたっと利用することこそが，良き臨床医の必要条件なのだと改めて感じさせられる教訓だった。

3）上野文昭先生からの私信

2001 年の冬に，上野先生は，Meyer 先生の仲介もあり，カリフォルニア大学医学部デービス校消化器科に visiting professor として招かれ，1 週間にわたりフェローや研修医と過ごされた。その間に，消化器科と内科のグランド・ラウンドで，それぞれ講演もされている。その体験についての印象をわざわざ書いてきてくださったのだが，そのうちのいくつかを披露させていただくことにする。米国の一般的な臨床現場に招かれた日本人臨床医はきわめ

てまれなので，その印象は貴重だし，上野先生と Meyer 先生との御縁の関係で，ここで取り上げさせていただく．ごく一部のつまみ食いなのは御容赦願いたい．

❶ 内科研修医が新入院患者を報告し，スタッフとディスカッションするモーニング・レポートは，予想通り相当のレベルでした．全くカルテなしで H＆P の要点を明快に述べ，スタッフの細かな質問にもすべて空で答えることができます．最近日本の医学教育でも，BCS（basic clinical skills；基本的臨床技能）の重要性を再認識する傾向がありますが，まだ米国とはかなりの隔たりがあるようです．

❷ 印象的だったのは，通常の症例呈示ではあまり検査所見について言及しないことです．ほとんどベッドサイドで得られた情報のみから患者の問題点を整理し，鑑別診断と診療計画をまとめています．スタッフの質問も病歴と身体所見が中心です．この点に関しては，以前の米国よりもさらに患者中心になってきたように思えました．

❸ 消化器科の症例カンファレンスでは，膵囊胞による閉塞性黄疸例が呈示されました．日本であれば，ERCP 画像から診断に関するディスカッションが始まりますが，そこでは画像に関する討論はなく（誤解のないように申し添えますが，UC Davis の消化器科のチーフである Dr. Leung は胆膵内視鏡の大家です），病歴・身体所見と一般検査所見だけから，多くのスタッフやフェローが von Hippel-Lindau 病というまれな疾患を言い当て，この疾患に関するディスカッションに移っていったのは驚きでした．当然下準備なしですので，日本ですと，何もディスカッションが始まらないところです．やはり皆よく勉強しています．

18　John Kennedy 先生

1）背景

　1997年の夏の"大リーガー医"招聘予約が急にキャンセルになったので，APDIM の重鎮の Thomas Cooney 先生（147頁）に相談したところ，先生は相変わらずすばやい動きをみせてくださった。その成果の1人が Kennedy 先生であり，4月に応募してこられた。

　小柄で，蝶ネクタイの，物腰のきわめて柔らかい紳士であった。呼吸器病学が専門だが，広く一般内科にも通じておられた。アラバマ大学医学部バーミンガム校内科の研修医は126名とかで，その研修副部長でおられるから，むべなるかなとは思われた。43歳の若さは，腰の低さとあいまって，当院の研修医を引きつけるのにも十分であった（写真）。

　2人の子供さんのうち，上の John 君がまだ小学生だったので，関係各位の御協力により，近隣の小学校に通ってもらえるように手配ができた。1カ月以内の短い期間であり，受けられる授業にも自ら限りがあったが，結構楽しんでもらえたようだ。だから，以後の「外国人子女小学校通学課程」の端緒となった。車で1時間半ほど西にある豪邸での音楽パーティにお呼ばれしたことがある。宴もたけなわの頃からあいにく雨が降り出し，台風の接近と重なってしまった。ちょっと早めにお暇しようということになったのだが，時

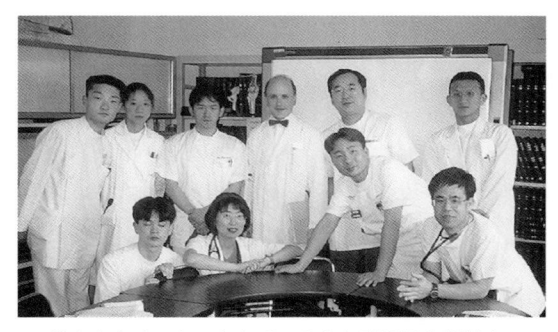

蝶ネクタイにもつられて，みんな真面目な顔付き。

速 80 km のはずの私達の運転よりも台風のほうが速く（？），何と西舞鶴で台風の目に入ってしまったのだ。道路には車 1 台なく，あたりは全くの静寂で，雨もなし。とても貴重な経験だった。そんなこんなで，離日の日の奥さんの Linda さんの顔は，涙でぐしゃぐしゃになっていた。

2）Tinsley Harrison のこと

Kennedy 先生の勤務するアラバマ大学医学部バーミンガム校は，あの Harrison が晩年に内科部長を務めたところとしても名高い。また，Kennedy 先生は，テキサスのサウスウェスタン医科大学を 1981 年に卒業されているが，そこでも Harrison は足跡を残されている。というような関係で，以下の書評[1]を書く際には，随分先生に教えていただいた。文中，「筆者の友人の同校の中堅医師」が先生に当たる。

1）医学界新聞，第 2337 号：7，1999

　思えば何年来の付き合いになるだろうか。存在を知ったのは，学生時代だから 25 年以上前になる。まともに目を通すようになってからでも 15 年は過ぎた。Harrison の 45 年の歴史の 1/3〜1/2 になるわけだ。愛読書の 1 つといっても過言ではなくなった。
　地域の病院で診療と卒後教育に明け暮れている筆者は，Harrison を次のように活用している。1 つは，実地臨床上の疑問点に対する回答の宝庫としてである。実用書ではないから読むのに歯応えがあるが，ひたすらがまんする。忙しいときには，索引に左上段とか右中段などと書いてもらえないものかなどと英語力の至らなさを恨むが，ないものねだりと諦める。2 つ目は，講演や原稿を準備する際の権威ある参考書としてである。大著につき 3〜4 年に 1 度の改訂しか望めないわけだから，必ずしも最新の知見は期待できない。その分は，Medline で文献検索したり，毎年発行される Current Medical Diagnosis & Treatment を参照したりしている。3 つ目の魅力は，最初に symptom と sign に関する章が設けられていることだ。最初といっても，14 版では part two の 53〜364 頁となっていて，かなり分厚い。しかし，より歴史の長い Cecil にはない特色でもあり，通読に挑戦してもあながち無謀とはいえまい。
　Harrison の格調はどこから来るのだろうか？　第 1 に，編集者・執筆陣の優秀さや情熱や切磋琢磨はいうまでもあるまい。第 2 に，＜論理の普遍性＞を追及し

続ける米国医学（ひいては西洋近代医学）の真価が，根っこを支えているに違いない。そして第3に，Tinsley Harrison 自身の影響が脈々と流れているのではあるまいか？

　1900年にアラバマに生まれた Tinsley Harrison は，その生涯に3つの医科大学ないし医学部の内科部長を勤めている。最初はノースカロライナのボウマン・グレイ医科大学，ついでテキサスのサウスウェスタン医科大学，そして最後がアラバマ大学医学部バーミンガム校である。卓越した臨床医であり教師であった Harrison は，著述の才にも恵まれていた。筆者の友人の同校の中堅医師によると，Harrison の教え子達がなお多数指導的立場で働いているそうである。そして，彼らの回想する恩師のイメージは，ベッドサイドでの秀でた診断医と決まっている。実際，Harrison にまつわる写真や絵画のほとんどが，研修医や医学生に取り囲まれながら，ベッドサイドで患者を診察し，ともに語らう姿だという。

　翻ってわが国は，Harrison に匹敵できる内科書を残念ながら生みだしていない。医学洋書の翻訳の歴史も長いし，母国語での医学書の制作の歴史も量も相当なものになるのにである。Harrison 張りの格調を阻む要素は何だろうか？　編集者・執筆陣の力量不足？　＜論理の普遍性＞を追及する力量の及ばなさ？　それとも，Tinsley Harrison に象徴される"臨床力のある地道で，力強い指導層"の欠乏のためだろうか？　21世紀を迎える日本の医学界の大きく重要な克服課題の1つに思えてならない。

19 Robert (Dobbin) Tao-Ping Chow 先生

1）背景

　　John Kennedy 先生と同じく，APDIM のネットワークに乗って登場された。1956 年の台湾のお生まれだが，4 歳の時に一家で米国に移住されている。ほぼネイティブに近く，言葉の壁は全くなく，差別もほとんど味わったことがないとおっしゃる。ただし，大学時代に，白人女性との恋愛に際して，アジア人被差別の微妙な機微を味わわれたことがあるとか（写真）。

　　ジョンズ・ホプキンス/シナイ病院内科研修副部長であり，一般内科医なので，内科のオールラウンダーでおられた。いつもにこやかで，誇られないので，研修医や学生も質問しやすい。中国生まれの台湾育ちで，大学卒業後米国に渡られた奥さんの Hsiao-Yun Hung さんは，大の共産中国嫌い。はきはきと論争好きで，おしゃべりで，賑やかな奥さんを，にこにこと受け入れられていたのが印象的であった。なお，最近の恒例になってきた'市民講座'の講演名は，「米国のアジア人」であった。

　　来日前にも帰国後にも，何人もの方々を紹介してくださった。Tah-Hsiung Hsu 先生（206 頁）も，その 1 人である。御自身も，2001 年 8 月に再来日された。この際の'市民講座'の講演名は，「増えゆくアジア系米国人として」。ジョンズ・ホプキンス一派，台湾一派の先駆けといえよう。

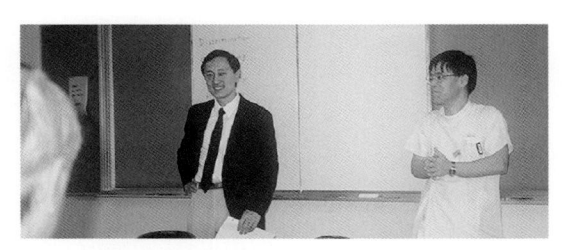

'市民講座'「米国のアジア人」では，やはり差別の問題が…。逐語通訳は，小橋良太郎医師（43 頁）。

2) 講義

　この頃では珍しい手書きの，それもかなり長々しいものを前もって渡してくださる。レビューもある。だから，講義がわかりやすい。「肺塞栓症，心臓診察，慢性関節リウマチ，論文（急性冠症候群における早期再発に対する atorvastatin の効果．JAMA 285（13）：1711-1718, 2001）の批判的読み方，ナトリウム代謝演習，…慢性気管支炎の急性増悪の治療」と多彩である。なお，最後の講義の内容は，当院内科のホームページ http://www5c.biglobe.ne.jp/~mmh/myweb5/に載せている。

20 Chester Choi 先生

1）背景

　Lawrence Tierney 先生の論文（183 頁）を読まれて，応募してこられた。御本人は台湾系 2 世，奥さんの Lynn さんは日系 2 世。UCLA 教授で，関連の聖メアリー医療センターの内科研修副部長でおられた。感染症専門医で，1961 年に FUO（不明熱）を Petersdorf とともに提唱した Beeson の孫弟子筋に当たられるとか。そのこととどう関係するのかは必ずしもわからないが，講義やコメントは，的確で，幅広く，深かった。講義中に 2 人の女性の研修医がうっとりしていたので，後に「どの部分がそれほど良かったの？」と聞いたところ，「声です。しびれます」と（写真）。言われてみれば，確かによく通る美声をお持ちであった。

2）箴言

　「主治医の意図がよくわかりません。人間を助けることですか，細菌を殺すことですか？」

　1998 年 10 月当時，私が原告側から鑑定を求められていた裁判事例に関して，感染症専門医としての意見を聞いた際の返事の一部である。事例は，「高齢の脳再梗塞患者に MRSA 肺炎が発生したが，いったんは救命に成功。しかし，経鼻胃管を留置した歩行不能状態からは改善せず，時々発熱を認めるに至る。喀痰培養は頻回になされ，認められた細菌に対する薬剤感受性に応じて，さまざまな抗菌薬が順次使用されている。そして，結局亡くなられた」という 1992～1993 年発生のもの。争点は他にもいくつかあるが，ここでは，感染症なのか，単なるコロニゼーション（定着状態）なのかという判断に関しての議論である。

　日本の医療現場では今でもみられる「喀痰培養→細菌同定→感受性薬剤の使用」の習慣が，米国人感染症専門医の目には，奇異としか映らない。検査室で働く検査技師や微生物学者ではなく，臨床現場で患者を診る医者なのだから，エンドポイントを，細菌耐性の有無ではなく，感染症かコロニゼーションかの判断に置くべきではないのかということになる。感染症なら，細菌を殺して人間を助け

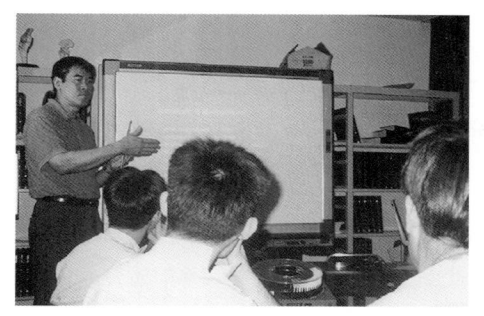

長身，スマート，美声。感染症の講義は，広く，深い。

ようとするのは自明だが，コロニゼーションだと細菌を殺すことは人間を殺すことにもつながりかねない。

なお，被告側の準備書面の最後に以下があった。「市立舞鶴市民病院は，以前より米国医療人と交流のあることを目玉にしている病院である。医療において，他国の医療人の意見を求めることの有用性は否定しないが，本件で争点とされているのは，1992年の時点における日本の医療水準である。米国の医療と日本の医療は，その社会的背景が明らかに異なり，米国での議論がそのまま日本に当てはまるものでない。日本の医療現場を知らない米国の医師が，日本の医療水準（しかも，現在ではなく，1992年当時の）を語ることはできないはずである。」

これには，次のように答えさせてもらった。「その通りだと思う。ただし，私達の自戒の次元の問題である。米国人臨床医は，私達の医療現場で一緒に働き，互いに論理や倫理を語り合い，悩み合う経験をしている。この鑑定を求められたときにたまたま1カ月滞在していたのが，1961年にFUO（不明熱）をPetersdorfとともに提唱したBeesonの孫弟子筋に当たる造詣の深い感染症専門医であったので，日数をかけて突っ込んで相談したまでである。臨床感染症学の日本流の特殊性を踏まえつつ，科学的伸びやかさをもつことが抑制されるべきだとは思わない。」

㉑ Tah-Hsiung Hsu 先生

1）背景

　Robert Chow 先生（202 頁）の紹介で来られるようになった。「アカデミックな達成もすごいし，1935 年生まれという年輪の重みもあるし，本来ならジョンズ・ホプキンスの内分泌学全体のリーダーなのですが，アジア人差別みたいなものもあって…。ともかく，ジョンズ・ホプキンス周辺の台湾出身派のボス格です。自分は米国で育ったから，ちょっと距離がありますが…」と Chow 先生。

　国立台湾大学を出られた後に，1960 年に米国に渡られている。かなりの苦学生だったので，公園のビールの空き缶集めで学資を稼がれたという逸話を，'市民講座'「米国について知りたかったこと」でしゃべられた。1962 年にアラバマ大学を出られ，1966 年には同医学部バーミンガム校を卒業されている。その最終年に医学部長の Harrison に教えを受けたと誇らしげ。研修はジョンズ・ホプキンス病院のオスラー病棟で受けられたが，選良の証らしい。フェローシップも引き続きジョンズ・ホプキンスの内分泌であり，その後もバルチモアを動かれていない。1992 年は人生の新たな転機であり，ジョンズ・ホプキンス関連のハーバー病院センターの内科部長に就任されている。それから内科臨床全般を勉強し直されたと。

　内科臨床が，ともかくよく出来る。抜群である。「内科部長で，管理職業務で忙しいでしょうに，どうしてそんなによく出来るのですか？」の問いには，「内科のどの専門の分野の進歩にもついてゆくように努力しています。アテンディング医が休んだときには，どの専門であろうと，即座に交替して私がやります。昼ごはんも，研修医と一緒に立ち食いがほとんどですよ。この年になると，たまには座って食べたいと辛く思うこともありますが，何とかやれています」との答え。生涯現役"臨床医・教師"の面目躍如である。300 床程度の比較的こじんまりした病院らしいが，彼が内科部長になられてからの内科研修プログラムの全米での評価・競争率がぐんと上がったそうである。

日本語がかなり流暢である。突然,「要するに,日本名が徐達雄なのよ」とおっしゃるときの日本語の発音は,完璧に近い。佇まいも日本人的(写真)で,京都観光では「何県からのおじさん?」という体になる。まだ2度しか招聘できていないのに,面倒見がすごく良いので,すでに何人もの研修医や医学生がバルチモアでついついいろいろなお世話に甘えている。6カ月間もエクスターンみたいに振舞った'厚かましい'者もいる。

2) 症例検討

❶ 頭部外傷後汎下垂体機能低下症

「汎下垂体機能低下症でしょう。」

「症例は47歳の男性で,40日前に交通事故で脳挫傷・左上眼窩骨折あり。脳外科に入院し,保存的治療で回復したが,左眼失明と逆行性健忘を残した。2週間前から食欲不振があったが,前日退院。悪心・嘔吐が出現したため,脳外科受診。肝機能異常を指摘され,内科紹介。フェニトイン300 mg/日服用中。意識清明。血圧100/60 mmHg, 心拍数80/分, 呼吸数18/分, 体温37.1°C。右側方注視障害あり。WBC 10,830/μL, BUN 22 mg/dL, Cr 1.3 mg/dL, GOT 435 IU/L, GPT 152 IU/L, ALP 1,002 IU/L, LDH 537 IU/L, γ-GTP 243 IU/L, Na 138 mEq/L, K 4.2 mEq/L, Cl 100 mEq/L, Glu 43 mg/dL, CRP 9.6 mg/dL, フェニトイン濃度14.5 μg/mL。薬剤性肝障害が疑われ,フェニトインを中止し,内科入院となった。第1病日に,不穏,38°C代の発熱出現。腹部エコー,CTに異常なく,胆道系感染症が考えられ,セフメタゾール開始。第2病日,意識レベル低下,発熱持続。血糖値27 mg/dL。ブドウ糖静注で劇的に意識回復。…」用意したその後の経過…を遮っての発言が冒頭である。…は以下のはずであった。「第3~8病日は,肝胆道系酵素値は低下,発熱は抗生剤に反応せず,低血糖発作を繰り返し,低血圧も出現。電解質は,Na 119 mEq/L, K 5.3 mEq/L, Cl 86 mEq/L。さて,どうなっているのでしょうか? どうすればよいでしょうか?」

ホルモン検査では,汎下垂体機能低下が認められた。頭部MRIでは,蝶形骨洞,右篩骨洞,右前頭蓋底を中心に膿瘍が認められ,'古巣'の脳外科に転科となり,蝶形骨洞からの膿瘍ドレナージが行われた。MRSAが培養された。「どうしてそう早く診断できるのですか? 僕達にはできませんが…」とは,症例呈示研修医の質問。勝手に私達全員を代表したかのようなニュアンスだが,その問いへの反応が,3) 箴言(209頁)の❶である。なお,この感激した研修医が,当院

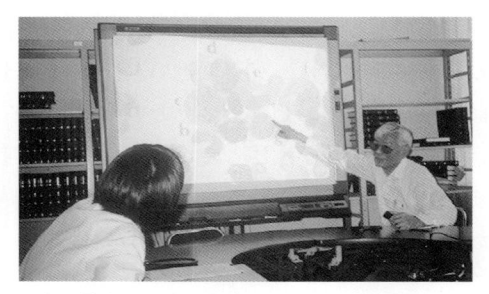

座り具合も日本人的？　きょうの講義は，血液像。対象が幅広い。

内科の研修を終えた後に，前頁で述べた「6 カ月間もエクスターンみたいに振舞った '厚かましい' 者」になった。

❷ intravascular lymphomatosis (IVL)（☆Sutton's law）

「持続的低酸素血症を説明できる胸部病変が，CT や換気血流シンチでもなし。LDH が超高値。高熱も持続。やはり，悪性リンパ腫を考えたいですよね。可溶性インターロイキン 2 レセプター（sIL-2 R）もほしいところですね。時間がかかりますか？　病変はどこにあるのか…。そうか，血管内ですね。早く診断しないと危ないですね。どこを生検するか？　骨髄…。肺は，診断率が低いですかね？ Sutton's law（自注）のお金がどこかですよね。診断できない場合も，CHOP 療法をいくべきでしょう。」

（自注：銀行強盗・逮捕・脱獄を繰り返す Willie Sutton が，「なぜ銀行ばかりを狙うんだ？」との質問に「現生（現金）があるからに決まっているじゃないか」と答えたらしい故事に基づく。"Go where the money is" の精神が重要。）

「症例は 63 歳の女性。1 カ月前から 37℃ 前後の微熱が出現。全身倦怠感あり。2 週間前から 39℃ の発熱となり，上気道炎の診断で総合感冒薬，経口第 3 世代セフェム薬，鎮痛解熱薬が処方されたが，無効。頭痛も出現し，4 日前に入院。咳嗽，喀痰，呼吸困難はなし。ふらつきがあり，歩行は困難。血清 LDH 3,305 IU/L，CRP 20.9 mg/dL，赤沈 80 mm。胸部写真は正常。入院翌日に SpO_2 が 92% と低値なのを発見。動脈血ガス分析では，pH 7.557，$PaCO_2$ 31.6 mmHg，PaO_2 49.4 mmHg，SaO_2 89.4%。その翌日の胸部 CT では，ごく少量の両側胸水の貯留のみ。肺塞栓も疑い，換気血流シンチを行ったが，特記すべき異常なし。ADA

80.2 IU/L。発熱，低酸素血症は持続。どんどん全身状態は悪化。心内膜炎も疑ったが，心エコーは正常。上腹部 CT では脾腫のみ。LDH 高値，ADA 高値などから悪性リンパ腫，膠原病，非定型肺炎も疑うが，肺野病変がなく，結びつきにくい。診断と治療をどうするか？」 他院からのコンサルテーションである。時々あるが，こういう症例は総じて興味深い。この症例は，当方の忠言を聞いていただき，早速近隣病院の血液内科で骨髄穿刺・生検がなされ，IVL と考えてよいとの判断の下に CHOP 療法が開始された。

3）箴言

❶「日本でしょうに?!」

Hsu 先生にも，日本の医学一般はかなり高く映っているのがわかる。臨床現場の実力をもっともっと上げなければ恥ずかしい。

❷「米国に行かなければ，ノーベル賞は取れなかったでしょう。」

「ノーベル賞受賞者が圧倒的に米国人に多いのは，米国が，頭脳流出で人材を他国から奪い取るからだ」という見解に対して。「台湾出身で米国在住のノーベル賞受賞者も何人もいますよ。台湾でも，ノーベル賞受賞者を米国が奪ったと言う人がいます。しかし，私は，その見解に懐疑的です。おそらく，台湾に居たままではノーベル賞は取れなかったでしょう。米国での高等教育，あるいはそれ以上の教育の中での切磋琢磨が必要だったはずですよ。また米国では，基礎研究にも莫大な予算をかけていますよ」と追加しながら。

苦労しながらも，御自身がアメリカ医学の最高峰を歩んでこられてきたわけだし，今は台湾の医学界と接点を持たれているだけに，発言は重い。

22 Louis Leff 先生

1）背景

　Thomas Cooney 先生（147頁）の友人で，ピッツバーグ大学のファカルティ，聖フランシス医療センター内科研修副部長ということで接触してこられた。医療情報学に明るく，APDIM のインターネットの仕事も主体的に引き受けておられた。開業医でもある。1959年生まれと若く，米国のインターネット世代の医師であろうと考えられた。そこで，当院の情報技術の向上のために，1999年と2001年の2回お呼びした。

　奥さんの Susan さん（写真）が大層気さくで，付き合いやすい。1度目は6月で，娘さんの Mara さんが10歳，息子の Sam 君が8歳だったので，2人とも小学校に通うことになった。Susan さんが車で送っていくのが日課だったが，ある日速度違反で捕まってしまった。「警官は"very sorry"と謝るくせに罰金徴収をやめようとしないのは，どうして？」の彼女とは，sorry にまつわる比較文化論を展開。

　広島に行き，ハワイのパール・ハーバーに立ち寄るとは，子供の教育をも考えてのことと。

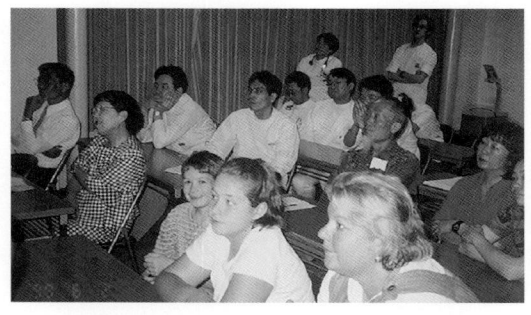

'市民講義'「ピッツバーグの人々と歴史」に耳を傾ける妻，長女，長男。

2）医療情報技術

　講義やコメントも的を得たものであったが，当方がもっとも得たものは，やはり医療 IT のソフトであった。コンピュータによるチャート記載あり，医学関連の諸数式（A-aDo$_2$ の計算といった簡単なものを含め何百とあり）のコンピュータ化あり，また診断基準のコンピュータ化ありと，かなりなんでもありである。後2者は，I モードからもパームからも接続できる。もっぱらこの方面に得意の若手世代の出番であった。

23　Brian Mandell 先生

1）背景

　有名なクリーブランド・クリニックの内科研修副部長で，やはり APDIM の関係で接触してこられた．M. D., Ph. D. だが，1973 年にカレッジを出，1977 年に生理学・生物物理学で Ph. D. を取り，1980 年ニューヨーク大学医学部を卒業．リウマチ学の専攻で，『Acute Rheumatic and Immunological Diseases Management of the Critical Ill Patient』(Marcel Dekker, 1994) を編集されているだけあって，特にリウマチ学は博識で，講義も緻密．研修医や若手医師をしきりに感心させていた．

　奥さんの Debra さんのお父さんが元下院議員で，1972 年にニクソン米国大統領と一緒に訪中されたとか．道理で，途中から参加された奥さんのお母さんも何となく品が違う．ただし，Mandell 先生御自身は至って学者であり，「自分の人生は医学一筋だった．medical talk はいくらでもやるから，non-medical talk は勘弁してほしい」と．

　帰国されてから，Cliveland Clinic Journal が無料で送られてくる．なんでも，その編集長になられたとか．役得，役得．

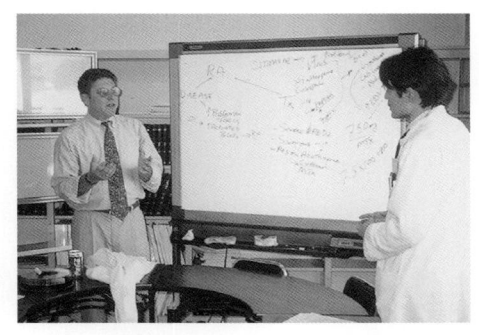

45 分の英語の授業は，どれだけの期間記憶されるのか？

2）症例検討

'リウマチ' 関連が疑われる未診断例

「……残念ながら，診断つきかねます。」

呈示は，50歳時の190頁の症例である。呈示者は，川畑秀伸医師（50頁）。ただし，……は，45分に及ぶ博識の連続的展開であった（写真）。それでも診断がつかないのだから，医学は奥深い。全国の大学医学部の総合診療部にこんな症例が回ってきて解けなくても，これは仕方があるまい。

24 William (Bill) Schlott 先生

1）背景

　Hsu 先生の紹介で来られることになった。一般内科の申し子という推薦の辞であった。1936 年のお生まれで，1962 年のジョンズ・ホプキンス大学の卒業である。履歴を見ると，1969 年に assistant professor（助教授）になられてから，1992 年に associate professor（准教授）になられるまで昇進がない。ところが，最近になって，つまり 60 歳前後になられてから，突然のように立て続けに，Philip Tumulty 賞（注）やいろいろな医学教育賞を取られている。それまでの間が何か空白のように窺える。来られてから話してみて，事情がよくわかった。1970 年代，1980 年代は，内科も専門医の天下の時代であり，先生のような根っからの一般内科の"臨床医・教師"は，全くといってよいほど活躍の場がなかったということなのだ。アカデミックな中でも，一頭地を抜いているジョンズ・ホプキンス大学では特にその傾向が強く，一般内科の division には 3 人以下の医師しかいない事態が長く続いたとおっしゃる。それで，アカデミックな活動とは離れて，付属病院内のオフィスで，せっせと臨床に従事されていたという次第なのだ。アラビア系の大金持ちの患者を診察されて，1 億円近い寄付をドル紙幣で受けたことも何度かあるとか。だから，内科部長にはけっこう覚えがめでたかったとも微笑まれる。1992 年になって，一般内科を強力にしたいと考えた当時の内科部長から白羽の矢を立てられたので，思案の揚句，オフィスをたたんで再度アカデミック一本の生活に戻られたというわけだった。だから，私達の臨床現場でも，患者に接するにこやかさと自然さが一味違った（写真）。痴呆の患者も含まれる。往診や東洋医学にも興味を示される。それを兼ねてというわけで，ある若手医師の往診にも御一緒された。患者は，アルコール性肝硬変に肝性脳症・アルコール性筋症を合併。つぼにお灸をすると，この筋症の筋痛が見る間に和らぐのを目の当たりにされたと。

　2000 年 4 月初旬の日本内科学会講演会の頃がちょうど離日だったので，会

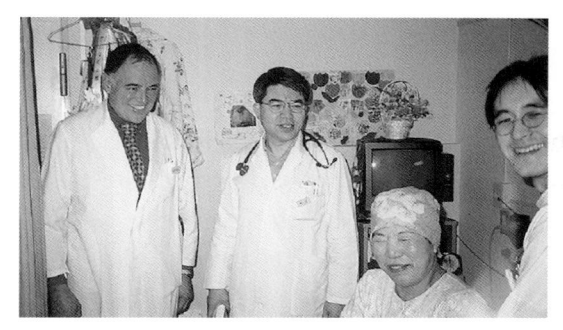

言葉の差を越えたすばらしい笑顔。患者さんは余命を自覚。

場の京都で，奥さんの Pamela さんと桜を満喫された。「ワシントンの桜を見たことがありますか？　日本からいただいたものですが，きれいなので，多くのアメリカ人が訪れます。しかし，本場のものは，また格別ですね」と先生。総会の特別講演は，河合隼雄先生による「医療における人間関係」。人間1人1人の固有の「物語」の重要性についてしゃべられた。だから，Narrative-Based Medicine（NBM）という言葉についても言及された。河合先生のしゃべくりは，例によって関西弁丸出しで，とてもお上手。しかし，「同じ対象でも，1人1人によって，意味が違うというわけですな。例えばの話が桜。あんなもの，たいがいのアメリカ人は見向きもしませんわ」には，「えっ?!」と私。

帰国後の先生，International Office のチーフになられてお忙しいとか。なんでも，当面の役目は東南アジアから米国に治療を受けに行く（金持ちの）患者さんを，西海岸のスタンフォード大学などに取られずに，ちゃんとジョンズ・ホプキンス大学に来てもらえるように頑張ることとか。うーん，世界にはいろいろな医療があるなあ！

〔注〕Dr. Philip Tumulty は，ジョンズ・ホプキンス大学の優れた臨床医であった。1973年に，『The Effective Clinician, His Methods and Approaches to Diagnosis and Care』を物されている。1987年に日本語訳（日野原重明・塚本玲三）が『よき臨床医をめざして―全人的アプローチ』として医学書院から出版されている。

2) 箴言

❶「ジョンズ・ホプキンスで9例です。…」

2000年の日本内科学会講演会での「内科専門医によるCPC」の呈示症例は,「発熱と筋肉痛で発症し,急速に意識障害が進行して死亡した1例」であった。内科学会雑誌に書かれたものの通訳で説明したところ,intravascular lymphomatosisだろうと言われ,その後に続けられたのが,上のせりふである。…は,具体的中身である。こういう答えがさっさと中身を伴ってでてくるのが,日本でも長老医の貫禄の条件でありたい。

❷「米国では,それほど臨床力のない医者ほどEBM,EBMと騒ぎます。」

「あなたにとって一般内科とは？」の質問には,「呼吸器疾患の患者の前では呼吸器専門医,循環器疾患の患者の前では循環器専門医,消化器疾患の患者の前では消化器専門医,内分泌疾患の患者の前では内分泌専門医,…そして,複合的疾患の患者の前では唯一の専門医」とおっしゃり,「いつからそのスタンスでしたか？」の質問には,「卒業以来ずっとそうです。一度も疑ったことはありません」と言われる実力派の先生だけに,EBMに対する年齢的・世代的なバイアスがあるとはいえ,実地臨床の勘所を押さえられていると思われる。

25　Jonathan Ross 先生

1）背景

　Paul Gerber 先生の紹介で来られることになったのだが，実現までにはかれこれ4年を要した。ダートマス大学医学部の一般内科の選良であり，"臨床医・教師"の巨頭の1人である。症例検討に際してみられる疾病の病態生理や成因に関する博識，薬剤や輸液の使い方の的確な具体性はぴか一であった。レビューも抜群であり，臨床家の真髄を嗅がされた。そして，物腰が柔らかく，懐が深く，討論がしやすい。だから，研修医や若手医師の間で再訪を望む声が最も高い"大リーガー医"である事実は，むべなるかなと思われる。

　'市民講座'は2題。「米国とホンジュラスの医療と生活－文化の比較」は，ボランティア医療団の御自身の経験に基づくもの。「米国の価値－過渡期の人々」では，強国米国の相対化に話を集中された。WASP（White, Anglo-Saxon, Protestant）でないユダヤ人としての姿勢や知性をしこたま感じさせられた。

　巨頭同士のバッティングもなく，いつもきわめて友好的，紳士的である（写真）。誠にすらりとした'やさ男'なのだが，芯の強さは，冬場を除く毎早朝5時から1時間半，約10台の自転車をつないで60 km を走りまくる鍛錬に表現される。ただし，毎午前11時頃には正真の虚脱感に襲われるそうである。

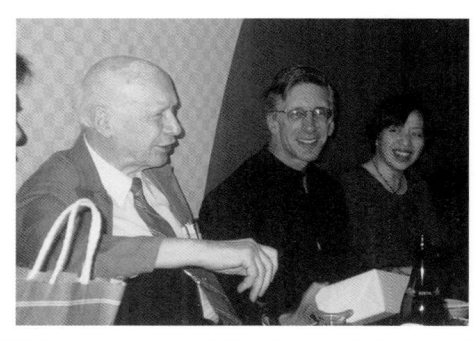

離日前のパーティで。左隣は Constant 先生（100 頁）。

2）症例検討

急性膵炎

「最大の問題は，彼女のアルコール依存の真の理由ですよね。この8年間に何が起こっていたのか。ベッドサイドにおいても，お仕事柄の彼女のもてなし風の態度が崩されておらず，主治医のあなたとの間の壁を感じます…」

「症例は21歳の女性で，主訴は心窩部痛と腰痛。1カ月前に全身倦怠感があった。2週間前から軽度の腰痛を，1週間前から心窩部痛を認めるようになったが，次第に増悪。歩行できなくなるほどの強さになったので，救急室受診，入院となった。疼痛は食事とは関係せず，右側臥位と前かがみで軽快する。現在クラブのママさんであるが，8年間仕事を続けており，毎日ビール2L，タバコ1箱である。減量のために，2年間緩下剤含有の市販薬服用。身体所見では，心窩部・両側季肋部に圧痛・反跳痛あり。血液検査では，WBC 12,010，Hb 14.8 g/dL，Ht 41.6％，GOT（AST）405 IU/L，GPT（ALT）153 IU/L，ALP 347 IU/L，γ-GTP 1,693 IU/L，Alb 5.0 g/dL，T-Bil 2.1 mg/dL（D-Bil 0.6）。動脈血ガス分析では，pH 7.44，$PaCO_2$ 42.2 mmHg，PaO_2 85.1 mmHg，HCO_3^- 28.5 mEq/L。問題点は，急性膵炎以外の鑑別診断，この若き女性の急性膵炎の成因，間接ビリルビン高値の理由，この急性膵炎の重症度，合併症，初期治療，経口摂取可能な時期…」その後にベッドサイドで実際に患者さんを診，各々の問題点に答えた上での発言が冒頭である。病気だけではなく，病人を丸ごと診こなされた臨床家の視線は，言葉のハンディを遥かに超える。なお，問題点への解答の中では，「アルコール性肝炎が合併していませんでしょうかね。それに，溶血性貧血，黄疸，高脂血症が重なりますと，Zieve症候群ということになりますね」との博識もさりげなく披露された。

26　Koichiro David Hayashi（林弘一郎）先生

1）背景

　現在の勤務先は，カリフォルニア州のある在郷軍人病院で，カリフォルニア大学デービス校の准臨床教授もされている。そのデービス校でのグランド・ラウンドでの予定講演者の到着が遅れた折に，前列に座っていた見知らぬ George Meyer 先生（195 頁）から声をかけられたのが，私達のプログラムを知るきっかけになったとおっしゃる。それにしても社交的な Meyer 先生である。Koichiro David Hayashi，そう，林弘一郎先生なのである。

　大阪の北野高校出身で，1961 年に東大医学部を卒業されている。高校の ESS の創設者でもあり，英語はもともとお得意だったと。埼玉のジョンソン空軍病院でインターンをされ，1962 年に上田秀雄教室に入局されると同時に，何年かの臨床研修の予定で米国に渡られた。ところが，日米の臨床医学の圧倒的な差に打たれ，循環器の分野で，基礎科学を臨床に還元されることに努めようと決心された。結局日本に帰ることはなく，それ以来 40 年を米国で過ごされている。ミネソタ→ニューヨーク州ロチェスター→バファロー→ロチェスター→デービスと動かれているが，バファローでの循環器フェローの時代には Jules Constant 先生（100 頁）の教えも受けられたとか。その後には，ロチェスターでとても忙しい開業生活も経験されている。先生からの最初の電子メールには，英語で「日本の誰かが，違った背景の人々と意見を交わすという開かれた気持ちをもっていると聞いて心が弾みました」とあった。

　1981 年にカリフォルニアに来られるまでの時代は，日本語をしゃべる機会はほとんどなかったとおっしゃる。日本に長期に帰られることもなかったとか。しかし，日本語は全く流暢なまま。また，「漢字は忘れています。バラなんてもはや書けません」にもびっくり。言葉がご趣味で，フランス語，ドイツ語，イタリア語，韓国語を物されており，今はスペイン語に挑戦されているとか。ただし，医学の専門用語は日本語ではだめなので，講義や症例呈示

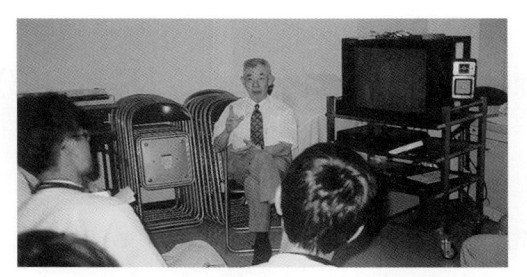

日本人 '大リーガー医'！ 現役なので，正に up-to-date。

はもっぱら英語でやっていただいた。講義は相当準備されたもので，格調が高く，循環器専門医に聞いてもらいたい代物であった。それでも，いざという時に日本語で聞き直せるのは，大層心強い（写真）。

2) 帰国後の手紙より

たった2週間の滞在であったが，帰国後すぐに手書きの日本語の手紙を下さった。その中に，いくつもの実施推薦項目が書かれていた。

❶ コメディカルの専門士を活用できるとよいと思います。ナース・プラクティショナー，ソーシャル・ワーカー，ディスチャージ・プラナー，クリニカル・ファーマシストなど。

❷ ベッドレストの必要のない患者が歩きまわったり，運動できる場がほしい（屋上を利用？）。

❸ 褥瘡予防のための回転ベッドや水布団がほしい。

❹ 感染症のためのユニバーサル・プリコーションは，手袋を使う必要あり。

❺ 患者と家族の方々に死と臨死について考えてもらいたい。米国では，個人としての威厳を保ちながら死ぬほうが，ただ命を永らえることより好まれる。

❻ 退院前に病気の予防に対する患者教育が望まれる（当地では，ナース・プラクティショナーが適当なリエゾンとして役を果たしている）。

❼ 木曜日のプロフェサー回診（自注）は，参加人数が多すぎて，ほんの数人しか教育の利益が得られないと思う。担当医だけの回診で，その会話をテー

プレコーダーに入れ，後で担当医が他のスタッフ，学生と一緒に書き直すといった方法はとれないものか？

❽患者の一覧表は，コンピュータで常時更新し，朝夕の回診に使うと能率が上がるのではないか？

❾長期のコストを下げるために現在必要な処置をとることが考えられてしかるべきで，これは，政治家，メディア，啓蒙された大衆，政府，官僚の協力を得，意義ある医療制度改革に医者がリーダーシップをとることが望まれる。リンカーン大統領曰く，We cannnot escape tomorrow's responsibility by evading it today…

〔自注〕手紙にはこうあった。私の回診のことである。確かに参加人数が多すぎて，ほんの数人すら教育の利益を得ていないかもしれない。私の回診の主たる意義は，「"研修医志向性病棟"であっても年長者・権威者も共存していますよ」という患者・家族への姿勢に既に移行してしまっている。現在の米国でなら，あまり要らない気遣いには思える。なお，東海大学医学部の市村公一君が主宰しているメーリング・リストに教授回診に対する不満が集中して載ったときは，次のように反応させてもらった。

　教授回診への医学生の種々の不満があふれているようですが，誠にもっともに思います。若く，鋭い感受性には，「許せない」と映る瞬間にも多々出くわすことでしょう。52歳（現在53歳）の私も，副院長や臨床教授として，大勢の研修医や学生と一緒に回診をしていますので，「若い世代からの突き刺さるような視線」は，よく理解できるところです。自身の回診にまつわる教育度の低さや，患者さんとの対応の貧しさについて真剣に思いをめぐらせると，正に「（恥ずかしくて，）回診なんてやってられないよ」といった心境になることもあります。従来の教授回診の「非教育性」を一貫して批判してきた私ですらがこのありさまですから，日本の平均的な教授回診の「ひどさ」は，ちょっと優秀な医学生ならたちどころに見破ることができるでしょう。

　なぜでしょうか？　それは，平均的な教授回診があまりにも雑多な目的（管理，患者さんへの儀礼・権威付け，臨床的煮詰め，教育など）を包括した形で行われており，しかも，教授自身にその目的性の自覚が乏しいからだと思えます。医局講座制の権力の頂点として，その伝統にしたがった構図です。

　こういう次第ですから，極端に言いますと，病室の窓の汚れ具合だけを指摘する「管理に徹する教授回診」があっても，誰も文句は言えないということになり

ます。さすがに入局者は減るかもしれませんが…。また，教育や臨床討議に大層熱心な教授が，例外的にではあれおられるのも，医育機関なのですから当然といえば当然でしょう。

　しかし，教育の効率という点に絞りますと，現在の伝統的な教授回診様式は，実に非効率で，中身に欠けます。ここは米国に大いに見習うべきです。つまり，教育は先輩医みんなで協力しながら後輩に対して行うものですし，回診も毎日少人数で，徹底的な討論と合意の上に成り立ったものでなければなりません。研修医や後輩医に役立つのが目的であれば，当然のことながらその際の指導医が教授である必要は全くありません。当該状況での最適者が交代に行えばいいわけです。助教授回診，講師回診，助手回診，「よくできる臨床医回診」…。教育の中身の点でそれができないとすれば，医育機関の怠慢でしょう。教育の形の点でそれができないとすれば，医局講座制の弊害でしょう。

　この医局講座制，実は30年ほど前の学園紛争の際の解体目標の1つでした。相当な嵐でしたが，潰れずに残りましたので，今後も医療界の内側から崩壊することはないでしょう。したがって，現今の教授回診風景が継続されるのは間違いありませんが，同じ時間をかけるなら研修医や学生に役に立つものであってほしいですね。いや，いっそなら(どうせ役に立たないわけですから)，時間をかけずにさっと回診を終える'英断'を示せる教授のほうがいいかもしれませんよ。もちろん，きちっとした教育は，別の中身のある「教育回診」で保障してもらわねばなりませんが。「ええっ，それができないのが，医局講座制ですって？　ううーん。」

　最後はちょっと茶化しましたが，どんなひどい教授回診でも，反面教師ぐらいには役立つものです。人生，さまざまなことがあるものです。これぐらいでめげずに，自身を鍛えてゆきましょう！

27 William（Bill）Browne 先生

1）背景

　根っからの軍医である。根っからのというのは，軍人上がりのという意味である。ニューヨーク州のウェスト・ポイントにある陸軍士官学校の出身でおられる。約1,000名中6名が医学部に行けたとか。44歳の今日も，丸2カ月は，完全に軍人としての生活を送られると。がっちりした体つきがそれを物語る。丸刈り。素朴さの中にもユーモアを解される風情があった。魚釣りが御趣味の1つで，何人かの研修医・若手医師と朝4時からの海釣りを楽しまれていた。若さが違う。「魚にもCPRが大事です。Catch, Play, Releaseです」と。

　勤務先は，Dwight David Eisenhower（アイゼンハワー）陸軍医療センターであり，米国の6つの陸軍医療センターの1つである。200床程度のベッド数なので親近感を抱きかけたが，いったん緩急があれば2時間以内に1,000床以上の病院になれると聞かされ，びっくり。年間手術症例は6,000件を超えており，日本ならトップクラス。内科研修部長で，クリティカルケアのチーフでもあり，さまざまな教育賞を獲得されている。陸軍中佐（写真）。

　若く，活動的であり，医療技術に強い"臨床医・教師"には研修医が群がる。人工呼吸器の条件設定はおての物で，ごく短時間に最適の条件を探せる魔術は，関連する医療従事者すべてを魅了した。ITにもお強いので，医学情報のアクセスに関しても研修医を啓蒙されていた。ついでに，先生が病院で利用されているデータベースのIDとパスワードも教えていただいた。MedlineやCochrane Libraryなどに容易にアクセスでき，しかもMedlineではフルテキストが利用できる場合も多い。私にとっても思わぬ収穫であった。私の回診にも皆勤され，「これで終わりました」に「…, sir」と対応されるのは恐縮した。

　研修医時代に結婚された奥さんのEvelynさんは，元心理療法士。出会いの時の軍人としての位は，Evelynさんが上だったと。夫が転勤を繰り返さざ

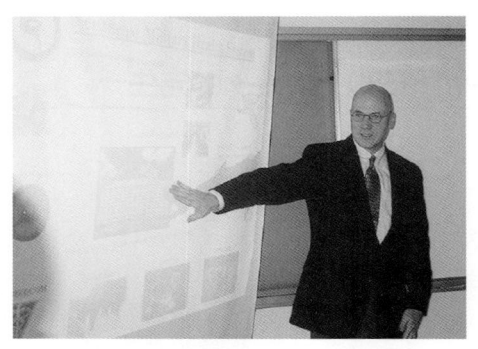

'市民講義'「米国陸軍病院での高度臨床医学」は，立錐の余地もないほど。200床で年間手術が6,000例を超えるとは！

るを得ない結婚と自分の仕事との狭間での真剣な悩みは，'市民講座'「米国人女性の役割についての私見―家庭と社会，両立できるの？」(245頁)で披露された。きわめて社交的な性格で，話はお上手。現在は，地域のボランティア活動で大活躍中と。

「無宗教者」と。若手医師との電子メールのやり取りでは，「アフガニスタン空爆には個人的には反対」と。Evelynさんは，周囲の迫害されやすいイスラム教徒に対するボランティア活動を開始と。

2）症例検討

骨髄無形成クライシスを伴ったパルボウイルス B19 感染症

「パルボウイルス(PV)B19感染症でしょう。軍隊でも時々集団発生しますよ。成人で罹ると，小児の伝染性紅斑のような典型的な皮疹はまれになりますよね。一方，発熱，頭痛，関節痛は出現しやすく，長引きやすくなります。実は私の母もこの冬にかかり，頭痛がひどく，関節症状がかなり長引いたものですから，来日が危ぶまれたくらいです。幸いなことに，骨髄無形成クライシスはありませんでしたが。」

「症例は37歳の生来健康な女性。20歳の頃に貧血で造血剤の使用歴あり。2日前に突然，38.8℃の発熱，ぴりぴりした頭痛と体中の痛みが出現。発熱は持続。咽頭痛，咳嗽，鼻汁はない。眼瞼結膜で貧血著明。皮膚には異常所見なし。赤血

球379万/μL，Hb 7.1 g/dL，Ht 25.7%，MCV 67.8 fl，白血球1,600/μL（分葉核球62.0%，桿状核球6.0%，後骨髄球1.0%，好酸球0.0%，好塩基球4.0%，単球8.0%，リンパ球19.0%），血小板19.2万/μL，CRP 1.7 mg/dL。3年前の検診では，赤血球426万/μL，Hb 10.1 g/dL，Ht 32.2%，MCV 75.6 fl，白血球4,300/μL，血小板29.7万/μL。血液疾患に伴う発熱の可能性を考えて入院を勧めたが，3児の母であり不可能と。血清フェリチン156 ng/mL。骨髄穿刺では赤芽球の著減を認める。翌日も38.5℃の発熱が続くので，その翌日に入院を決意。しかし，その際には症状は消失。5日後には左大腿に皮疹出現。10日後には娘にも変化あり。PVB 19 IGM抗体陽性であった。」 7病院合同症例カンファレンス（153頁）の2001年6月例会での京都民医連中央病院内科からの症例呈示であった。

　骨髄無形成クライシス（aplastic crisis）は，赤血球産生亢進状態の患者に起こり，溶血性貧血以外にも鉄欠乏性貧血（特に活動性の出血を伴う場合）や骨髄異形成症候群がある。急性赤芽球癆（acute pure red cell aplasia）ともいわれるが，この症例のように顆粒球減少を伴う場合がある。

3）講義「人工呼吸器事始」より

　実際の人工呼吸器を使いながら，また，看護婦をも含めた聴衆への臨床講義なので，格別平易でわかりやすい。

　最初の呼吸条件の設定には，大層注意が必要です。気管内挿管時や人工呼吸開始時には，患者の病態がわからないことが多いものです。次のような設定が無難です。1〜2時間は連続性強制換気（CMV）とし，1回換気量（TV）5〜8 mL/kg，呼吸数（RR）8〜12回/分，FiO_2（吸気酸素濃度）1.0，PEEP（呼気終末陽圧）5 cmH_2O。

　もし患者が自己抜管してしまった場合は，必ず医療者自身がマスクを用いて人工呼吸をすることが必要です。どのような呼吸条件を設定したかを思い起こしながら，人工呼吸器で換気しているときと同じように用手的に人工呼吸するのがポイントです。特に緊急事態では，患者だけでなく，医療者も興奮していることが多く，1回換気量も多く，頻呼吸になりがちです。

　胸部写真が黒くみえる慢性閉塞性肺疾患や喘息の患者の肺は，コンプライアンスが高いのです。いわゆるauto PEEPとして知られる動的過膨張が生じやすいので，ガスを肺外に出すことが大切になります。設定例：TV 8〜12, RR 10〜14,

PEEP 5。

　胸部写真が白くみえる ARDS や心不全の患者の肺は，コンプライアンスが低いのです。気道の圧損傷の可能性が高くなるので，少ない 1 回換気量にして呼吸数を多くする必要があります。吸気・呼気比（I/E）を 1：2（あるいは 2 以下）にすると，圧損傷は少なくなります。最高プラトー圧を 35 mmHg 以下，かつ平均気道内圧を 30 mmHg 以下にする必要があります。設定例：TV 5〜8，RR 20〜30，Fio_2＜0.6，PEEP 10〜15。

　バッキングしたときの対応ですが，例えば，慢性閉塞性肺疾患患者で CMV，RR 12 回，I/E を 1：4 の設定にしたとしましょう。1 回の吸気の時間は 1 秒，1 回の呼気の時間は 4 秒です。1 分間では吸気が 12 秒，呼気が 48 秒です。もし，この患者がバッキングして，鎮静を加えても呼吸数が 20 回以上の場合は，設定をどのように変更したらよいでしょうか？　現在汎用されているサーボ機種では，すべての吸気時間が 1 秒のままです。したがって，1 分間で吸気時間は 20 秒以上となり，呼気時間は 40 秒以下でしかなくなるため，患者は苦しくなりバッキングして，呼吸がさら速くなります。30 回になりますと，吸気時間は 30 秒，呼気時間は 30 秒となり，さらに苦しくなり，バッキングするという悪循環に陥ります。だから，このような場合には，呼吸数の設定を増やす必要が生じるのです。ほら，実際にバッグでやってみましょう。よく実感できるでしょう。……

28 Ramin Ahmadi 先生

1）背景

　2001年8月になって，11月のスケジュールに空きができたので，急きょThomas Cooney 先生の情報ネットワークを利用させていただいた（31頁）。数カ月後のことなので，応募がないのではないかと心配したが，幸いにもただ1人だけれど応募があった。Ramin Ahmadi 先生。エール大学医学部関連のグリフィン病院の内科研修部長で，若干38歳の新進気鋭である。

　やり取りを始めたところで，例の世界貿易センタービル事件が起こった。交信を続けたところ，いささか興味というか，不安というかが湧いてきた。イラン系の人権活動家の横顔ももたれ，チェチェンや東ティモールでの実践活動を展開されている。ニューヨークのジョン・エフ・ケネディ空港での税関通過の便宜のために，招聘状を作成してほしいという依頼もあった。「えっ，どんな顔なのかな？　アラブ風のひげ面なので，税関で時間がかかるということ？」などと勝手に想像をめぐらしていたところに，「テロリストにのさばられないという覚悟を示すためにも，舞鶴へ伺う初心を実行します」と'決意'の電子メール。

　奥さんの Hakakian さんが，世界貿易センタービルの数ブロック北のテレビ放送会社 CBS のディレクターで，文字通り目の前でビルの瓦解を目撃。1週間夢にうなされ続けたとか。そこに，今度は同社に炭疽菌が送りつけられる騒ぎ。

　私達"臨床医・教師"の自戒の1つに，レーニンの「ボルシェビキの医者にはかかるな」の言葉がある。つまり，政治にいかれると臨床力が磨滅するのに要注意というわけだ。Ahmadi 先生の政治信条や背景が，履歴書からも今1つ鮮明にわからないのは確かにもどかしい。しかしこれ以上の詮索は，思想的差別にもなりかねない。そうだ，安心しよう。Ahmadi 先生は，APDIM に属する内科研修部長ではないか。しかも，名にし負う Yale 大学関連病院のそれではないか。それよりも，ついでにイランの近現代史をイン

ターネットで調べておこうっと。

　不安は，最初の授業で吹っ飛んだ。ともかく，無茶苦茶に出来る。リーディングヒッター，いや時にはホームランバッターである。医学知識が広く，深く，焦点がぶれない。若く，エネルギッシュで，朝から晩まで研修医と一緒に行動できる。正に，現役ばりばりの研修医のお兄さん。さすがは全米最年少の内科研修部長である。小柄で，ひげ面でなくて，愛嬌があって，笑顔が魅力的で，よくしゃべって，ジョークを楽しみ，頭の回転が速い。

　人権活動が授業に採り入れられている医学校は，全米で4つ。ハーバード，ジョンズ・ホプキンス，エール，スタンフォードとか。Ahmadi 先生は，エールでの人権活動授業の中心人物だが，学生の興味は津々とか。ただし，卒業後も関心を維持する研修医は限られていると。なお，人権活動家として訪れて，拘束されなかった国は，今までにほとんどないとか。チェチェンや東ティモールでの御自分の体験も，当院の'市民講座'「保健と人権活動」で紹介されたが，適度な抑制をきかされていた。なお，人権論議はもちろん患者にも及ぶ。当院内科で超長期間入院・人工呼吸器装着中の患者達（33頁）の人権にも一家言あった。私とは必ずしも煮詰める時間がなかったが，この問題に特別の関心があり，かつ英語のよくできる研修医達は，興奮しながら議論していたようだ。

　イラン生まれ。父は判事で，イランとユダヤの混血のイラン人。母は哲学の先生で，ユダヤ系イラン人。イランではユダヤ系はごく少数とのこと。「幼い時からの社会主義者」で，アラーの神に祈ったことは一度もなし。パーレビ国王の時代は社会的・文化的な自由はあったが，政治的な自由は限られていたと。だから，1979年のイラン革命時は万歳を叫んだ15歳の政治青年だった。しかし，その後は「ホメイニの巧妙な政治的抑圧に辟易していたところ」，1981年のある朝，自分の政治的同僚が大きな河の欄干に首をくくられて晒（さら）されているのを目撃。その日の夜に，同志2人（男1人，女1人）とともにイラン脱出，パキスタン難民になった。17歳。「自分は長男。家族を故国に残したが，その安全は推測できた」と。2カ月後には，スペインのバルセロナで難民となり，1カ月後の1982年に米国亡命，18歳。皿洗い，コックなどを経験しているが，履歴上のアカデミックキャリアは，かなり順風。ウィスコ

ンシン大学医学部卒だが，研修医以降は，エール一筋。「若き日から，学問への真摯さはもっていました」と。

Hakakianさんの'市民講座'は，「米国の放送のABC」ということで時節柄も期待が強かったが，急きょ来日中止。アフガニスタンのマザリーシャリフに'赴任'命令が下ったとか。なんでもCBSには6つの班があるのだが，Hakakianさんはそのうち「戦争班」に属しているので，しょっちゅう今回のような事態は起こるらしい。Ahmadi先生の滞日中にたまにHakakianさんから連絡が入っていたが，最新情報は「パキスタンとカブールとのヘリコプターの行き来の日々」とか。結婚9年になるが，「こんな生活なので，子供はもちろんいません」と。なお，Hakakianさんはユダヤ系イラン人で，1984年に一家でウィーン経由でアメリカ亡命。現在，両親はニューヨーク在住。

そんなこんなもあってか，グリフィン病院でのAhmadi先生の周辺は，随分国際色豊かである。7人のスタッフ（先生がリーダー格）が団結していて，将来的にもいろいろな問題に当たりたいとか。そのうちの1人で，レバノン出身で，感染症専門医に最近なった女医さん（Lydia Barakat先生）の話が出ていた矢先に，「彼女が一躍有名になった。グリフィン病院も」と大声の先生。なんと，例の94歳の肺炭疽に罹患した女性患者(その後，不幸にも死亡)[1]を診断したのがその女医だった次第。「どのメディアでも取り上げられています。それにしても，よく診断できましたよ。あの患者さんの場合，手がかりは何もなかったはずですから。」

ともかく，このような'異分子'が亡命し，その才能が開花できるところに，米国のたくましさがあるのだろうと実に感慨深い。

1) Barakat L, et al：Fatal inhalational anthrax in a 94-year-old Conneticut woman. JAMA 287：863-868, 2002

2）症例検討

❶ CNPA（慢性壊死性肺アスペルギルス症）

「肺アスペルギルス症が鑑別診断のトップにあがりますね。いろんな病型をと

りますが，CNPA（chronic necrotizing pulmonary aspergillosis）がもっとも可能性が高いでしょうね．他には，アスペルギローマ（アスペルギルス腫），アレルギー性気管支肺アスペルギルス症，侵襲性アスペルギルス症があります．CNPA は半侵襲性（semiinvasive）アスペルギルス症ともいわれ，糖尿病患者，アルコール依存者，ステロイド使用者，超高齢者といった中程度以下の免疫能低下者に，数週〜数カ月〜数年の単位で肺に孤立性〜多発性の空洞形成をきたします．既存の肺疾患を基礎に発症することが多く，慢性閉塞性肺疾患，間質性肺疾患，肺非定型抗酸菌症，気管支喘息などがあります．予後はさまざまですが，全体としては割合良好で，6〜7割は化学療法で治るとされます．その他の鑑別診断としては，肺結核の再燃や他の真菌感染症があげられます．後者には，米国でならヒストプラズマ症やコクシジオイデス症があります．日本にもありますか？」

「症例は 80 歳の女性で，主訴は 3 カ月続く咳嗽と微熱，および 5 日間続く暗赤色の血痰である．16 年前に 1 カ月続く'不明熱'で他院に入院しているが，原因は不明で，自然に軽快したと．その際，胸部異常影が指摘されたが，'陳旧性肺結核病巣'と．最近 6 年間は近医に不定期にかかっていたが，左上肺野の浸潤影は漸増．一部に空洞も認める」という病歴だけに対する鑑別診断が冒頭である．なお，胸部 CT 像では，多発性空洞影の一部に菌球塊を認めた．気管支肺胞洗浄でアスペルギルスが認められ，また，組織所見でもアスペルギルスの浸潤がみられ，CNPA でよいと考えた．イトラコナゾールを 20 カ月にわたって使用しているが，空洞は癒合・増大し，症状は軽快している．

❷ グッドパスチャー症候群

「グッドパスチャー症候群も大事な鑑別診断ですね．抗 GBM 抗体は測りましたか？ 腎生検が要りますね．他の肺腎症候群（pulmonary-renal syndrome）には，ウェゲナー肉芽腫症……　さて，グッドパスチャー症候群ですが，腎臓内科とか呼吸器科とか初めにかかった専門科が継続治療する傾向がありますね．グリフィン病院では，腎臓内科でこれまでに 10 例以上診ています．私達の一般内科で経験したのは，1 例だけです．どういう患者かと言いますと…」

「症例は 63 歳の男性で，6 日前に肉眼的血尿があり，開業医を受診．尿量減少，顔面・両上肢の浮腫，乾性咳嗽もあったため，他院泌尿器科を受診．急速進行性糸球体腎炎（RPGN）と尿毒症性肺が疑われ，緊急透析導入の後，当院内科に紹介となった．使用薬剤はなし．眼瞼結膜は貧血様．両肺底で吸気性断続性ラ音，心尖部で逆流性雑音を聴取．右鼠径部に透析用カテーテルが留置されていた．尿所見では蛋白と潜血がともに 3+，沈渣強拡大では赤血球 50〜99，白血球 5〜9．

末梢血では白血球9,310，Hb 8.9 g/dL で，正球性正色素性貧血あり。BUN 48.8 mg/dL，Cr 6.1 mg/dL，赤沈1時間値132 mm，CRP 11.35 mg/dL。胸部写真では両側，やや左側優位にスリガラス影および浸潤影を認める。さて鑑別診断は？　また，どう診断，治療するか？」に対する応答が冒頭である。ウェゲナー肉芽腫症……は，肺腎症候群に関する豊富な知識であった。ただし，その中で述べられた PN（polyarteritis nodosa；結節性多発動脈炎）と MPA（microscopic polyangitis；顕微鏡的多発血管炎）の言葉の使用法に関しては，先生の立場は，PN を広義に解釈する伝統的なものであったので，侵襲を受ける血管のサイズで疾患を分類しようとする 1993 年の Chapel Hill 合意に基づく PN の狭義の解釈[1]については，当方（私）から説明した。

　抗 GBM 抗体は 294 EU/mL と高値。諸自己抗体の上昇はなく，補体も正常。ANCA も，c-ANCA，p-ANCA ともに陰性。腎生検では，HE および PAM 染色にて，ほとんどの糸球体に線維細胞性半月体形成が認められ，間質にも細胞浸潤と線維化が認められた。血管炎の所見はなし。蛍光抗体法では，糸球体係蹄壁に沿って IgG，C3c，C3d の線状沈着を認めた。抗 GBM 抗体関連急速進行性糸球体腎炎と診断し，ステロイドパルス→経口療法，シクロフォスファミド経口療法，血漿交換，血液透析を行った。第 13 病日に，発熱，CRP 軽度上昇，胸部写真の悪化を認めたため，呼吸器感染症除外のために気管支鏡検査を施行。経気管支肺生検では，HE 染色で，肺胞隔壁肥厚，部分的小出血像，ヘモジデリン貪食マクロファージ像を，蛍光抗体法で，肺胞基底膜に沿って IgG，C3d の線状沈着を認めた。気管支肺胞洗浄では多量の赤血球，マクロファージ優位の白血球，ヘモジデリン貪食マクロファージ像を認めた。細菌，細胞内封入体，カリニ，真菌，腫瘍細胞は認めず。この結果，肺野異常影は，感染症や単なる尿毒症性肺ではなく肺胞出血であり，本症例は典型的なグッドパスチャー症候群であると確定診断した。

1) Jennette JC, et al：Nomenclature of systemic vasculitides proposal of an International Concensus Conference. Arthritis Rheum 37：187-192, 1994

❸ カリニ肺炎で '判明' したエイズ

　「…米国でなら，当然エイズも鑑別診断にあがります。胸部写真も矛盾しません。ともかく，BAL（気管支肺胞洗浄）の適応です…」

　「症例は 44 歳の女性で，専業主婦。喫煙歴なし。HCV 抗体陽性を指摘されているが，輸血歴はなし。妊娠 4 回出産 3 回，人工流産 1 回。1 カ月前に激痛を伴

う口内炎と下痢が出現したが，1週間で軽快。2週間前に午前に労作時呼吸困難，午後に失神があり，他院へ搬送され入院。38℃の発熱，低酸素血症（Paco$_2$ 36.8 mmHg，Pao$_2$ 45 mmHg），胸部異常影ありと。数種類の抗菌薬に反応せず。ステロイドパルス療法に若干反応したが，再増悪するため当院内科へ転院。救急室での身体所見は，呼吸数22/分，体温37.2℃。顔面・両上肢に癒合傾向のない淡い紅斑あり。心肺に異常なし。末梢血の白血球は11,910で，リンパ球が2.0％と減少。血小板は7.2万。CRPは14.38 mg/dL。胸部写真では，両側にびまん性のスリガラス影を認め，以前より明らかに増悪。過敏性肺臓炎にしては，ステロイドに全く反応しないのが合わない。何を考え，どうするか？」に対する回答の一部が冒頭である。

　BALにてPAS染色陽性の泡沫状物質が認められ，カリニが疑われた。グロコット染色では内部に小体がある囊子を認めた。経気管支肺生検では肺胞内に好酸性の泡沫状物質を認める。また，核がスリガラス様に変性した巨細胞が少数認められ，抗CMV抗体による染色で陽性。患者の同意を得て実施した当院のHIV抗体も陽性。改めて聞き直すと，7年前に第4子を妊娠したときにHIV抗体陽性が判明し，人工流産していた。この時，夫のHIV抗体は陰性。輸血歴，麻薬歴，海外渡航歴もなく，感染経路は不明のまま。HIV抗体陽性が判明してからは，1～2年に1回は他院で経過観察されていたが，最近数年間は受診せずと。したがって，近年開発されたエイズ治療薬や日和見感染症の予防薬の恩恵を受けていなかった。このような次第なので，この事実に触れられるのを極力嫌がる。なにせ重態であり，根掘り葉掘りは聞けない。Western blot法も陽性で，HIV-RNAも16万コピー/mL。CD陽性細胞数は，ステロイド使用後ではあるが，15/μLと著しく低下。型通りに，カリニ肺炎の治療を優先し，バクタ（TMP/SMZ）にステロイドを併用したが，残念ながら救命できなかった。

3）人権活動の講義

　チェチェンや東チモールでの人権活動の実践を教材にしたAhmadi先生の講義は，その人間味（野趣も）あふれる語り口とあいまって，多くの研修医の関心を引きつけた。その一部は，当院内科のホームページ（http：//www 5 c.biglobe.ne.jp/〜mmh/myweb 5/）にも載せている。しかし，私達一般の日本人医師には，やや遠い世界の出来事である感を否めない。一方，ベッドサイドでの人権とか倫理ということになると，急に親しみが湧いてくる。自分達の症例だと切実な課題であり，議論も具体的になる。こういった問題

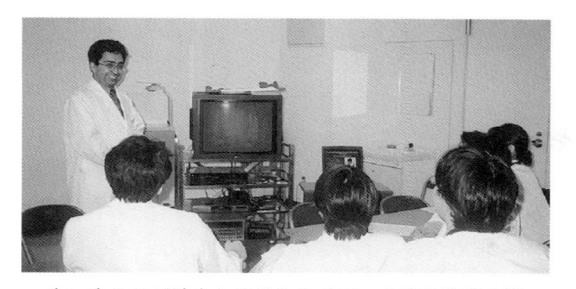

生い立ちのど迫力とにこやかさで，人権や倫理の問題にも研修医は釘付け。

に関する資料も，米国には豊富にあるようで，Ahmadi 先生もかなり持参されていた。御出身のウイスコンシン医科大学製作の「終末期教育者のためのシラバス」はかなりの大作であり，「不良な予後をどう伝えるか，治療目標の設定，DNR（心肺蘇生はしないで）についての話し合い，家族を巻き込んでの話し合い，精神的・霊的課題についての話し合い，ホスピスケアと紹介」について事細かに記載されている。ロール・プレイも適宜挿入されている。付属のビデオでは本物の研修医や指導医が登場していて，いろいろな見本を展開し，臨場感を盛り上げている（写真）。

4）箴言

❶「難民をするなら，バルセロナに限ります。」

1カ月の公園での難民生活だったらしいけれど，ジプシーは来る，踊る，自分も踊るやらで，「あんな楽しかった思い出も少ないです」と。

❷「誤爆と国内での差別です。」

'市民講座'での聴衆の1人からの質問「アフガニスタン侵攻にまつわる米国側の人権問題はないのですか？」に対して，即座に。アフガニスタン侵攻に反対する国内少数派に対する反発は，猛烈らしい。また，何百人もの移民が逮捕され，居場所や理由が公表されない。何千人ものアラブ系やイスラム教徒の学生が当局に呼びだされている。先生の反応は，「私は，これまでベトナム戦争にせよ何にせよ，米国政府が強引なのであって，米国市民はそうでないと思っていました。どうもそうでないようだと今回わかりました。確かに，史上最低の頭脳とうわさされるブッシュ大統領が共和党右派で，石油資本や産軍共同体に支えられているの

はわかりますが，政府中枢にはそれなりの抑制の努力も感じます。しかし，一般の米国市民の強引さには驚きます。事態は逆でした」というもの。

❸「逮捕されなかった数少ない国です，日本は。」

遊びに行った大阪について，「どうでしたか？」と問われての返事。「歩いていたら，デモに遭遇しました，12人の小さな。何のデモですか，と聞きますと，アメリカのアフガニスタン空爆に対する抗議とのこと。自分のことを簡単に紹介して，参加の許可を求めたら，了承されました」とは，その前言。

❹「1人8万ドルです。」

帰国の翌週の12月初旬から数カ月間は，次年度の研修医16名の採用のための面接にかかりっきりとか。「メディケアから，つまり連邦政府から，研修医1人に毎年8～10万ドルが支払われています。うち，4万ドルが給料（年俸），1万ドルが各種保険に消えますので，残り3～5万ドルが病院の取り分です。私達の病院の場合は，3万ドル×16名で48万ドル（約6千万円）が1年次研修医の教育費として使えるわけです。オンコールの研修医の食事代や当直室のアメニティ維持などに幾分消えますが，もしもパートタイムの医者・教育者用だけに使うとすると，1人4万ドルとして12人採用できます。イギリスやらその他のヨーロッパ諸国の医学教育も垣間見ましたが，やはり米国が一番手間暇をかけているのではないでしょうか？　私達のところでは，1週間に1回，研修医1人ずつが，教官数名と症例をめぐって話し合います。というより，研修医の成長・成熟が点検されるわけです。研修医が，もっとも緊張する時間帯です。えっ，研修医の採用面接でアフガニスタン侵攻の是非についても聞くことがあるかですって？　もちろんですよ。政治的な内容の質疑も，全く自由ですよ。ただし，評価されるのは研修医の論理の一貫性であって，政治的信念のいかんではありません。」

これが，米国式のシステム構築の上手さだと思う。2004年度の卒後臨床研修義務化の際の研修医の給料の出所さえがいまだに明確でない日本とは，大いに異なる。ただし，その分，研修プログラムの達成度は，厳しく点検される。「実は，去年，エール大学付属病院自体の内科の研修プログラムが停止されたのです。卒後医学教育認定評議会：Accreditation Council for Graduate Medical Education（ACGME）の下にある Residency Review Committee（RRC）の裁定です。老舗の名があっても，容赦はありません」と Ahmadi 先生，真剣な顔で。別のルートから聞くと，研修医のデューティについてのきっちりした記載がなかったとか，在郷軍人病院での外来研修だけでは女性患者をカバーしていないといった事実などが，厳しい裁定の理由だそうである。名門に対しても容赦しないのが，日本とは違って，ともかくすごい。

29 Jack Ende 先生

1）背景

　2002年のトップバッターは，1月来鶴のEnde先生。名門ペンシルバニア大学医学部の内科副部長であり，関連のプレスビテリアン医療センター内科部長である。年齢は53歳で私と同じだが，カレッジをPhi Beta Kappaで出られ，バージニア医科大学をAlpha Omega Alphaで卒業されている学業成績が対極的であった。GIMの道をclinician-educator（"臨床医・教師"）のトラックで，これまで熟成してこられた。トラックのあり様や命名は，医学部ごとに違うとおっしゃる。ペンシルバニア大学医学部全体の陣容は，研究が主のphysician-scientistが40％，臨床・教育が主のclinician-educatorが40％，論文を全く書く必要のないclinical trackを歩む者が20％と。このclinical trackは，アイビー・リーグの1つであり，研究に重きが置かれがちなペンシルバニア大学医学部ではきわめて最近の現象とのこと。

　週末には奥さんのPamelaさんとともに，精力的に旅行された。広島宮島，姫路城，京都，奈良，東京。京都大原三千院に一緒に行ったときのこと。Ende先生，はっきりした対象物のないところをじっと眺めておられる。「Jack，何を立ち止まっているの？」と私。「木漏れ日の変化があまりにきれいので」と先生，並ではない感性の持ち主。また，ちょうずの流れの音にも「癒しそのものだ」と。ただし，これには種明かしがあり，「2年来耳鳴があるので」と。ユダヤ人だが，ユダヤ教の信仰は深くないとも。

　帰国後すぐにThomas Cooney先生（147頁）のところに電話があり，いたく満足げな御様子と。輪がまた1つ広がったのはとても嬉しい。

2）授業風景

　第1日目の講義の際に，10人以上の研修医・若手医師全員に近刊のSteven McGee著『Evidence-based Physical Diagnosis』（Saunders）をプレゼントされた気前の良さにはびっくりさせられた。このことからもわかるよう

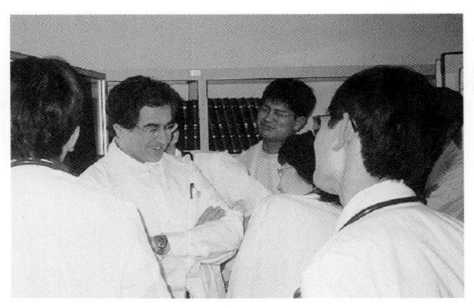

授業は楽しいのが一番。中身もあるので最高！

に，身体診察が抜群である。私が回診で，「最近読んだのだけれど，これが糖尿病の方の手病変の1つで，prayer（祈り）サインというらしいよ。両手手掌を対面してもらい，その間に空間ができれば陽性とするらしい」と言うと，一部の研修医はすかさず，「知っています。Ende先生から教えてもらいました。LJM（limited joint mobility）が，手指のMP，PIP関節に起こる伸展障害で，無痛性なんですよね」と，彼らのサインのストックも急に膨張しているという按配。研修医に，「Ende先生の教え方のどこが一番良い？」と聞くと，「症例呈示の仕方をあれだけきっちりと添削してくださった方は今までにいません」と異口同音。

　私に感じられた唯一の問題点は，言葉（英語）を淡々としゃべられることであった。つまり，「君達，本当にわかっているの？」といった感じの，Constant先生（100頁）やShah先生（179頁）にみられるような'おどけ'が乏しいことであった。これだと，研修医の英語の得意不得意で，理解や評価が分かれやすい。事実，英語の不得意の者ほど座る席が遠くなっていたように思われる。先生の物静かさも手伝ってはいるが，名門ペンシルバニア大学でふだん接している研修医が，おそらくネイティブの秀才ぞろいという事情もあずかっていると推察された。ただし，以上は贅沢すぎるコメントであり，ふだんの授業は写真の如し。

V

その他の米国人医師の声

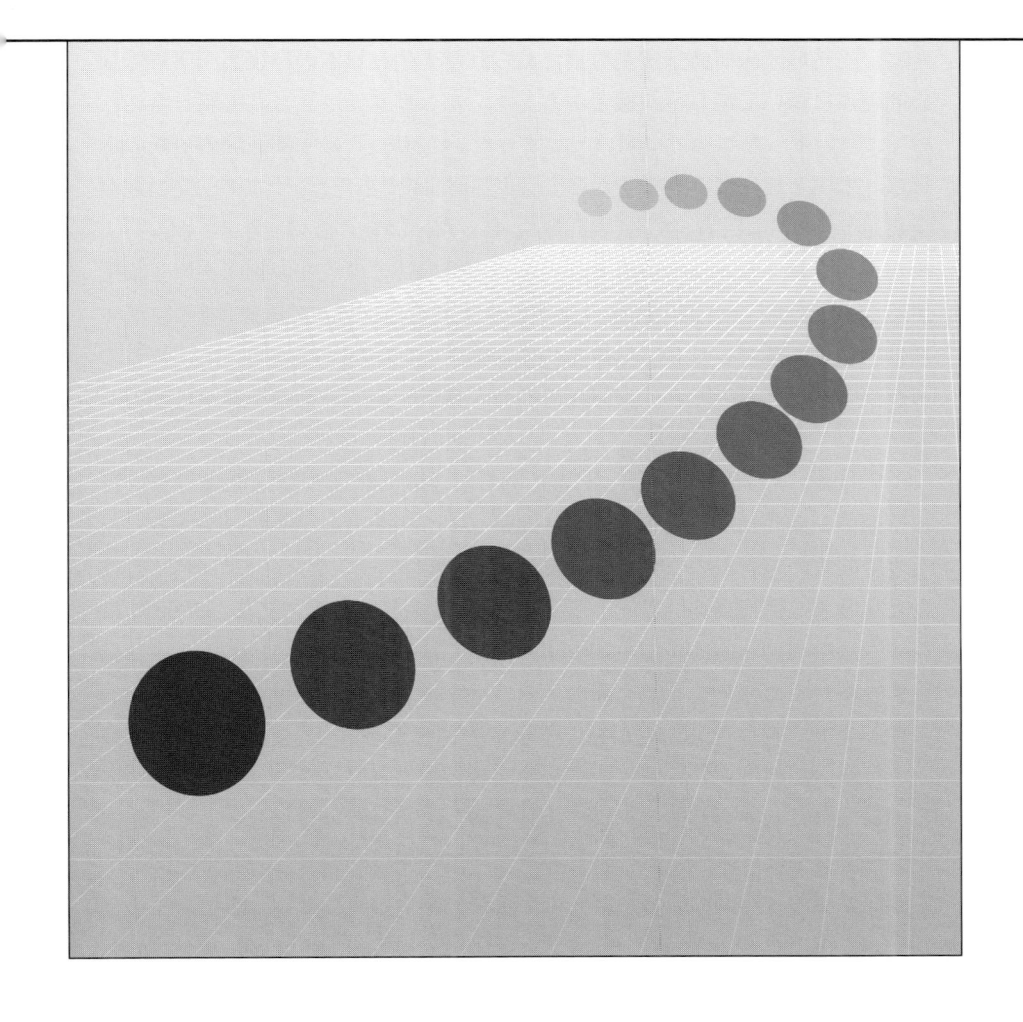

1 Y. B. Talwalker 先生

1）背景

　Talwalker 先生には，1983 年の沖縄県立中部病院訪問の際に面識を得ていた。インド生まれで，米国で臨床研修を受け，オレゴン州立大学で教鞭を取られた後，12 年間沖縄県立中部病院での臨床研修計画にかかわられた。専門は小児腎臓病学である。米国から帰国後の私が 1984 年に同院を再訪したときに，当時の臨床研修計画委員長でおられた先生と日本の卒後臨床研修体制の問題点について話し合う機会があった。かなりリラックスして話し合えたので，勢い余ったついでに聞いてしまった。「では，この中部病院の研修の水準は，米国と比べてどうですか？」　回答は即座であった。「スタッフの数が全然足りません。医者が忙しすぎます。もったいないことに，クリニカルパールがうずもれてしまっていますよ。この規模でここの現在の臨床水準を維持するなら，米国じゃ 3 倍のスタッフが要りますよ。」　日本の医療体制は，ごく部分的には豪華だけれど，全体として安普請の様が拭えないのは，正にこのあたりの状況だと思われる。個人の能力・資質・努力の範囲を遥かに超えるのだ。

　その後も，"大リーガー医"招聘に関して，随分教えや恩恵を受けた。特に初期の短期間招聘医の多くは，沖縄県立中部病院のおすそわけである。前もって同院の招聘医の一覧表を Talwalker 先生からいただいておいて，是非にと思う方に大阪空港（伊丹）から寄り道してもらうのである。1990 年に New England Journal of Medicine や Annals of Internal Medicine に募集広告を載せるに際しても，文面のノウハウまで教えていただいた。

　1993 年に当院に来られたのは，奈良での神経系の学会（会長高柳哲也奈良医大神経内科教授）で「日本の卒後臨床教育の美質と気まぐれさ」について特別講演される機会があった際に，立ち寄っていただけた次第である。既に中部病院を去り，米国におられたのだが，高柳先生の娘さんの友子医師が，中部病院での 2 年間の研修を終えて当院で勤務し始めたという事情も手伝っ

ている。数日間の訪問ではあったが,「よかった。この10年間近く協力させてもらってきましたが,本当にはどんな病院かわからず,実は心もとないところがありました。こうして実際に見,研修医を教えてみて,中身がよくわかりました。協力させてもらったのは正解でした」と,お世辞もあるだろうがおっしゃっていただけたのは嬉しかった。

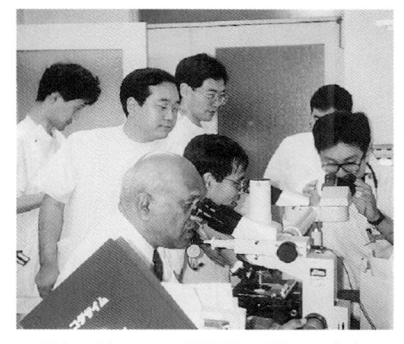

教師が良いと,顕微鏡の回りの熱気が違う？

　短い滞在ではあったが,もちろん講演も回診もばっちりしていただいた。沖縄で経験された多くの症例に関する多くのスライドを使った講演は,圧巻であった。もちろん,顕微鏡は必須（写真）。

2）論文*の結論のみ訳出

* Virtues and vagaries of postgraduate medical education. 神経治療学 10(6)：545-552, 1993

　日本の医学教育者に次のことを考えていただきたい。
　❶ 医学生は,もっと双方向的な,質疑応答に富む医学教育を受け,もっと豊富な臨床経験を積むべきである。
　❷ 研修医を評価するのは大事である。研修医はもっと自由に,めいめいの考えを展開できるように鼓舞されるべきである。研修医は,上級医や先輩医や年長医に対して,どうしてとか,いかにとか,またその他のいかなる質問も制限なくできなければならない。
　❸ 指導医も,研修医によって評価されないといけない。指導医は,研修医がその後の人生で銘々の判断ができるように,「危険-利益率」「費用-利益率」「医学の倫理的・哲学的・道徳的側面」についても教育・議論しなければならない。このことは,臓器移植,尊厳死,終末期医療でのケア,死の定義といった領域ではことのほか大切である。

❹ 指導医は，支配的・権威的雰囲気をもっとなくして，研修医が銘々自由に考え，表現できるように鼓舞しなければならない。

❺ 患者の権利が大切にされないといけない。これは，臨床研修の一部であるべきだ。

2　Maura Jo Brennan 先生

　1993年の Teaching Internal Medicine Symposium（97，147頁）に参加した際に，そのちょっと前まで順天堂大学に1年以上おられた Maura Brennan 先生に出会った。彼女のポスター演題名は，「日本の一般内科研修」。抄録は，簡にして要を得ていた。「…卒前臨床教育は，法的・文化的な要因によって制限されている。クラークシップやチーム医療による患者ケアは，まだない。…日本の医師の約40％が内科だと名乗る割には，一般内科研修は混乱している。内科を選んだわけを聞かれると，研修医は，内科の幅広さをあげ，全人的に患者をケアしたいからと答える。しかしながら，プライマリケア問題に関心が払われている体制はないし，病院の構造は，研修医が専門医になりやすいようにできている。日本の医師の約1/3が最後には個人開業するというのに。日本の内科は，成人のプライマリケアに携わる役目を喪失する危機に瀕している。」この年の夏の日本医学教育学会大会で知り合っていたので，彼女の忌憚のない本音にも接することができた。「日本は，外圧でしか動かないでしょう。明治維新，太平洋戦争の敗戦がそうでしょう。学園紛争は外圧ではなかったから，あまり変わらなかったし。現在は医療への外圧はないから，結局何も変わらないでしょうね。」1994年6月の『医学教育』に，かなり率直な彼女の日本語の声[1]が載っている。以下に骨子を引用させていただく。

　　1年余りの日本滞在中に多数の日本人の医者と知り合え，とても幸いに思っております。皆様のお陰で良い経験と研究ができ，感謝の気持ちで一杯です。この論文では日本の臨床教育制度をかなり厳しい目で見ますが，それは制度の批判で，個々の医師の批判では全くありません。…

私の米国の内科医としての目から見れば，一番根本的な問題点は3つあります。その1つは，日本で米国のような卒後医学教育認定機関（Accreditation Council on Graduate Medical Education）がないので，全国的にプログラムの質を確認して，保証することが困難です。もう1つの問題は救命救急体制の貧弱さです。しかしながら，今まであげました要因よりも大事な有害な問題が残されています。それは，すなわち日本臨床教育の臓器別専門志向です。…日本の病院の臓器別病棟が組織的に簡単で，営業的に効率的かもしれませんが，臨床教育にとっても，患者さんのケアにとっても，率直に言わせて頂ければはなはだ疑問に思っております。

　まず，第一に医学のどの専門についても2,3カ月の勉強だけで，十分にその技能と知識を身につけられるはずは全くありません。日本の研修医はよく私に"少しわかってくると次の科にローテートしなければならないので辛いなあ"と嘆きました。…臓器別病棟のもう1つの欠点は研修医も医学生も総合的に複雑な患者さんのケア計画を立てる機会が少なく，定まった指導者がいないまま，数多くの専門医がばらばらに臓器別の治療をするケースがかなりあるようです。そんな教育を受けた方がもし将来一般診察室で働けば，窮地に立たされてしまいます。簡単な事でも，入局した分野から少しでもはずれた場合，いつも患者さんを他の専門家に回してしまうようでは勤まりませんし，患者さんの信頼感を失う可能性があり，経済的にも医者が損をします。その上，場合によってはどの専門家にもすぐ紹介できるとは限りません。

　内科を沢山の個々別々の細かな臓器専門に切り離す事が不自然です。患者さんの悩みがどこに由来し，どの専門家に見て貰えばいいかという事は，細分化教育の立場からは，簡単であるような印象を与えますが，実は必ずしもそうではありません。…患者さんは大動脈狭窄症などと言って，医者に見て貰うことはありません。主訴は胸の苦しさです。しかし，胸の痛みは心臓が原因でない場合も多いです。胸膜炎，不安，食道痙攣，関節炎，外傷，リンパ腫など原因がさまざまです。日本の研修医と医学生は診断がまだついていない患者さんをもっと勉強した方がいいと思います。一般内科のない病棟に入院している患者さんだけを中心に研修すればこの経験を得ることは難しいのです。…

　臓器別診療にはもう1つの欠点があり，失礼に聞こえるかもしれませんが，標準以下の治療になる場合が少なくありません。…適切とは思えない治療のケースをかなり見ました。抗生物質の不合理な選択から生理学の概念を無視した人工呼吸器の調節までいろいろありました。…どこの国でも偶には失敗と間違いが起こりますが，指導医の臨床基盤がもう少し幅広くきちんとしておれば，前述のよう

な目にあまる不適当な治療が少なくなるに違いありません。…

　ストレート方式よりローテート方式が幅が狭くなくて良いですが，ローテートしても学ばない分野が多いです(医学生のローテーションも同様です)。各病院にすべての専門の科があるとは限りません。たとえば老年医学，血液内科，感染症などの科のない教育病院があり，一般総合内科が稀なので，そういう穴を上手に埋める場がないようです。…町医者の中に，予防医療に熱心で検査の選択に自信のある方がわずかで，これは臨床教育の失敗ではないでしょうか？…

　一部の例外を除き，研修病院や大学病院に一般内科がないので，研修医の純粋な念願に応じられない皮肉な状況です。全人的に医学をやれるようになりたいのが臨床研修の目的だったのに病院の組織と教育制度そのものが学習者の教育目的の妨げになっています。…

　臨床の経験は狭くても，プライマリ・ケアの概念がわからなくても，限られた研修しか受けていなくても，社会のニーズがあり，経済の需要と供給の法則があるので，町で診療所を開き，一般的に患者さんを診療しようとする医者が少なくありません。…しかし，内科は臓器別専門の総和以上なところがあります。一般内科のアプローチと概念を知らない医者がもしプライマリ・ケアをやろうとしたら，一体にそういうケアが果たして一流になるでしょうか？……

　プライマリ・ケアを強調している幅の広い分野としての内科の理念が日本にまだ根を下していません。もし日本で真の内科の意義が正しく認識されれば，まず医学教育の構造と志向を大いに変えなければなりません。医療における細分化が，もはや再統合できないまでに進んでいて，重大な危機に瀕しています。もしそうなれば，日本の医師も患者さんも損をします。…

　私のような外国人が日本の制度を批判すると日本の文化がわからない"醜い米国人"(ugly American)と思われても致し方ございません。そのつもりではありません。日本をもう1つの祖国のように考えております。…もしこの論文が内科の断片化の危険性についての論議を活発にし，問題意識を高めることができれば，著者は幸いでございます。

1) Maura Jo Brennan：米国の内科医の見た日本臨床教育　基本の弱さ―内科はないか？　医学教育 25 (3)：139-142, 1994

VI

Non-medical talk('市民講座')

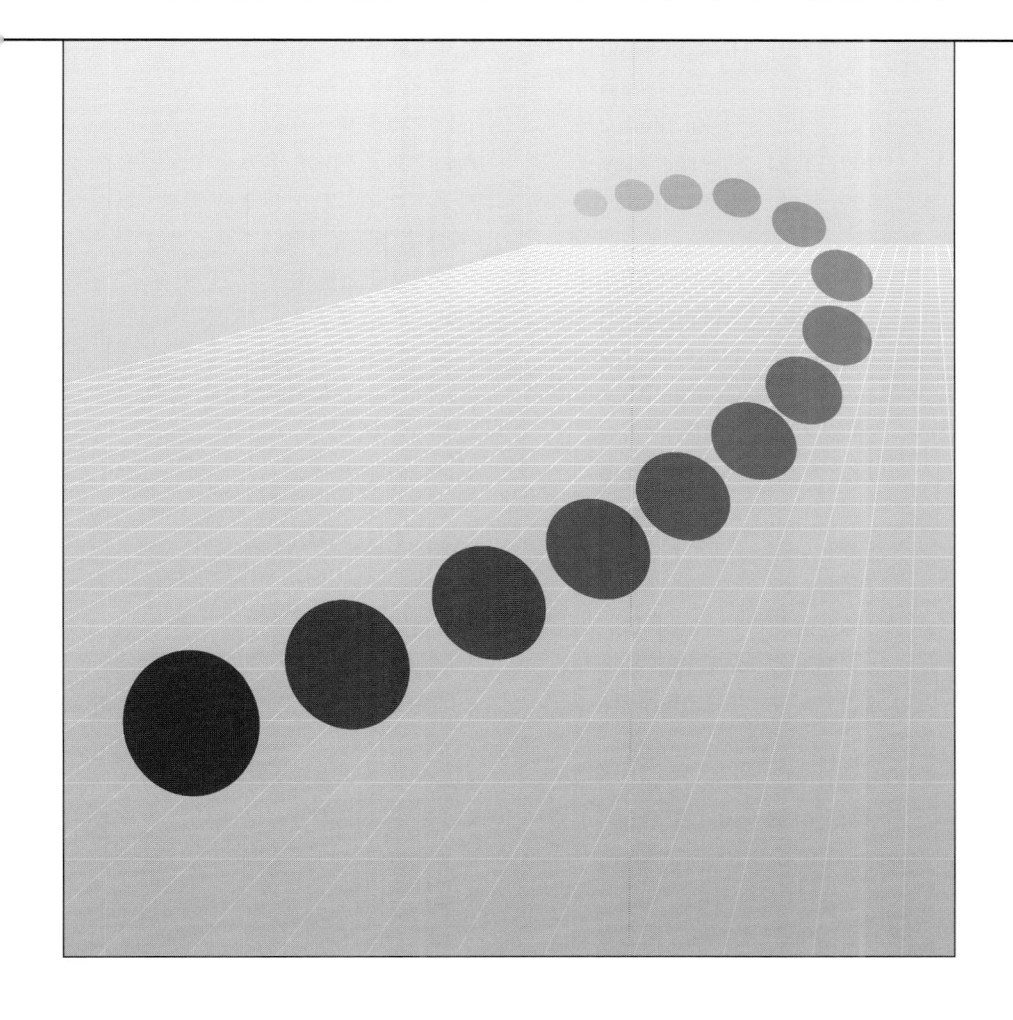

VI. Non-medical talk ('市民講座')

　いつの頃からか，"大リーガー医"に前もって頼んでおいて，病院職員や地域住民にも開かれた「non-medical talk」が開催されるようになり，恒例化するようになった。地域住民といっても，舞鶴市国際交流ボランティアの方々が主であり，'市民講座'と称するにはおこがましいものの，小橋良太郎医師（43頁）を軸として逐語通訳もなされている。

	＜講演者＞	＜テーマ＞
1996.3.19	Om P Sharma	絹の道医学
1996.3.27	Om P Sharma	アーサー・コナン・ドイル
1996.7.31	Joseph Sapira	米国大統領選
1996.11.1	Kishor Shah	インドのスポーツ
	Usha Shah	インドの音楽
1997.4.14	George Meyer	アトランタ，1996年のオリンピック
1997.7.4	John Kennedy	アラバマの'アウトサイダー'あるいは'民族'芸術家
1997.8.11	George Meyer	中国の文化と歴史
1997.9.11	Kishor Shah	インドの建築
	Usha Shah	インドの味
1998.7.1	George Meyer	北カリフォルニアの風土
1998.8.5	Robert Chow	米国のアジア人
1998.9.14	Kishor Shah	インドの城
	Usha Shah	ヨガ
1999.3.24	Tah-Hsiung Hsu	米国について知りたかったこと
1999.6.2	Louis Leff	ピッツバーグの人々と歴史
1999.9.8	Enrique Fernandez	我が祖国への想い
2000.3.27	William Schlott	我が心のモンタナ
2000.4.26	Jonathan Ross	米国とホンジュラスの医療と生活—文化の比較
2000.5.8	Jonathan Ross	米国の価値—過渡期の人々
2000.5.31	Paul Chang	アジア系米国人として米国に生きる
2000.8.2	Kishor Shah	インドの祭り
	Usha Shah	インドの結婚

2000.9.6	Koichiro Hayashi	米国人からみた日本
2000.9.18	George Meyer	ゴールド・ラッシュとサクラメント
2001.6.6	William Browne	米国陸軍病院での高度臨床医学
	Evelyn Browne	米国人女性の役割についての私見―家庭と社会，両立できるの？
2001.7.11	Louis Leff	インターネットは米国文化にどんな影響を及ぼしているか？
2001.8.8	Robert Chow	増えゆくアジア系米国人として
2001.9.6	Stuart Chen	新薬承認までの長い過程
2001.10.9	Kishor Shah	風変わりなインドの果物
	Usha Shah	ムンバイのお弁当
2001.11.21	Ramin Ahmadi	保健と人権活動

以上のうち，特に大入り満席になったWilliam & Evelyn Browne先生（224頁）の場合の案内状を示す．

拝啓　時下，ますますご清祥のこととお慶び申し上げます．

さて，このたび，市民病院に滞在中のアメリカ人医師ウィリアム・ブラウネ，エヴェリン・ブラウネご夫妻による講演会が，下記のとおり開催されることになりました．

つきましては，アメリカの文化を理解するよい機会と存じますので，国際交流ボランティア各位におかれましても，お気軽に参加いただきますようご案内いたします．

敬具

記

1．日時およびテーマ

　平成13年6月6日（水）　17：45～19：00

　（1）テーマ：　Academic military medicine in U.S.A.
　　　　　　　（米国陸軍病院での高度臨床医学）
　　　　　　　ウィリアム・ブラウネ先生／医師，陸軍中佐

　（2）テーマ：　Can an American woman find balance in her life?
　　　　　　　a personal perspective.
　　　　　　　（アメリカ女性の役割についての私見―家庭と社会，両立で

VI. Non-medical talk ('市民講座')

　　　　　　　きるの？）
　　　　　　　　エヴェリン・ブラウネさん／臨床心理士
2．場　所　　市民病院2階レクチャールーム（市内溝尻150－11）
3．参加費　　無料（出欠にかかる回答は不要です）

　平成13年5月30日
国際交流ボランティア登録者各位
　　　　　　　　　　　　　　舞鶴市企画管理部企画調整課国際交流係

VII

卒後臨床研修の刷新の方向

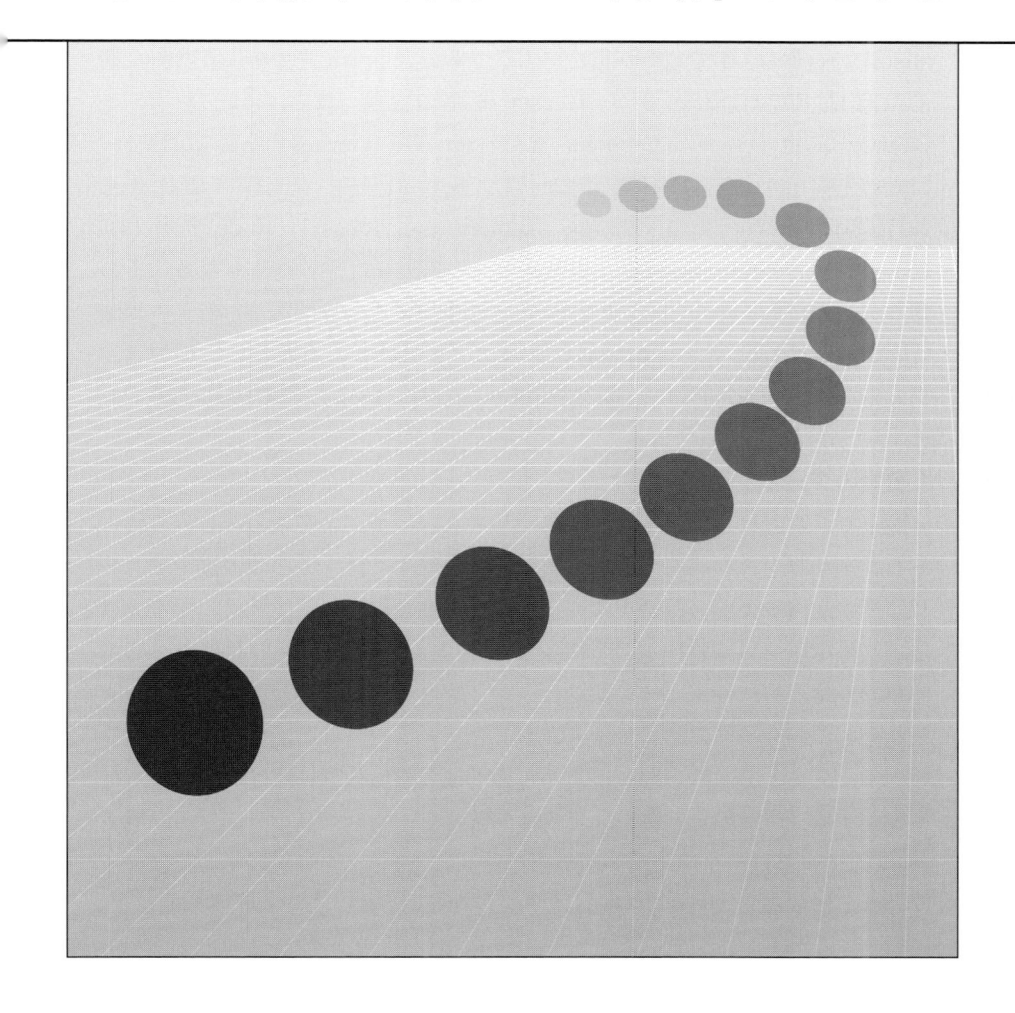

卒前教育の刷新に関しては，新しいツール（OSCE，模擬患者など）の導入も含めて，大学を中心に動きが活発である。私も部分的には関与しているが，ここでは卒後教育を中心に述べる。

1 総合診療・一般内科・一般外科の充実 (more generalism)

過去約10年の間に，米国でのジェネラリズムはすっかり復権したようにみえる。1980年代後半の米国の医学ジャーナルによくみられた'more generalism'の合奏は，すでに鳴り止んだようである。Sapira 先生のような斜に構えた意見（177頁）もあるが，Gerber 先生の見解（箴言，131～132頁）や Cooney 先生（147頁），Gibbons 先生（161頁），Tierney 先生（183頁），Chow 先生（202頁），Hsu 先生（206頁），Schlott 先生（214頁），Ross 先生（217頁），Browne 先生（223頁），Ahmadi 先生（227頁），Ende 先生（235頁）といった一連の存在に接すると，復権の事実を肯定したくもなる。その動きが実際にあるからこそ，Fernandez 先生のような専門医が，若干の異議を唱える（173頁）という構図になるのだ。もっともごく最近の情報では，ジェネラリストを志向する医学生が減りだしたということではあるが（148頁）。

日本のジェネラリズム

翻って日本ではどうか？ ジェネラリズムはいまだに産みの苦しみの中にある。例えば，大学病院での総合診療部は全国津々浦々で新設の渦中にあるが，その定義や実際の役割をめぐって論議が絶えない。学生教育，振り分け外来，臨床研究（EBM，臨床疫学，臨床倫理），家庭医療，介護保険，心療内科的外来，専門外来，コンサルテーションなどのどれかの組み合わせを，それぞれの設立条件に応じて優先させているようであるが，構築が一定しない。またスタッフの陣容が，古くからある他の臨床教室に比べていかにも見劣りがする。医学教育学会に「総合診療教育ワーキンググループ」が設置され，「大学における卒前総合診療教育に関する提言」[1]がなされなければならないほどにである。因みに，提言は7つされているが，うち2項目を掲げる。

❶ 大学医学部の設立目的は，良き臨床医を育成することにあることを改めて認識し，その中枢的役割を担う総合診療部を学内で孤立させず，教育・診療機能を発揮させるために，学長，学部長，病院長は強力なリーダーシップを発揮し，総合診療部を支援すべきである。

❷ 総合診療部の人事は，学内の横滑りではなく，総合診療の能力を有するか，少なくとも総合診療を志向するスタッフを採用すべきである。

ジェネラリズムが，日本の臨床医の間で今1つ人気がないのはなぜだろうか。医療費抑制の旗手として，行政の手先としてみなされているからか？「行政主導の総合診療教室の新設」という悪口が巷間でささやかれるくらいだから，行政側にはそういう意図があるのだろうが，臨床医の大勢の見解ではない。日本では，検査手技や画像診断能力といった技能は尊重されるが，鑑別診断能力のような知識は発揮する場も少なく，尊重されないためか？それは多いにあるだろう。しかし最大の理由は，ジェネラリストの"大リーガー医"に代表される秀でた臨床医が，日本の医療現場ではほとんど活躍していないからではないだろうか？　いわば，ロールモデル不足だからではないだろうか？

こういう状況での「ジェネラリズム不要説」があるとしたら，随分底が浅いものだと私は思う。ジェネラリズムがないとどう困るのか，例を3つあげよう。

1つは，内科地方会に参加していつも思うことである。ほとんどの参加者が専門医であり，しかも自分の専門科の演題発表にだけ参加する。例外は，研修医が発表させられる場合と，その研修医の指導医が共同演者として時には専門科以外の舞台で見守る場合くらいである。もっと幅広い疾患をみている開業医や診療所医師の姿は，ごく少ないのがふつうだ。それなら各専門科地方会を規模を小さくして，足しただけではないだろうか。各専門科地方会が充実しているはずだから，内科地方会は実質上は不要になっているのではないだろうか。もしそうなら，内科という言葉はもはや死語に近いのではないか。しかし，このままでよいとは決して思われない。なぜか。医療の高次化や社会の高齢化に見合って呈示症例も複雑化し，1つの専門科でのみ取り扱える典型例が減少しているからだ。そういう症例でも，各専門科地方会で

の掘り下げは不可欠だろう．しかし，内科地方会が同程度の視野で同じ轍を踏んでは意味がなくなる．呈示症例に対する視野をどう取るかが内科の妙味ではないか，とジェネラリストの私なら思う．一般内科医（開業医や診療所医師を含めて）がもっと参加すること，一般内科医が増え専門医が減ること，専門医が専門科以外も学習すること，一般内科医と専門医の知識共有の場が増えること，座長の出番がないほどにフロアーとの専門内外の質疑が盛り上がることにしか，内科復権，あるいは見落とし・誤診の削減という希望は見い出せまい．

　2つ目は，開業の道に関してである．特殊な，専門的なものではなく，ここでは一般的な開業を指す．そうすると，勤務医時代より幅広い，ジェネラルな知識や技能が必要になるのがふつうだ．果たして，着実に歩めるように敷かれているのだろうか？　経済的豊かさの獲得なら，日本医師会の歴史的実践課題であった．だが開業の方向での臨床力の保証に関しては，卒後研修も生涯教育もいまだに不十分なままである．少なくとも卒後初期にはジェネラルな訓練が欲しいのに，大半は受けていないのが実情である．プライマリケアや総合診療が日本でも喧伝され出して随分久しくなるのに，将来の開業を志す医学生や研修医がすくすくと伸びてゆける道は，全国を眺めてもかなり例外的にしか見いだされない．この方面での構造上の不備は，先進国の中では際立っている．このあたりは，Brennan 先生の指摘（240 頁）にも鮮やかに描かれている．

　3つ目は，手前味噌になるが容赦いただきたい．私達の病院は 236 床しかないが，1,000 床規模の超有名な大病院から流れてくる研修医や若手医師に事欠かない．「できるだけ間口を狭めず，かといって深み・緻密さ・微妙さを失うことのない一般内科と地域医療の展開」という当方の，ちょっと気恥ずかしいアドバルーンにひっかかること自体は嬉しいことなのだが，ここでの問題は ʻ逃亡ʼ の理由である．主として「地域医療派」の連中という限定はつくのだが，「臨床や教育が専門的・断片的すぎる，一般内科が存在しない」，次いで「EBM がない」のが，大病院 ʻ逃亡ʼ の 2 大理由である．実際，病院全体の臨床姿勢が「臓器選択性」に終始しすぎているために，初期研修がまともにとばっちりを受け，「これでも初期研修?!」といったぶざまな非教育的

光景も散見される。循環器科を3カ月もまわって，聴診器のまともな使い方や胸痛の多岐にわたる鑑別診断法すら伝授されていないこともざらにある。何といっても指導医数の豊かなはずの1,000床規模の大病院でもこのありさまだから，300～400床の中規模病院が専門分化一辺倒に進んだら，卒後（特に初期の）臨床研修と両立できなくなるのは言うまでもない。

ジェネラリズムの積極的効用

　ジェネラリズムの積極的効用には，どんなものがあるだろうか？　これは4つあげてみよう。

　1つは，臨床教育の根幹は，内科系ジェネラリストが担うということである。卒前教育は，特にそうだ。どう考えても，そのほうが効率が良いはずだ。知識や技能や態度教育のほぼすべてが，内科系ジェネラリストに委ねられてよい。もちろん，当の内科系ジェネラリスト自身がきっちり教育・訓練されてからだが。内科系専門医や外科医が教育する対象は，それぞれの専門の範囲内に限るべきである。faculty development の講習会に専門医や外科医が参加するのは，教育の方法論があまりにも浸透していない現状の日本では致し方ないが，早急に中止されたほうがよい。臨床教育義務の均等な配分は，全く悪しき平等主義であって，効率があまりにも低い。しかし，そうなると当然ながら専門医数はより少なくてよいし，内科系ジェネラリストはもっと多数必要であるということになる。この問題も，日本ではセクショナリズムの次元で展開されやすいが，そうなると必ず失敗する。

　2つ目は，専門医だけの集団よりは専門医＋ジェネラリストの集団のほうが，医師不足の感覚は少ないことである。地域病院のどの専門科でも医師不足であり，大学医局に相談しても埒があかない現状は，医師数の増加が全く望めない以上，ジェネラリストの絶対的・相対的増加によってしか乗り切れないと思われる。例えば，呼吸器系の患者が人工呼吸状態になっても，循環器系の患者が人工呼吸状態になっても手技にさほど差はないので，全員がジェネラリストの私達は，一般病棟で集中管理している。米国では，最近 hospitalist（ホスピタリスト）の存在や増加があるとされる。研修を終えて訓練を積んだジェネラリストが，病棟業務に専念しているようだ。平均在院日数が極端に短い米国の事情があるし，病棟勤務だけでは患者管理の継続性

が不足するという欠陥も指摘されているが，病院ジェネラリストの活躍の場の広がりは示されている。

3つ目は，コンサルテーション医学の推進である。総合診療部や一般内科のおはこは，心身医学的アプローチや不明熱だけではない。例えば，「内因性の細菌性と思われる眼内炎の患者ですが，腹部超音波検査上，消化器科にて肝膿瘍は否定的と。他の感染源につき御高診ください」との眼科からのコンサルテーションなどは，日常診療でごろごろ転がっているが，おてのものであるはずである。眼科からいえば，本来なら内科に対診したいのだが，内科という科名はちょっと大きな病院ならとっくになくなっているし，たまたま肝膿瘍が最多感染源であることを知っていたから消化器科に相談したまでのこと。違うというなら，突っ返すのではなく，どう考えて次にどのステップを踏むべきかを教えてくれるのが内科医のセンスと親切さではないのか，ということになるだろう。

4つ目は，外科にもジェネラリズムがあることである。内科系の専門分化による知識の分断化の弊害が指摘されて久しいが，外科系諸科もあまり内科系の批判ができたものではない。一般的な外科系研修医の病歴聴取や身体診察のおそまつさは内科系以上だし，心電図や胸腹部単純写真の読影も未熟である。周術期の輸液管理や抗菌薬使用のありようもまちまちで，とてもノウハウを伝授されているとはいえない。手技の獲得もいまいちで，卒後2年次の外科系研修医で胸腔穿刺すらできない者も，枚挙に暇がない。米国は違う。外科系研修医はすべていったん department of surgery に属し，外科医にとっての獲得必要事項を学ぶ。属する期間は外科系専門諸科によって異なるが，ともかく上記のような不細工な事態が起こらないようにシステムが構築されている。それができないのは，日本の医局講座制の垣根の高さの弊害の1つであろう。

医療の質の保証

内科系専門各講座との連携・協調は，日本の既存・新設の大学総合診療部が最も悩んでいる点である。しかし米国の AGIM は，外科系はいうに及ばず，内科系専門諸科からの敬意までも既に勝ち取っている。日本の総合診療部ももっと内科系専門諸科に肉薄し，教えを受け実力をつける中で，垣根が

少しでも低くなるように努力すべきである。実力のある一般医と専門医は上手に握手すべきである。

日本で総合診療・一般内科・一般外科の充実がなくても，なんとかやっていけているのは，やや誇張になるが，「医療の質の保証」を客観的に吟味する構造がないためである。エール大学の内科の研修プログラムが卒後医学教育認定評議会（ACGME）によって最近停止された米国の逸話は234頁で述べた。このような機構によって評価されれば，日本で合格できる病院や研修プログラムはいったいいくつあるだろうかと懸念するのは，私だけではないと思われる。

いわゆる（Hillary）Clinton 保険医療改革は1995年に挫折したが，それ以前に，「もっと安い医療費で，国民皆保険が実施できている」日本への視察が続いたようである。そして，「日本の医療費が安上がりでおれる最大の理由は，医療の質の客観的な保持のための審査機構に金を使っていないためだ。とても現在の米国の真似の出来ることではない」というのが，米国側の日本医療への評価の本音だと漏れ聞く。正にそうなのだ。米国は audit に莫大な金をかけているが，日本はほとんどかけていない。一般的に米国の職能集団は，身内のだめな部分を切り捨てることによって市民社会からの評価を高め，それぞれの特権を守ろうとする傾向が強い。一方日本では，諸政党も含め，こういった考えには馴染みが少ない。底辺を切り捨てないこの文化的特性は，身内にとっては美徳にもなり得るが，職業倫理の希薄化にもつながりやすい。医学教育に当てはめれば，こうなる。「必死に教えて，だめな者を（容赦なく）切り捨てるのが米国流。必死には教えず，だめでも切り捨てないのが日本流。」

ともあれ，日本の現在の経済状況を考えても，またこれまでの医療構築の形をみても，近い将来に「医療の質の保証」のために莫大な予算が投入されることはないだろう。しかし，さほどお金はかけなくても，何らかの形で「医療の質の保証」は検討されることになるのではないだろうか？　また，検討されるべきではないだろうか？　現今の「日本医療機能評価機構」による病院認定に，診療の中身を一層きっちりと評価する項目を加える必要があるだろう。その際，足りないものがいろいろ整備されないといけない。総合診

療・一般内科・一般外科の充実があっても，審査を突破できるとは限らない．しかし，総合診療・一般内科・一般外科の充実がなければ，まともな救急部門がないというのと同じ次元の扱いとなるだろう．つまり，「およそ病院とはいえない」という烙印を押されて門前払いになり，評価の対象にすらなれないことだけは間違いがあるまい．

　と考えていたところに，『日本全国病院＜実力度＞ランキング』[2]という本をいただいた．「症例数が多い病院は医療の質が高いので，3大死因の癌，心臓病，脳卒中についても，病院はブランドではなく症例数で選べ」というコンセプトの下に，アンケート調査の結果が公開されている．当院も，「脳卒中の外科手術」の項目で114位に位置づけられている．「症例数が多いほど医療の質が高い」という臨床研究成果が米国にあり，また日本でも研究中であるという事実は寡聞・迂濶にして知らなかった．ブランドではなく症例数が大事だというのは，臨床現場で汗する者の1人としてすばらしいメッセージだと共感する．ただし，この本でもそうだが，一般にこの手の本で扱われる症例は，専門治療の成果に偏りがちである．専門的な手術に関していうと，例えば，症例数のごく少ない有名大学の腕よりも，圧倒的に豊富な市中病院の腕のほうが格段に上であるというのはよくわかる．そのデータを公開する意味もよく理解できる．しかし，その専門性を支えるジェネラリズムの意義が見落とされがちなのは，ジェネラリストとしては物足りない．

　236床の当院に異様に大きい規模の46床の脳外科病床があるのは，沿革と地域的要請のためである．そしてその分野で114位と健闘しているのは，脳外科部長以下5名の脳外科医の努力の賜物であり，確かに「総合病院より得意分野のある病院のほうが質が高い」構図にみえる．しかし，日夜多くの研修医が救急医療の第一線に立って協力しており，そのプライマリケアの水準はジェネラリズムに多くを負っている．専門医＋ジェネラリストの集団同士の握手の必要性は，いくら強調しても足りない．その視点を，さらなる広がりをめざされる編集者諸氏の今後の参考にしていただきたい．

1) 今中孝信, 他（日本医学教育学会総合診療教育ワーキンググループ）：大学における卒前総合診療教育に関する提言．医学教育 29 (4)：200-201, 1998
2) 日本全国病院＜実力度＞ランキング．別冊宝島 Real 026号，宝島社，2002

2　EBM の展開

"大リーガー医"から EBM という言葉を初めて聞いたのは 1997 年 1 月だったから，さほど古くはない。Paul Gerber 先生（127 頁）からであった。3 度目の来鶴だったが，2 度目の 1993 年には先生からこの言葉を聞いていない。EBM についての講義をされ，かつ医療現場で抜群の臨床力を発揮される Gerber 先生の姿を見て，「これが本物の EBM なんですね！　大学の総合診療部でみていたのは，このうち講義の部分だけでした。机上の学問だったようです」と目から鱗が落ちた表情の研修医もいた。しかし新参者でない私達にとっては，Gerber 先生はいつもの秀でた臨床医の Gerber 先生であり，EBM という比較的新しい言葉をわかりやすく紹介してくださるのも，不断の勉強家であるいつもの先生の姿であった。だから EBM が臨床現場に革新や革命をもたらしたという感じは受けない。それよりも，「EBM によって，研修医も権威者に肉薄・対立できます」という発言が，医療現場の権威者である外ならぬ Gerber 先生から発せられるのが印象的であった。その後も意識して"大リーガー医"に EBM について聞いてみたが，みんな大切なツールとして自然には受け止められているものの，それほど際立った返事は少なかった。しかし，臨床の権威者である先生方が，＜権威＞を相対化されている様は一様であった。「EBM は，開かれた医療空間を一層開ける」—これが私達の受け取ったメッセージである。

ところで EBM は，「入手可能で，最良の科学的根拠を把握した上で，個々の患者に特有の臨床状況と価値観に配慮した医療を行うための一連の行動指針」と定義されるという[1]。具体的手順も，ⓐ 疑問点の抽出，ⓑ 文献の検索，ⓒ エビデンスの質の評価，ⓓ エビデンスの適用性判断と合理的である。ただし，中身に関していうと，従来からあった臨床疫学（や生物統計学）のリバイバルともいえる。1991 年に初めて提出されて以来，人口に膾炙するようになったのは，EBM という言葉の魅力であるともいわれる。

米国ではともかく，日本では EBM が必須であると私は強く思う。個人的な経験に基づく理由が 2 つある。1 つは，「朝に道を聞かば夕べに死すとも可

なり」と思えた宮城征四郎先生との1982年の邂逅（86頁）の医学的意味が，正に「EBMとの遭遇」にほかならないからである．もう1つは「1,000床以上の超優良病院での研修医の大きな不満が，EBMの欠如である（7, 250頁）」という事実である．前者についていうと，1982年の宮城先生の発言が今日の水準からみてどれだけ高いエビデンスに支えられていたかどうかが問題なのではない．大事なのは，「具体的な患者に即して，より良いエビデンスを求めようと指導医が手分けして文献を読み，喧々ごうごう議論し，スタンダードやマニュアルを決め，研修医がそれに従う．不都合が発生すれば謙虚に反省し，再検討する」という，当時の沖縄県立中部病院でみられた開明的な姿勢こそがEBMそのものであり，当時も今も本土の病院一般ではきわめて認められにくいことである．後者についていうと，専門医の数が多くなるほど見解の差やずれが多くなり，教育効率が悪くなる現状を指す．当然ながら，各専門科の症例集積には偉容も目立つのだが，研修医には必ずしも宝にみえないのは仕方がない．

　日本の医療では，診断・治療に関する医師によるばらつきが相当ひどいところまで許されている．自由裁量権は大切だが，この言葉の履き違えとしか思えない，程度の低い事例がまかり通っている．この「非EBM」は何に由来するのだろうか？　第1には，医療界内部に「医療の質」を厳格に求める気風や伝統がなかったことが最大の原因であろう．第2には，誰もまともに教わっていないことがあげられる．第3には，疾患の機序と病態生理学的な解釈にこだわり，臨床疫学的な手法が浸透しなさすぎであったことも手伝っている．第4には，医療空間が密室であったことがあげられよう．

　完全に密室の医療空間をEBMはこじ開けることができるだろうか？　できないだろう．隙間のある医療空間ならどうだろうか？　EBMはもっと風通しの良いものにできるだろう．開かれた医療空間ならどうだろうか？　EBMは一層開けるだろう．日本の平均的な医療空間はまだまだ密室性が強い．だから，現今の'EBM熱'を医療空間の密室性打破に利用したい．ところで，EBMにまつわる，時に煩雑な実際の作業は，忙しい実地臨床には似合わない．だから，IT慣れした若手世代の手腕があれば，それに頼ればよいし，なければ，EBMの果実の盗み取りでもいっこうに構わない．例えば，

英国医師会の出版部門である BMJ (British Medical Journal) 出版グループから6カ月ごとに改訂される『clinical evidence』が発行されており，それを利用すればよい。何分ぶ厚い本なので遅れがちになると思われるが，日本語訳も最近発行された。私達熟年世代の役割は，ともかく若手世代の邪魔をしないことである。できれば，初めに隙間を作り，医療空間を少しでも開きたい。さらに欲張るなら，米国の土壌に咲いた EBM を，単なる生け花，いわば'輸入造花'に終わらせないためのベテランらしい智恵や工夫を提出してみたい。21世紀に突入した今日，医療界のみんなで「智に働いても角が立たない」道を是非模索したい。

1) 福井次矢編：EBM 実践ガイド．p 2, 医学書院, 1999

3 議論・討論の習慣の涵養

　臨床現場は'泥だらけ'である。外来は忙しいし，褥瘡当番(!)はあるし，'主体性のない'おじいちゃんへのインフォームド・コンセントに時間をとられるし，救急室ではやくざにからまれるし，御主人の病気の改善を必ずしも喜ばない奥さんの表情に潜む家庭介護の重さへの共感は要るし…。一方では，もちろんのことながら'頭脳'が要る。「24歳の青年。数日間の発熱・咳嗽・頭痛の後に，呼吸困難の増悪でしゃべりにくくなった。胸部写真では，両側中・下肺野の浸潤影が急速に悪化。他院から搬送。」また，「10日間で，クレアチニンが正常から 10 mg/dL を超えるようになった腎不全の 71歳の男性。肺には多発性の斑状浸潤影，尿毒症性肺+肺胞出血か。やはり他院から搬送。さて，EBM に基づいた最適の治療は？」といった緊急入院症例を日に2例担当したら本当に大変である。「指導医もぱっぱっとわかってないのに，研修医だけがぱっぱっと動けるか？」との研修医の陰（表？）の声というか気配も，もちろん感じる。

　さて，こんな臨床現場で何が医療者にとって最も必要か？　第1には，習い性となった献身である。第2として，その献身を支える知性や感性をどう

'高く'保つかは，世代を超えた議論・討論にかかっている。一言でいえば「民主的なチーム医療」の展開である。Hadler 先生の唱える<u>双方向的で，批判的な議論に基づく教育</u>（interactive critical disputative teaching）（160頁）が大切である。日本の平均的な医療現場では，これがきわめて不十分だと私は思う。倫理的課題も共同討議すべきだが，論理的課題も関係者みんなで討論して納得すべきものである。医学の現在の発展段階では，数学や物理の公理に近い命題とは違って，臨床医学的真実は絶対的ではなく，不確実さに付きまとわれざるを得ないからだ。鳴り物入りの新薬が，使い出して2～3年以内に副作用で製造中止されることがある。臨床医学は，この程度の確かさでしかないのだ。

　円滑な討論はどうして不十分なのだろうか。時間がない？　確かにそうだ。日本人は総じて議論べた？　そういわれれば，国会討論もたいしたことがないのが多い。長幼の序が邪魔をする？　なるほど，儒教の影響はいまだに医学界にもたっぷり残っている。医療空間が開明的でない？　積年の指摘ではある。世間もあいまいさを求める？　約100年前の夏目漱石の『草枕』も，「智に働けば角が立つ」で始まっている。いや何といっても，臨床系教授選考における研究業績至上主義や年功序列制一辺倒が諸悪の根源？

　大上段はともかく，チーム内，科内，院内での連携はどのように推進したらよいだろうか。

❶診断・治療に関する各科ごとのおおよそのマニュアルが公表されるべきである。もとよりすべてが EBM にはならないが，何らかの根拠を示すやり方はわかりやすく，特に研修医の知性を伸びやかにする。例えば米国では，Washington Manual が長らくその役割の一部を果たしている。

❷疾患が多科に及ぶ場合は，関連科が集まって診断・治療の標準化のためのすり合わせが行われなければならない。本来なら各科の指導医の腕の見せ所なのだが，習慣のなさ・学閥の違い・遠慮などが作用して，従来はほとんどまともに機能してこなかった。内科系諸科の分化の弊害が指摘されて久しいが，外科系諸科だって，例えば「周術期の抗菌薬の使い方」に関する外科としての統一的見解は乏しい。日本の医療の最大の弱点の1つといえるが，これが底上げされないと研修医はいつまでも右往左往しなければならない

し，知的な連携なんておよそできようもない。

❸ 他科に患者紹介をする場合に，誰がふさわしいか，誰にするかをめぐってもめる場合がある。当該科のヒエラルキーが臨床能力とずれているのが最大の理由であるが，感情的なしこりを生じても，地位よりも臨床能力が重要視されるべきではないだろうか。患者さんの安寧が最大目的なのだから。こういった事態をできるだけ構造的に避けるためにも，❶や❷による医療空間の開明化が不可欠である。

❹ 高齢化社会の医療現場は，倫理的課題に満ちている。倫理的課題は論理的課題よりもずっと不確実で，解答は1つには決まりにくい。だから，バランスのとれた考え方の指導医が度重なる回診を通して研修医と時間と空間を共有し合うチームワークをこそ，医療の豊かさと考えたい。若くて，老や死が生理的に実感しにくい研修医のフットワークと，年長医の熟成した死生観との連携は不可欠だ。コメディカルと語り合う習慣も，もちろん大きな付加価値である。

❺ 各科内で，あるいは複数科が協力して多様なカンファレンスが頻繁に開かれることが望まれる。特に研修医にとっては，担当以外の患者を知る絶好の機会である。そこでの討論では，身内だけにしか通じない言葉や専門用語（ジャルゴン）はできるだけ使わない。患者呈示も，簡潔でいいが，性，年齢，既往歴は省略しない。ある程度"改まった感じ"のしゃべり方のほうが望ましい。

❻ 院内紹介（対診）が奨励されるべきである。特に研修医には，定まった用紙の使用ときっちりした患者呈示・紹介理由の記載が望まれ，それは教育評価の対象にされるべきである。各科間の連絡用紙や検査の依頼用紙にも，臨床診断以外に検査目的や臨床経過の欄を設け，研修医には簡潔明瞭な記載を義務付ける。一見煩雑だが，習い性となるし，将来必ず役立つ。実際，見事な症例呈示に接すると受け手も嬉しくなり，気持ちも引き締まる。また，今後はIT化による省力も期待できる。

❼ 救急室などでの患者の理不尽な要求（端的にはやくざの脅迫や暴力）には研修医の対応はたいてい無効であり，病院関連部局の速やかな連携が要る。中小病院だと救急医長・部長の段階でも処理できず，副院長や院長の登

場になることも多いが，それぞれの段階の指導医が現場を逃げない責任感が欠かせない．指導医の逃げの姿勢は，研修体制の実質的破滅につながりかねない．研修医への態度教育の原点ともいうべき局面なのだ．内心どんなに打ち震えていても，蛮勇をふるい，体を張るべきである．こういう究極の場合に指導医が採るべき態度に，見本やマニュアルがあるだろうか？　超応用編につき，まずないと悟るべきであろう．

4 コメディカルとの協働

　ここでは，一般的な話ではなく当院内科の事情について述べる．

　コメディカルにも多種類あるが，研修医にとって最も身近な存在は看護婦・看護士である．特に'研修医志向性病棟'では，この関係は密になる．病棟入院患者の大半を研修医が担当するので，当然ながらその指示も研修医が記載するからである．この出発点がぶれると看護が円滑に展開できなくなるので，内科医師によるピラミッド体制（屋根がわら方式）はかなりの神経をそこに集中させている．それでも，看護側に申し訳ない逸話は絶えない．申し訳なさは，構造的なものが外に4つはある．第1は，「できるだけ間口を狭めず，かといって深み・緻密さ・微妙さを極力失うことのない一般内科と地域医療の展開」を，入院に関しては60床の混合病棟1つで担っていることである．第2は，内科入院患者のうち救急室経由の割合が6割を超えることである．第3は，ICUやCCUがなく（停止し），上記の一般混合病棟で集中管理していることである．第4として，過去のことになるが，教育・経営効率を上げるために平均在院日数を意図的に短縮させたことがあった．

　当院内科看護は，こういった3重苦，4重苦に喘いでいる．だから，もしも次の一般的事例のような医師との非協働の事態が起これば，その体制は致命的となる．

　「術後4日目なのに，また患者さんが亡くなられてしまったわ．心不全で．元々心臓が弱いのはわかっていたのに，私達ナースが足のむくみに気付き，水分出納についてやかましく言わないと先生達動きださないんだから．特に

主治医のA医長は最近まで大学で動物実験ばっかりしていたらしいから，B部長もあんなに遠慮しないでもっときっちり指導してもらわないと。脳外科の手術そのものはうまくいったのに，なんて問題外だわ。脳外科医の前に医者であってほしいわね」（看護婦の知識の水準が相対的に高い場合は，このように医師を見限る現象が頻繁に起こる。医師のプライドは伝統的に高いので，謙虚な反省よりも尊大な振舞いに終始することがなおあるが，そういう場合の看護婦・医師間の感情のもつれは深く潜行し，修復が困難になる。）

「先生，Cさんに対してどうして気管内挿管と心マッサージをされたんですか？ 急に呼吸停止がきたからですって。私にはとても急変とは思えませんわ。だって，肺癌の末期に半年以上も入院されておられた方ですし，家族も十分な介護をされ，死期も納得されていましたもの…。（患者さんの上に覆いかぶさって，ドクターの技術の横暴を防ぐのが私の日課のようなものね。）」（DNR：do not resuscitate；心肺蘇生はしないで，が一般化するまでは，声の大小はあれ看護サイドがかなり抱いた心情である。なお，以上は<u>出来る看護婦</u>がふつうの医師にせっぱつまって話し出した場合だが，<u>出来ない</u>看護婦と<u>出来る</u>医師の取り合わせなら，脚本はもちろん異なる。）

日本の看護界の指導層の発言や焦燥は，私達ふつうの医師の耳にもたまには届く。「医者に刈り取られてきた看護本来のありようの復権を願っています。本来の看護とは，病者の主体性確立への援助です。」「日本では米国と違って，同じインフォームド・コンセントとはいっても，しっかりした看護婦が，腰の重い医者達の尻をたたいて患者側に立った発言や行動をしてもらうのをいうのです。」

看護婦との協働，コメディカルとの協働は，いくら強調しても足りない。

5 臨床教授制

ここでの「臨床教授」は，数年前から国立大学で認証するようになった立場を指す。現状の展開は，主として関連病院に勤務する適任医師を「臨床教授」「臨床助教授」「臨床講師」に認定し，その下での学習も正規の授業とみ

なすことによって医学生の学習の場を広げようとする試みになっている。救急医療，急性医療，プライマリケア，リハビリテーション医学，介護医療といった必ずしも大学が得意としていない分野への学生の exposure という点からは，大きな一歩前進といえる。日野原重明先生達が 20〜30 年以前から必要性を強調しておられたのに，なかなか実現できなかった理由が，文部省（現文部科学省）の保守主義にあったのか，大学教授陣の重い腰にあるのか，それとも別の次元にあるのかは外野席からは見えない。また，「臨床教授」選考の実際が，学生の臨床的視野の拡大，教育の充実に直結しているのかどうかも，まだまだ吟味を要する。大学によってもかなり事情は異なることだろう。

　ところで，私が理解する米国のありようはいささか異なる。ここでいう日本の「臨床教授」は，米国なら「教授」であろう。もっとも，後者の場合は，フルタイムのファカルティとして，大学へのコミットメントや責任は格段に大きく，研修医教育にも深くかかわっている。米国では，一般勤務医の一部が「教授」になっているのだ。これなどは，米国では日本より遙かに「教授」が多いわけの1つである。日本の「教授」は，医局講座制の頂点に単独で君臨する存在であり，米国なら「chairperson」に相当する。だから，「教授」が1人変わったり増えたから，「教室」がひっくり返るというような日本式騒ぎは米国ではない。しかし，「内科の chairperson」「外科の chairperson」なら，大いに考えられる。「chairperson」は臨床からは遠ざからざるをえないが，権力は絶大で，社会的地位も高く，給料もぐんと増えると聞く。米国では国家公務員であることによる地位保全の影響が少ないから，「chairperson」による「教授」以下の解雇も法的にはずっと容易だろう。因みに，「序」で取り上げた3人の先生方のうち大学付属病院の勤務医は，Hall 先生たった1人である。Tierney 先生も「教授」だが，大学付属病院ではなく，関連病院の勤務医である。米国の「臨床教授」は，もう1人の Gibbons 先生のようなファカルティとはいえない勤務医や，パートタイムのファカルティをしている開業医などに付与される名誉称号だと思う。Gibbons 先生は，デンバーの聖ヨセフ病院の内科部長・内科研修部長であるフルタイムの勤務医だが，大学のプログラムとは全く独立した立場なので，ファカルティとはい

えない。もっとも，大学での clinical track の頂点が「臨床教授」と呼ばれることも，大学によってはあるらしい。

　以上は日米の大枠の差であって，細かなニュアンスについては私にはよくわからない。これまで招聘したどの"大リーガー医"に聞いても，自分と周囲のこと止まりであって，米国の全貌が今1つきっちり返ってこない。Fernandez 先生のような解答だったりもする（171頁，箴言❸）。医科大学に連邦政府立がなく，私立や州立が主体の米国では，特に日本の国公立大学にみられるような文部科学省的秩序から自由である。だから，「教授」の任命も，画一的ではなく，自主性やばらつきがあるからかと推察される。

　卑近な話だが，私もいくつかの大学から「臨床教授」を任命されてきたし，任命されている。京都大学，九州大学，浜松医大，徳島大学だが，任命の期間，契約様式などは，それぞれ異なる。1週間単位で陸続と来る場合から，年に1～2名が1～2カ月の長期に滞在する場合まで，学生の実習期間もさまざまである。「序」に書いたように，これ以外のルートでの実習生のほうが多いので特別扱いはしていないが，特に1～2カ月ということになると何かと構える。こういう中で，私にとって最も幸いなことは，「臨床教授」としての教育的負担が少ないことである。'研修医志向性病棟'の強みとして，クリニカル・クラークシップの採用が容易だからだ。学生は，「臨床教授」から1年次研修医に至るまでの「ピラミッド式教育」を「寺子屋」で満喫する。私達の誰が，Hsu 先生にとっての Harrison かはわからない（200～201，206頁）。だから，私の「臨床教授」の称号は，実際は私達のシステムに対して与えられたものであって，私は単なる代表者にしかすぎない。

　「日本の医学教育は，過去50年間何の進歩もなかった。大学病院の教官数も，微々たる増加ではどうしようもない」という日野原重明先生の主張・焦燥（2頁）は，多くの臨床医・教師が心から共感するところである。抜本的な改善は今後もなかなか望みにくいが，無名の教育の花なら，全国各地にいくらでも咲いていることだろう。小さな試みであっても，創意工夫のあふれるものであれば，さざなみのように広がってほしいものだ。

　以上は卒前教育の話であった。さて，この「臨床教授」や「非常勤講師」は，陣容や体裁を整えて卒後教育にも利用できないものだろうか。ただし，

学閥の延長では弊害が多いから，それによる囲い込みから離れた，全国規模での人材のプールにはなり得ないものだろうか．

6 「説明の医療」

　患者・家族への病気の説明は，最も大切である．そうであるのに，従来から十分なされてはこなかった．極端な場合は，説明が零に近い状況も散見される．患者・家族も心では望んでいるのに，日本的遠慮が働くことがある．医師側も，忙しさも手伝い，それについつい甘えてきてしまった．権威主義も悪さしてきた．だから，これまで医師の病状説明が十分でなかったことは，広く市民・国民の不満となっている．米国の説明の水準と比べると，相当見劣りがする．

　21世紀の医療は，「説明の医療」であるべきだ．'おまかせ派'の患者もまだまだ存在するが，そういう場合の「説明の医療」も練って考えられるべきだ．「説明の医療」は，なぜ大事なのか？　患者の知る権利に答える当たり前の医療であるからと同時に，開明的な医療空間の尺度だからでもある．

　当院内科の若手医師や研修医達が，病室や外来診察室や病棟詰所やカンファレンスルームや図書館や廊下や階段やエレベーターやその他の場所で「説明の医療」に懸命な姿をみるのは，心強く，すがすがしい．患者・家族もチーム医療の一角に加えられているような光景は，昔はなかった．当初の未熟さを克服してゆく成長に接するのも，教師冥利に尽きる．時には「説明しすぎて，かえって患者・家族が不安になるのではないか」と思えることもあり，気付く範囲で注意している．しかし，彼・彼女達のほうこそ科学的グローバリゼーションの未来につながる姿勢を示していて，実は正統なのかもしれない．

　「説明の医療」に難問が2つある．いずれも，「説明がどこまで真実であるべきか」にまつわる．「情報開示のありよう」といってもよい．1つは，「患者にとっての不利な情報の説明」である．時代は，確かに「真実の説明」の方向を向いている．しかし非常に不利な場合，端的には末期癌の告知につい

ては，米国と違って国民的合意はまだ成立していないと思われる。ケース・バイ・ケースの慎重な対応が求められる。もう1つは，「医療者にとっての不利な情報の説明」である。例えば，医療者の診断・治療に非がある場合にどう説明するのか，どう謝るのかである。'大非'なら，潔く謝る？　しかし，訴えられる可能性が出てくる。'小非'も謝る？　しかし，日常臨床にあまりにもごろごろしている。なら，隠す？　では'中非'なら？　また，非ではないが，「今回のあなたへの胸腔穿刺は，研修医のA医師が初めて行います」といった「真実の説明」を，どこまで'原理主義的'に行うかである。

　このような難問の解決は，実際にも原理的にも，なかなか困難である。しかし，最低限踏まえておくべきことは，どんな場合にも医療者側が開明的であるべきことだ。つまり，関係医療者の間では一切の秘密なく議論・討論できなければならない。ここを「説明の医療」，すなわち情報公開の出発点としたい。

7 「寺子屋式教育」の普遍化

　私達の卒後臨床研修の実践がどれだけ普遍化できるかを，「卒後臨床研修の刷新の方向」の最後にもってくるのはいささか面映いが，敢えてそうする。

　私達の臨床研修の要諦は，「民主的な議論に基づく科学的なチーム医療」である。必要条件が5つある。

　①中心に"大リーガー医"に代表される抜群の臨床力があること，②一般内科主体のジェネラリズムを志向していること，③医療空間が開明的であること，④医師集団の規模が大きすぎないこと，⑤構成員全員が教育熱心であること

である。これらは必要条件だから，どれを欠いてもだめである。どんぐりの背比べの臨床力しかなければ，研修医が伸びるわけがない。ジェネラリズムは，卒後初期の臨床研修には不可欠だ。専門性は，卒後初期を経過した後にこそ出番がある。密室の医療空間に咲く花は，品質も種類も限られている。

大きな医師集団とは縁がなくやってきたのであまりよくわからないが，大きな集団全体の変革には，想像を絶する，味わいたくないような困難があることだろう．しかし逆にいうと，中心に抜群の臨床力さえあれば，その源が"大リーガー医"である必要はない．もちろん，日本人医師でよい．開明的で，適当な大きさでさえあれば，その医療空間は，田舎であろうと，離島であろうと，大学病院の一部であろうと，大病院の一部であろうと関係しない．そういう医療空間では，教育熱心さは，関係者一同に割合容易に伝播する．もちろん若干の資金は要るが，大型画像診断機器購入費用に比ぶべくもない．近代的建築も不要である．だからこそ，「寺子屋式教育」と称した．そう考えてくると，私達のプログラムは，教育のコンセプトであって，最近問題にされがちな臨床研修のソフトウェアの1つにほかならない．ハードウェアではないわけだ．"大リーガー医"から学んできた私達の臨床研修の試みは，この程度には普遍化できるかと思われる．

　なお，「患者中心の医療」は，当たり前だとは思っているが，不断の点検が欠かせない私達の実践段階では，必要条件に加えるにはあまりに気恥ずかしい．

VIII
浮かび上がる問題点

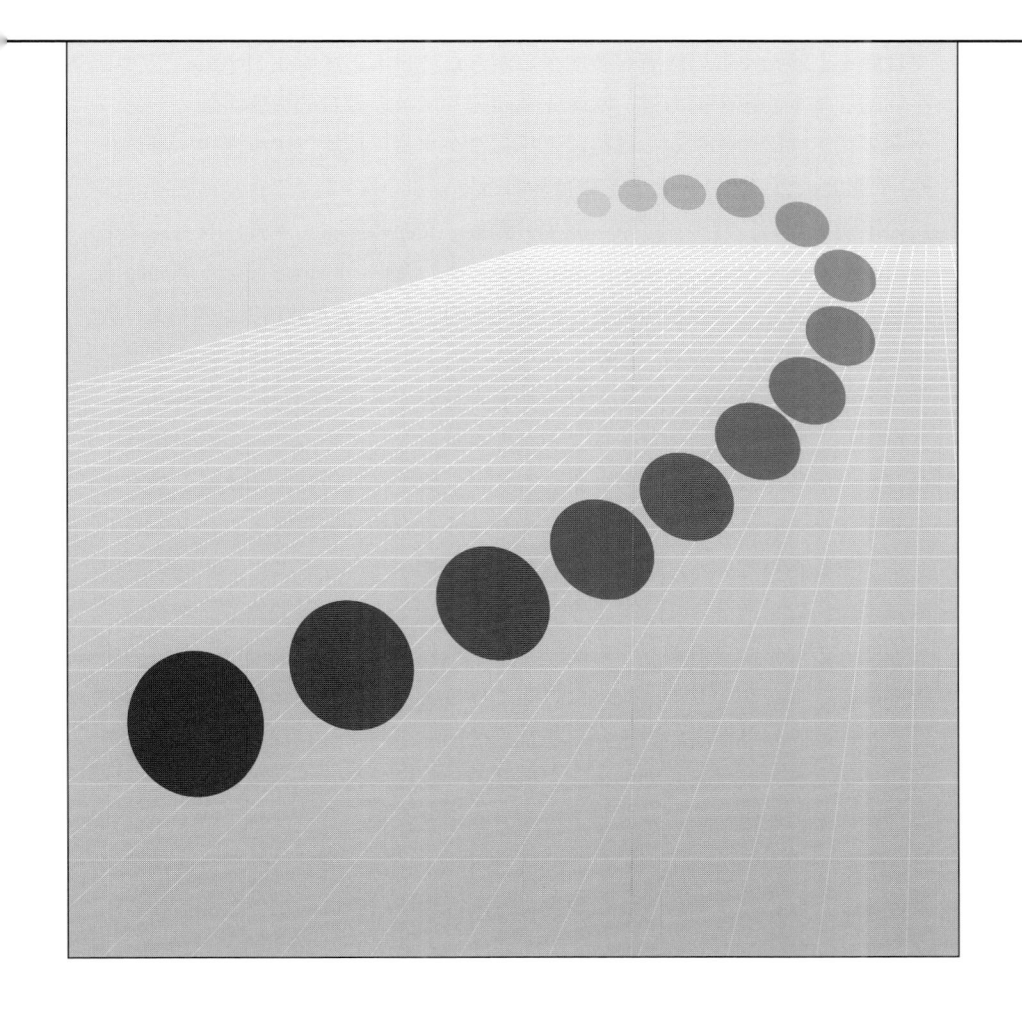

1 卒後臨床研修義務化に関して

　飛行機や列車の中で,「ただ今急患が発生しました。お客さんの中で,どなたかお医者さんはおられませんか?」というアナウンスがあったときに,大半の医師が各々の専門性を超えて自然に対応できるのが,近代国家での卒前・卒後医学教育の最低保証水準の1つと考えられる。この考えには,国民・市民も異論はないだろう。しかしその意味では,日本はいまだ近代国家とはいえない。武者震いどころか,一般的救命処置に自信がないために本音では顔を上げたくない医者が多すぎるからだ。日本の医学生の卒業時点での平均的な基本的臨床能力は,欧米先進諸国や米英の教育的影響が強い一部の東南アジア諸国の水準からは格段に見劣りがする。技能(医療面接・身体診察)や態度については,まともには教わってすらいない。「これでは困る。国民の不満も強い。だから国家(厚生労働省・文部科学省)が責任をもって卒後に改善を図りたい,基本的臨床能力を育成したい,ついては2年間の時間が必要である」という視点も多くの賛同を得るだろう。「外科系,内科系,救急医療,麻酔科,小児科,産婦人科をスーパーローテートする」というアイディアもすばらしい。ここまでは,私も大賛成である。

　ただし,展開される中身や支える条件の話になってくると,少数派特有のひがんだ感想が湧き上がるのを禁じ得ない。第1は,研修医の給料と教育費の財源である。メディケアから,つまり連邦政府から研修医1人に8〜10万ドルが支払われている米国の事情は234頁で述べた。一般的に,米国の高等教育の勝利はシステム作りであり,しっかりした予算配置である。当初は,せめてこの何分の1かが厚生労働省から支払われるはずであった。最近の情報では,ここがかなりトーンダウンしているようだ。財源なしで,良いシステムが作れるわけがない。また,それでは国家が口を挟む資格はないではないか。第2は,大学病院での現行の研修が,結局は書式上の変更だけで,いわば縦のものを横にするだけで,免責・認定されることである。第3の文句は,研修の場が狭められる懸念である。236床の私達の病院は,現行の指定基準のままだとこれまでのように自由には卒後臨床研修に参加できなくなる。

卒後臨床研修の本来の意図はプライマリケアや総合診療の重視のはずなのに、「臓器による選択をしない医療空間」が一律に国家権力によって切り捨てられるのには、納得がゆかない。それに、1・2次医療は高次医療よりもずっと恩師や先輩医の背中を露出させる場でもある。

　faculty development があちこちで流行し、教育の目標や型の普及が活発なこと自体は喜ばしいが、タスクフォースや講師の1人として、主として身体診察教育法を担当することが多い私には、これだけでは足りないと思えて仕方がない。教育は臨床とセットでなければ有効性が半減する。つまり、臨床研修には、それぞれの医療現場での指導医の臨床力こそが必須である。いわば、模範演武ではなく実技が不可欠なのだ。少々不格好だとしても、臨場感と中身が要るわけである。1,000床を超える大病院における超専門医療の中での機械の歯車としての初期研修や、医局講座制の頂点が研究一辺倒である大学病院での初期研修が、検査志向性である現実から逃れられる契機はどこにもない。一方、なんとか格好をつけて、雪崩れ込んで臨床研修指定の資格を獲得しようとする中規模病院の方向は自己点検と拡充も必要だし、一定は賞賛されるべきではある。しかし、臨床内容や教師像にややもすると背伸びが目立つことになり、またジェネラリズムを喪失しやすいと考えられる。臨床と離れて教育や研修が成立するわけがない。その臨床が今の'貧しさ'のままで、教育や研修が大きく変わるわけがない。

　卒後初期研修にふさわしい場の選考は、本来なら厚生労働省の机上での書類の束の微細な詮索ではなく、臨床現場での教育内容の吟味によってこそなされるべきではないだろうか。「慧眼の方々で構成された査察団の目の前で、与えられたさまざまな問題（症例）に対する、個々の研修医の具体的な問題解決能力ぶりが判断される」という風にはいかないものだろうか。教育空間をそのように豊かに点検することは、何十年議論していても、永遠の夢でしかないのだろうか。

　もともと、卒後直後から私達の仲間入りをした者は、卒後臨床研修履行者にさえカウントされていないようである。全くの日陰者扱いである。「医学生が医学校を卒業して研修をする率は80数%である。したがって、約15%は研修をしていないという現状がある。ただし、そのうちの数パーセントは基

礎医学とか社会医学，公衆衛生関係などへ進む方だろう。あとの10%弱ぐらいの方々がどうしているか誰も知らない。これは大変不思議な話で，実際にそういう方々がどうしているかを調査したデータを見たことがない。これは当然，厚生労働省なりが調査する必要があると思う」[1]との識者の声が，医学教育学会周辺にもある。厚生労働省はそんな調査をするゆとりや認識がないだろうからきっちりしたことはわからないが，その10%弱の連中は，当院の研修医のように，臨床研修指定病院以外で'意外に'真剣に研修していると考えてよい。全国の中小病院の中には，その通りだと賛同される指導医も多いことだろう。卒業してすぐに開業をする者がいるわけもないし，どこにも所属せずアルバイトだけで生きてゆく者もいるわけがないし，卒後直後から海外医療に出てゆく無謀な輩に出くわしたこともない。なお，当院のような田舎の'無冠'の中小病院で卒後直後から研修しようと志す者は，医局講座制的'常識'と出世欲は少なくても，臨床的やる気と枠組みを飛び出す勇気には満ちている。そして，未熟ながらも，患者さんをきっちり診療しようとする彼・彼女達の姿勢の確かさの証人が，共に働くしっかりした病棟看護婦であることは間違いない。相互の癒着や反発が時折みられることはあるとしても。

1) 橋本信也：よき医師養成を考える．p 88, 篠原出版新社, 1999

2 学位制度に関して

　医学博士号取得の功罪にまつわる検討が最も集中して展開されたのは，1960年代後半から1970年代半ばにかけてであったと思われる。いわゆる「学園紛争の時代」に，「教授権力」や「医局講座制」を補完する機能の一環であるとして若手医師や医学生からかなり政治的・批判的な形で問題提起されていたのを，1974年卒業の「熱心ではない紛争学生」の1人として覚えている。その頃の私の素朴な思いは，「医学博士号＝動物実験」だから，動物実験大嫌いで臨床医になりたい自分としては，できるだけ避けて通りたいというものであった。「博士号粉砕闘争のリーダー達が，再開された博士号審査に

合格した」うわさが聞こえてきたときは驚いた。彼らによって博士号取得が粉砕された方々に，何という顔向けができるのだろうと不思議だった。それ以上に，日本における＜思想の移ろいやすさ，哲学の希薄さ＞にがっくりした。そんな姿勢でいて，自然科学の中身だけはぶれずにすむのだろうか，といぶかった。

　という風な不信感があったので，若き日はノンポリであった退官間近のある教授の次のような肉声は，私にはとても新鮮だった。「大きな声では言えませんが，学園紛争前の医学博士号が，いかに主任教授の恣意的な判断に委ねられていたかはよく知っています。実は，私も恩師の先々代教授がどうしても認めてくれず，自分にとっては嘘としか思えない博士論文を作りました。先々代教授は，'科学的だ'と心から喜んでくれました。いまだに恥ずかしい思いが抜けません。論文に目を入れたくもありません。'白熊は黒い'とさすがに公然とは言えなくなったのが，学園紛争の数少ない功績の１つです。」

　私個人は，うまくいった。医学博士号を取らずにすんできた。肺外科医から一般内科医への'転向'も幸いした。医局講座への所属が，不鮮明きわまりないものになったからだ。最初の赴任先病院の恩師（故小林君美先生）の人情には若干抗う勇気が要ったが，より大きな度量に甘えさせてもらった。恩師の許を去って何年も経った頃にも，深夜に再々電話があるのだった。「お前なぁ，お前は若いから何にもわからへんけどなあ，学位は取っとけよう。頼むから取ってくれ。お前のためやないか。」　母教室の教授（故寺松孝先生）からは何度か学位のテーマをいただいたが，「暖簾に腕押し」の感じで逃げた。「好漢気が多し。君は一体何をやりたいのかね？　政治とか行政かね？」というのが，卒後６年目の２度目の赴任時の私へのはなむけの言葉であった。「学位制度からこれだけ逃亡してきたのに，自分の臨床的実力はこの程度のものか」といった感慨というか諦めは，よく味わう。破格の"大リーガー医"のホームランに接すると，その思いは倍化する。しかし，初心は何とか貫徹できている。

　さて，学位制度の価値・効用とは何か。授与される側からいうと，端的には医局講座制の下での生活権の保証であろう。また，その前提の下での「学問的達成感」であろう。授与する側からいうと，医局講座制の防衛とその下

での基礎的研究成果の蓄積であろう。断片的な基礎的研究が課題に選ばれやすいのには、理由がある。比較的個人芸で、手っ取り早くまとめやすいからである。科研費（科学研究費補助金）獲得にもつながりやすい。臨床的課題だとそうはいかない。時間がかかるし、チームや体制が要る。科研費ももらいにくい。学位取得は頭脳の訓練にならないのか？　もちろんなるし、文章の訓練にも資する。なお、医局講座制や学閥はその下で優秀な自然科学的業績がどれほど集積されるとしても、自然科学の普及と深化を目指す機能集団ではないと私は考えている。少なくとも現代の科学的・臨床的グローバリズムと共同歩調がとれるようには構築されていない。機能集団でない証拠には、業績が全くあがらない医局講座制でも潰れることはまずない。また、機能遂行に関する責任の所在が不明確である。

　勤務医が、20〜30年をかけて追求した臨床的蓄積を整理した論文を医学博士号の対象として提出することがある。文学博士号なども、いわば生涯をかけた学問的追求の後に提出される場合が多いようだ。これらの専門的業績が学位に結晶するのがはたして理想的かどうかはわからないが、少なくとも学位制度にまつわる議論を豊かにする。

　学位制度の問題とは何か。臨床医養成との整合性の有無に尽きる。臨床研修現場での私の経験からいうと、一般内科医として独立するのにきっちり訓練を積んでも5年はかかる。専門医になるなら、その後最低2〜3年はかかる。一般医も専門医も、その後は生涯教育を重ねていくべきものである。中断すれば鈍るのは、どんな職業でも同じである。これらは、いずれも国際的常識でもある。そうすると、ふつうの臨床医にとっては4年間もの大学院生活とその延長をいつに設定すればよいのか、ということになる。天才でもない限り、どこにもそんな余裕はないはずである。

　現実はどうか。多くの者がいろいろ工面しながら、卒業して何年か後に大学院生活か、それに代わる研究主体の医員生活を送っている。現状の日本では、抜群の臨床研修を受けた者はごく少ないはずだから、この連中の臨床能力は、きわめて頼りない。「half-trained scientist and half-baked clinician[1]（科学者としての訓練は中途半端で、臨床医としても未熟）」と評される所以である。この中には、秀でた臨床医になれる潜在的資質をもった者も多々含

まれているだろう。だから「出来の悪い指導医の下で育った（＝なので育たなかった）頭の良い研修医が，臨床とはこの程度のものかと思い込み基礎的研究へと去ってゆく構図」を克服したい大学外の指導医も多いはずだ。

　さらなる問題は，研究が以前よりも一層基礎的になり，臨床との次元や方向性が違いすぎてしまっていることである。特に大学院大学になったようなところでは，臨床系教室，とりわけ内科系教室においては超基礎研究が好まれるらしい。『Nature』や『Science』に代表されるインパクト・ファクターの高い一流紙への論文掲載が奨励されるようだ。この傾向には，私は懐疑と矛盾を感じる。懐疑は，それが臨床医のあるべき姿勢なのかということである。もし，その姿勢が恒久的なら，もはや基礎研究者であって，臨床医ではない。患者を診察してはなるまい。矛盾は，そういった傑出した論文が，自然科学的な普遍的広がりを遮りがちな医局講座制の長によって評価されるという構造になっていることだ。誤解を恐れずにいうと，おそまつな論文なら医局講座制と矛盾しない。集団内秩序への忠誠に対する褒美ということになる。むしろ，傑出した論文こそが問題なはずだ。

　他の先進諸外国の事情はどうか。日本が古くに範を仰いだドイツでの医学博士号の条件は，「自立して科学的に仕事ができることの証明」であって，一般の研究論文とは異なった性格のものであるという[2]。これは，6年間の卒前教育中の任意のアカデミックな体験の整理であり，卒後臨床研修とだぶることはない[2]。米国はどうか。よく知られているように，医学部自体がすでに大学院であり，4年のカレッジ修了者にのみ入学が許されている。だから，特別の論文を書かなくても医学部卒業生はすべて医学博士（M. D.）である。その後の研修医時代に，何らかの論文作成をするゆとりはない。続くフェローシップの時代には，研究に従事する時間が保証されているプログラムもある。時々，M. D., Ph. D. という米国人医師の肩書きに遭遇するが，ほとんどの場合は，既に他学部で Ph. D. の資格をもつ者がその後医学部を卒業したという状況であって，医学部を卒業した者がその後何らかの論文で Ph. D. の資格を取ったということではない。Mandel 先生（212頁）もそうだし，Raff 先生（133頁）もそういう方向で歩まれていた。もちろん例外はあるし，M. D. と Ph. D. を一挙にとれる4年よりも長いコースもあるらしい。こういう次第だ

から，米国でも医学論文を量産する臨床医がもちろん多くとも，そのこと自体は Ph. D. と何ら関係ないわけである．したがって，日本の医師が医学博士号取得の意味で M. D.，Ph. D. と書いたりするのとは，文脈が異なる．

　ここで卒後臨床研修義務化を米国と比較した形で考えてみよう．2 年の義務研修終了時点で高校卒業後 8 年の教育年数が経過したことになるから，少なくとも教育年数の上では，米国の医学部卒業時点と同じである．米国では，ここが臨床医としての厳しい訓練と競争の出発点である．日本はどうか．特に大学院大学では，多くの者がこの時点かそのちょっと後に大学院に入り，研究生活を送る可能性が出てくる．臨床修行の中断もいいところである．このことを当院招聘の米国人医師に伝えても誰も本気にしない．「それでは，医者をいつ育てるのか」となる．正に，「同じ地球上で起きていることとは思えない．」卒後臨床研修義務化と大学院大学は，とても平和共存できる構想ではない．そして，前者が厚生労働省の選管事項であり，後者が文部科学省の管轄だと悟ると，整合の困難さに思い至り，ため息は数倍深くなる．

　先に学位制度を，医局講座制の下での生活権と規定した．教授や部長になるには医学博士号取得が必須である大学や名門病院は，まだまだ多い．学位制度や医局講座制のない米国では，そのあたりはどうか．米国内科専門医といった専門医制と履歴と開放的な社会が，生活権を保証していると考えられる．日本での専門医制は各専門科間に認定のばらつきがあり，医局講座制的秩序と共同歩調をとっている専門科も多い．だから，専門医制が医局講座制的秩序と離れて生活権を獲得するまでには，なお時間を要するだろう．しかし「民間医局」を標榜する求人雑誌も登場してきたし，「学位は取りたければ，取ればよい．しかし，内科専門医は絶対に取っておいたほうがよい」と内科研修医に勧めている大手民間病院長にも事欠かなくなってきた．先見の明というべきか？

　『育児の百科』で有名な小児科医の松田道雄先生は 4 年前に亡くなられたが，在野の思想家としても有名であった先生の『私の読んだ本』に戦前の光景描写がある．

　「医局に 2，3 年いて，命令で縄張りになっている地方病院に下働きに行き，3，4 年の年季が済んだら大学院に返してもらい，与えられたテーマで動物実

験をやり，教授の思惑通りの結果が出たら学会で報告し，それを教室で出している雑誌に掲載料を出して載せてもらい，教授会から学位をもらい，今度はお礼奉公に地方病院に部長として赴任する．それがふつうの医者であった．よほど経済的に困るものだけが，学位なしに開業した．」

60〜70年は経ったが，遺制は今も強く残る．学位制度も含め，そういった体制の功罪の検証をぽちぽちふつうの医者が行うべき時期に思われる．

1) Imamura Kyoko：A critical look at health research in Japan. LANCET 342（8866）：279-282, 1993
2) 岡嶋道夫：ドイツの医師国家試験（下）初期臨床研修と学位制度はどうなっているか．JMS（Japan Medical Society）70：62-65, 2001

3 医療事故に関して
(京都大学医学部呼吸器外科教室同門会誌 第24号, 2001より改変)

医療事故の問題は，現在と近い将来の最大の医療問題の1つになると思われる．もはや昔のような医療の失敗を隠し通せる時代ではない．医療の無謬神話も，ふつうの市民なら信仰しないだろう．医療事故の構造的背景には，1病床当たりの職員数が先進国の最低水準でしかない日本の実態[1]がある．それに加えて，薬漬け・検査漬けに象徴される'技術至上主義'が大きな原因になっているというのが，私の変わらぬ実感である．だから，ごくつまらない事故が，大学病院を中心とする高次医療施設で今後も起こり続けるのは容易に予想できる．集約的な構造的改革こそが期待される．指示の最終実行者としての看護婦のミスという次元のみに，問題が矮小化されてはなるまい．なお，医事法学上の言葉の定義であるが，医療事故には，不可抗力によるもの，過失によるもの，故意によるものがあり，そのうち過失によるものと故意によるものを合わせて医療過誤と呼んでいる．つまり，不可抗力によるものは，法的な責任がないと考えられ，医療過誤には含まれない．

さてこの数年，医療過誤の可能性の有無をめぐって患者側代理人（提訴後は原告代理人）から鑑定を求められる機会が増えている．テレビや新聞でも最近よく登場され，本[2]も上梓された八尾総合病院院長の森功氏が率いる

「医療事故調査会」からの依頼が主なものである。私はこの会の会員でもなく，相当忙しい日常でもあるので，自ら名乗りをあげる気は毛頭ない。また，自身の過去だけでなく現在を振り返っても，医療過誤やそのすれすれは多く経験してきたから，内心忸怩たるものもある。しかし，医療の素人である原告側が，単に'科学的水準'や'医学的常識'がどういうものかを求めている段階で延々待たされたり，たらい回しにされるのはあまりにも気の毒だし，国際的には時代錯誤の観を免れまい。本来なら日本医師会の役割だと思うのだが，こういう方面での動きは一向にみえないので，細々と最小限を引き受けている。

呼吸器系の事例や感染症の事例の相談が多いが，それ以外にも病態が全身に及び，特定科に絞ることができない症例もある。明らかに私の医学知識の枠外に位置する症例の相談も時にはある。過去17年間にわたって「できるだけ間口を狭めず，かといって深み・緻密さ・微妙さを極力失うことのない一般内科の構築」を地域医療派の同志達・弟子達と模索してきたが，その思いを綴った拙文がばれているためかもしれない。ともあれ，取捨選択をし，断わり切れない事例だけを引き受けさせてもらっている。

どう考えても，遺族側の懐疑が理不尽であると思える事例がある。「診療所受診時には，既に高度の呼吸困難があり，胸部写真上もARDS（急性呼吸促迫症候群）様の65歳の男性。直ちに後送病院に搬送し，抗菌薬治療が行われたが，2週間で死亡した重症肺炎例。なお，喀痰培養からはMSSA（メチシリン感性黄色ブドウ球菌）のみ検出。」遺族は，途中から「ふだんはとても元気。温泉が趣味で，今回も温泉旅行から帰ってから風邪をこじらせ，ぐずつくので受診した。なのに，レジオネラ肺炎を第1に疑わないのはおかしい」と主張。確かにレジオネラ肺炎は疑われていないようだが，何らかの異型肺炎の可能性は考えられており，ミノサイクリンは使われている。受診時の全身状態はきわめて悪く，プレショックで腎不全も合併している。当院でも，このような「健常成人に発症し，死亡に至った受診時重症肺炎例」は，過去5年で3例経験している。「これは，医者を責められません。チャート記載もしっかりしているし，過誤はどこにもないですよ。患者さん本人も家族も医者も，みんな一生懸命頑張ったけれど，薬石効なかったというべきです

よ．患者さんが我慢強かったのが裏目に出た格好です．もう少し早く医者にかかるべきでした」とは，患者側代理弁護士への私の言葉．「奥さんはがっかりされるなぁ．今日，来てもらったらよかったなぁ．東京の医者と違って，関西の医者は民主的なのですがねえ…」とは，東京の弁護士会館での担当弁護士の私への言葉．

どう考えても，医者の過失としか思えない事例がある．「年余にわたって重症肺線維症の管理を受けていた在宅酸素療法中の62歳の男性．今回，細菌性肺炎に罹患し，入院．広域抗菌薬の使用と1ヵ月に及ぶ呼吸管理という集中治療で何とか乗り切ったが，陰影はかなり増悪．その中に，直径5 mmの腫瘤影らしきもの(?)が認められるようになり，扁平上皮癌が疑われた．BAL（気管支肺胞洗浄）の際には気管支内腔には異常なかったが，その3週間後に新担当医が2度目の気管支鏡を施行．半ば盲目的生検をしたところ，赤い色の大量出血が生じ，心肺停止．CPR（心肺蘇生）は何とか成功したが，5週間で死亡．なお，気管支鏡検査についての前もっての説明は家族にはなし．また，本人への説明内容もチャートには一切記載なし．」某大学病院の事例だが，教室員の意見は割れなかったのだろうか？　確かに特発性間質性肺炎には肺癌が合併しやすいが，癌にしては出現が急すぎる．器質化肺炎などのような感染や炎症後の陰影を疑うべきだろう．「癌の存在は考えにくく，たとえ存在しても治療しにくい（出来ない）症例に対して，無謀な方法で肺生検を行ったために出血させてしまった事例．出血が大量になった理由として，肺高血圧症の存在と炎症の存在の2つがあるが，その他は不明．緊急の止血操作自体は懸命に行われ，心肺蘇生は一応成功したが，低酸素血症性脳症を招来せしめ，最終的に死に至らしめた」が私の本心．

どう考えても，原告側の主張と被告側の主張の間のどこかに真実があるとしかいえない不確実な事例も多い．もちろん，当方は是々非々，不偏不党の立場を貫けばいいわけだが，これがなかなか難しい．原告側の生の声が，直接にも，また弁護士を通しても入りやすく，被告側のそれはほとんど入らない．一方，結末がついてからの後ろ向きの裁断であり，リアルタイムの判断ではないとの思いはどうしても被告側に甘く働く．わけてもぐっと詰まるのは，大学の同窓生が被告側の1人としてかかわっているらしいとわかったと

きだ。とりわけ，彼ないし彼女が誠実で，学業優秀であると敬意を払っていた人物であり，しかも事例自体は被告側に不利だと思える場合には，とても複雑な心境になる。被告側の鑑定が，斯界の最高権威によってなされる場合にも遭遇する。とりわけ，当方が直接的・間接的に教えを受けたことがある方が，被告の一定の非を認めつつも，穏やかに庇われる姿に対面すると，つくづく因果な仕事を安請け合いしたものだと滅入ってしまう。諸先輩からの「こんなことばかりしていたら，経歴に傷が付くよ」との御忠告にも，反発よりも人情を感じる齢になっている。

　しかし，辛さや矛盾を味わわされる最大の理由は，以上ではない。そうではなくて，実は勤務先病院での事故対策委員長の肩書きである。

　「2H（ヒヤリ・ハット）」は，医師もナースもしょっちゅうである。つまり，事故（アクシデント）にまで至らないインシデントはけっこう多いのだ。実際の過失もちょくちょくある。ほんの先日も，処方薬待ちの同姓同名の方への手渡し間違いがあった。2日後に気付き，幸い事なきを得たが，結局，医事課長とともに菓子箱をもって患者宅を訪問。玄関先で患者（たまたま以前私が診たことのある脳炎後人格障害の方）からは罵られ，家族からはこってりしぼられたところである。しかし，これは頭を下げれば済む。と思っていたら，ほっとする間もなく外来で看護婦が，在宅腹膜透析の女性患者（私も診察したことあり）にエポジン（腎性貧血に対するエリスロポエチン製剤）と勘違いして，こともあろうにインターフェロン（C型慢性肝炎用）を筋肉注射。高熱・悪寒は必発なので，即刻入院。看護部長とともに，本人と御主人に平身低頭。「なんぼナースが最終実行者だけやというても，エポジンとインターフェロンとではアンプル操作が違うというのに，一体どういうこっちゃ？」との我が胸中だが，これも何とか謝って済みそうだ。

　問題は，結果がこれ以上に重篤な場合だ。これが残念ながら，ある。がっくりくるのは，「医療事故調査会」から鑑定依頼された事例とそっくりなのに遭遇したときである。事故対策委員長としては，組織防衛を当然考えざるを得ない。そうすると，私自身が日頃からもっとも避けたいと思っているダブル・スタンダードを使う羽目に陥らざるを得ず，深刻な葛藤に悩まされる。どう考えても当方に非があり，しかもかなり重大な後遺症を残す事例にも出

くわす。こういう場合の'真実'のありようにも対しても,「医療事故調査会」に協力している事故対策委員長として,誠に複雑な思いを禁じ得ない。

　とじくじくしていたところ,実にすかっとする滅多にお目にかからないような文章に遭遇した。横浜市大患者取り違え事故に対する外部評価委員会の報告書である。「同病院における患者軽視の原因は,病院が医学部の講座制の枠の中で運営されてきたために,組織横断的な管理体制がとれず,さらに講座を運営するにあたって臨床よりも研究に比重が置かれてきたことが,医療人の意識に＜患者中心の医療＞の確立への動機付けが働かない土壌を作ってきた」と大胆である。委員長は慶応大学医学部長の猿田享男先生だが,「慶応では？」とか,「総論は立派でも,各論は？」という類の斜めの構えは,建設的ではないだろう。「これは,日本の大学医学部が抱えている共通の問題であり,見方を変えれば,日本の大学医学部が組織疲労を起こして出てきた問題と捉えることもできる」とちゃんと釘をさしてある。さらに解決の方策として,医学部の講座が受けもつ部分を教育と研究に限定し,診療部門を別組織にして病院運営することが提言されている。

　大学外におり,国立勤務でもなく,在野に近い立場の私には親しい考えである。しかし,基礎的研究に没頭する大学臨床医にとっても,「日々の臨床実践の無報酬性」(＝患者を,いくら多数,真剣に質高く診察・治療しても,それだけではいっこうに昇進しない事実)に理解が乏しい基礎研究者にとっても視野狭窄に陥りやすい課題だけに,指導層を含めて,果たしてどれだけの大学人の共感を得るものだろうかと大変興味深い。なお提言を一歩進めるなら,医学部の講座と診療部門のそれぞれの責任者(教授)の選考は,組織機構が違う以上,別々に行ってはいかがだろうか？「眼科の教授の選考に解剖の教授が1票を投じ,生化学の教授の選考に放射線科の教授が1票を投じる」式の'完全に平等な民主主義'は,民主主義の本場の米国にはない。さらにもう一歩を踏み出すなら,こういう考えはいかがだろうか。臨床系教育を診療部門とくっつける。すると,研究とくっつくのは基礎系教育だけになる。研究と基礎系教育の自然科学的な伸びやかな広がりが,講座の枠内で展開されなければならないとは思えない。ということは,結局,講座自体が不要なのではないだろうか。あるいは,講座そのものの意味が問い直されるべきでは

ないだろうか。

　翻って病院勤務医の私達を考えてみると，大学医療人と比べて，研究よりも臨床に遥かに比重を置いていることは間違いない。医学部の講座制に匹敵する絶対的制度的権力を，各診療科が持ち合わせていないことも確かだろう。しかし，はたして「院内での組織横断的な管理体制」は密に築けているだろうか。組織疲労から本当に免れているだろうか……と，いろいろ反省させられる。

1) 濃沼信夫：医療のグローバルスタンダード．p 66-89，ミクス，2001
2) 森功：診せてはいけない．幻冬舎，2001

4　臨床医学の論理に関して―EBM の日本的限界

　まず，医療現場のごくごく日常的な光景をあげる。

　　症例は28歳，女性自衛官。屈強そう。チクチクした腹痛と悪心・嘔吐および水様性下痢のため当院救急室を午後3時に受診。その数日前から感冒に対して市販薬を服用と。未婚。妊娠の可能性なし。「定型的な急性胃腸炎，ただし内服薬の影響は否定できない」との診断を説明し，処方しようとしたところ，「2週間後の他病院での大腸内視鏡は受けなくてよいでしょうね」と彼女。
　　事情を聞いてみると，昨朝同病院を同様の症状で受診し，胃カメラで「胃十二指腸炎」と診断され，内服薬を処方され，2週間後の受診と大腸内視鏡を予約させられた。しかし，午後に下痢症状がひどくなったので再診しようとしたところ，「担当科は手術中」とのことで断られたので，やむなく当院を受診したとのこと。

　中小病院勤務の一般内科医の私は，完全に熟年の世代。ほんの数年前までなら，こういう場面でも（患者の迷惑を顧みず？）検査の不要性についての自己主張を滔々としたものだが，最近は分別（？）と年のせいか，さすがに過激さは減った。しかし，腹の虫はやはり抑えかねる。
　何のための検査かといぶかる。金もうけのため？　技術の向上・維持のた

め？　患者のため？　科学的妥当性のため？　病院という歯車の自動回転のため？　無知のため？

　ここらを科学するとなると，はやりのEBMの出番である。検査前確率はどの程度なのか。その根拠は。検査の特性（感度や特異度）はどうか。検査後確率は。私なら「検査前確率が低すぎるから，検査の特性がどうあろうと新たなものは何もみつからない。なぜ検査にばかり走るのか。これは医学の常識ではないか。頭を使え。それにしても，こういう無駄な検査の排除こそ，嫌がらずにEBMに主導させるべきではないのか」と平たく，粗暴になるが，そこは専門家，きわめて理詰めで理性的なのは快いだろう。

　さて，問題はここからである。合理的なEBMが医療現場に浸透するためには，その使い手が現場に居なければならないことだ。即戦力が強く求められる。と同時に，こなれた臨床力も必須である。幅の広い，質の高い臨床力と臨場性—これこそ必要条件だ。

　ところが，日本のEBMや広く総合診療においては，この必要条件が欠けやすい。つまり，EBM研究者はちょこちょこいるが，秀でた一般内科医（総合診療医）が少なすぎる。よしんば居ても，なかなか現場に顔を出さない。悪く解釈すると，診療行為の'無報酬性'，つまり「時間ばかりとられて，無償であり，昇進につながらない」事実に敏感だからかもしれない。もし研究と臨床が両立しにくいのなら，それぞれを得意にするグループがペアになればよいわけなのに。

　多数の秀でた一般内科医と多数の'一般内科研究者'（research generalist）が共存し，教え合う。そして協力し合って専門医集団と連携し，時に渡り合う。現在の米国ではふつうにみられるようになった光景が，日本ではなかなか築きにくいのはなぜだろうか？　「結局，日本の過去の臨床医学の科学性や底力がしれていたからだ」と私は心から思う。一般内科や総合診療の臨床力は，まだまだ発展途上なのだ。

　そうすると，＜日本の医療現場のEBM＞は一体どうなりやすいのだろうか。ひたすら「現場から浮く」のである。つまり，ピンぼけの答えを出すか，やたらと時間がかかって臨床決断に関与できなくなってしまう。冒頭の簡単な症例だと，秒か分の単位で答えが欲しい。10分もかかれば意味が薄れる。

コンピュータの前で1日かかるようでは，医療の初心者としかいえまい。医療現場にはもっともっと複雑な難問が転がっている。うち一般的なものなら，1時間できっちりした回答を期待するのがせっぱ詰まってコンサルテーションをする側の心理であろう。実際に，コンピュータ操作に余念がない医局員のほうが，それほど熱心でない医局員よりも臨床的諸問題の解決に肉薄しているとは決していえない。大勢の医局員がコンピュータ・オタクでは困る。なお，医療現場の臨床上の不確かさを，確実性をどう上げるかはともかく，長くとも10分以内に目鼻立ちをつけなければ気がすまない私達の習性は，Willis 先生から学んだ。先生が数分かかってわからない症例や事象のほとんどは，その後何カ月かかっても解決しなかった。

＜日本の医療現場の EBM＞が臨床的問題解決の強力な武器として生き残れるかどうかは，臨床実践の中での輝きの如何にかかっている。もしも，EBM とは世代的に遠い'古典的'名医が，私達が遭遇しているさまざまな難問を EBM を一切使わず，合理的に，しかもすばやく解決し続けたら，どの世代も＜医療現場の EBM＞を見限るに違いない。逆に，EBM の素養のある中堅内科医が，頭脳に蓄積された多くのエビデンスの妥当性を次々に現場で披露することで，'古典的'名医の回答に一層の科学的豊かさを付け加える展開をすれば，関係各位からの割れんばかりの内心の拍手は間違いがない。ということは，特にジェネラリストを目指す若手世代には，EBM の手法の修得と並行した一般内科や総合診療の臨床力の必死の獲得が不可欠になる。コンピュータが何台も並んで，瞬時の情報獲得ができるようになったとしても，それだけで良質の臨床とはいえない。そういう思案をすべき岐路に，＜日本の医療現場の EBM＞はそろそろさしかかっていると思われる。

日本に乏しい RCT

さて，ここまでは医療者側の自覚の問題であった。だから，まだ解決しやすい。次からは，医療者も含んで広く市民・国民の話になる。だから解決しにくい。他でもない，RCT〔randomized controlled trial；ランダム化（無作為化）比較試験〕が日本にほとんどないのはなぜかという疑問である。問題設定は，EBM と RCT との関係についてではない。そうではなくて，「最優良なエビデンスである RCT が，新薬開発のための手続きとして以外には

ほとんど実施されてこなかったのはなぜか？　その場合でも，乏しい研究費稼ぎの一策として片手間にしか行われてこなかったのはなぜか？　それでいいのか？　よくないなら，どのように変革できるのか？」というような中身である。偉そうな問題提起をしたが，私にはたいした答えはない。今までかなり長く考えてきたのにである。私自身が答えをもたないのに敢えて触れるのは，相当根源的な問題だと思えるのにあまり取り上げられず，このことに関する成書や論文もたいして見かけないからである。

　日本の臨床研究全般においてRCTが極めて乏しいことの指摘と嘆きは，今は亡き砂原茂一先生が持続的になされるところであった[1,2]。先生は，結核病，とりわけ肺結核化学療法の泰斗でおられたが，1957年に日本に初めてRCTを導入されている。「日本の臨床医学雑誌の場合は，原著的論文の大多数は依然として診断中心であって，治療に関するものは少ないし，ことにRCTがはなはだ少ないことは欧米の雑誌に比べて顕著な特色である。製薬企業から依頼された行政当局への提出資料作りの場合にはRCTを行うことがあっても，臨床医学研究の固有の方法論として日常的に使いこなしてはいないらしいのである」[2]と書かれる際の先生の胸中にはさまざまな考察があったと想定されるが，日本でRCTがきわめて少ない理由については，文献1, 2の著書（288頁）にもそれほどはっきりとは述べられていない。

　確かに砂原先生が指摘されたように，日本の臨床医学分野での原著論文は診断が中心であって，治療には主力が割かれてこなかった。だから，治療の評価に関する科学的検討の水準が低く，またそれを支える下部構造もしっかり築かれてこなかった。その付けは，近年の日米欧医薬品規制ハーモニゼーションにまで回っている。ICH-GCP (International Conference on Harmonization of Technical Requirements for Registration of Pharmaceuticals for Human Use-Good Clinical Practice) に基づく新GCPが1998年4月に完全施行されて以来，日本での新薬治験の停滞が著しくなっているのだ。第II, III相の治験を欧米で行い，日本人特有の問題をクリアさせる部分 (bridging study) だけを国内で行おうとする「治験の空洞化」も目立ってきた。予想通りである。要するに，文書によるきっちりしたインフォームド・コンセントとRCTがなかなか両立しないのだ。これが続くようだと，3極

のharmonizationとはとても言えまい。不協和音を呈してくるのは確実である。国際的信義にももとる行為だろう。欧米で使用できる新しい抗癌剤の認定作業が遅すぎると，一部の識者によって厚生科学省が批判されたりしているが，欧米からの一方的な輸入ばかりに頼る体質は，では誰の責任なのだろうか。大手の外資系製薬会社の欧米人社長の中には，「一体どうなっているのだ，日本は？ 新薬治験が進まない本当の理由は，何なのか？ 私達は欧米と同じルールで，日本できっちりとした治験を行いたいと思っているだけで，ルールを犯す気も，資金を切り詰める気もさらさら持ち合わせていない。どうか教えてほしい，治験が一向に進まないわけを」と声高にいぶかしがる方々もいると聞く。詳しく説明すればするほど，従来の治療法の最良のものに固執しがちで，自身の'人体実験'を嫌がる平均的な日本人の態度が，日本人の大半とは彼ら欧米人には思いにくいのだ。

　日本の指導的な肺癌治療の権威者に，最近聞いたことがある。「先生，新薬治験は，なぜうまくゆかないのですか？」「いや，化学療法の第Ⅲ相の治験はあまり問題ないよ。患者側がわからないから。うまくゆかないのは，抗癌剤と放射線治療というふうに，差がはっきりわかる場合だよ。」「なるほど！」と私。「正体をつかんだぞ。これでは昔の'ごまかし'とちっとも変わらないな」とは私の内心。そういえば，血液透析と腹膜透析のRCTに挑戦していたある製薬会社勤務の医師の友人も，対象症例不足にかつて匙を投げていたのを思い出す。

　治療のRCTではないが，癌検診，癌疫学の泰斗の久道茂先生著の『がん検診のはなし』に，「日本でRCTを断念した理由」[3]という示唆的な逸話がある。初めに，RCTによる大腸がん検診の有効性が，40歳以上の全国の医師を対象にして証明できないものかと考えられた。「便潜血検査（免疫2日法）による大腸がん検診によって，対照群と比較して，大腸がんによる死亡率が約30%減少する」という仮説を証明するためには，検診群5万人，対照群5万人，研究期間5年間，その後の経過観察期間5年間を要することになった。そこでまず初めに，主任研究者（久道先生）と分担研究者の母校2校の同窓会名簿を使って，768名にパイロット調査が行われた。返事は339名（44.1%），うち応諾者は273名であり，全体での応諾率（コンプライアンス）

は35%であった。ということは、統計的な有意差検定に耐えるためには検診群、対照群ともに15万人にするか（ただし、日本に40歳以上の医師はそんなにいない）、研究期間を15年にしないといけないことになり、RCTは断念せざるを得なくなったということである。なお、先進諸外国の大規模RCTの応諾率は、約60%だとのことである。医師でもこの程度の応諾率であるから、一般人相手の大規模なRCTは日本ではいかに実施が難しいかが、この逸話の教訓となっている。

Martin Raff先生（133頁）が毎朝薬を飲んでいたので、何の薬かと聞いたことがある。「知りません。ボランティアで治験をやっています。この前のはうまくいったから、今度もうまくいくでしょう」と至っておおらかというか…。新薬治験にかなり造詣の深い"大リーガー医"の何人かにも聞いたが、応諾率の相対的高さや医療者も対象になり得る事実には、一定の合意があった。

『患者よ、がんと闘うな』は勇気と真理に満ちてはいるが、その中での近藤誠先生の次の発言が完全に正しいと私には思えないのは、こういう次第である。

> 「アメリカで治験が行われやすいのは、貧富の差が大きくて、高度医療にアクセスしにくい貧困層が、医療費を安くしてもらうために受けるという面がある。」「日本は平等な国だから臨床試験を行うのも難しい。アメリカのような不平等な国か、オランダのような個人主義が発達している国でないと無理だ。」「欧米でも、がん治療に関してくじ引き試験（RCT）をするには、患者への説明になんらかの嘘を混ぜないとできない。」

以上、新薬治験を含めた治療や、一部は診断に関するRCTが、日本で乏しい実態について述べてきた。RCTの応諾率の低さは、医師にもあてはまることにも触れた。どうしてか？　いろいろな解釈の余地があるだろう。西洋的なボランティア精神が乏しい？　金銭的メリットが少ない？　医療界への不信感が災いしている？　科学をそこまで信用していない？

私が思っているのは、こういうことだ。私達日本人には一般的に、「医療に

関して唐突に突きつけられる未知への自己決断をできるだけ避けたい心根」があるからではないだろうか。病んでいるときなら，これまでの最善の治療法で済ませたい。「病んでいないときにも考えたことがないのに」とか，「医療以外のことでもたいした自己決断なんてしたことないのに」という心理が働くかもしれない。ただし，国外にしかないものでも，利用できるお勧め品があるならもちろん利用したい。病んでいないときに突然連絡が来て，向こう10年間の大腸がん検診に参加しないかって？ 「医者だし，斯界の権威からの依頼だから意義はわからないことはないが，何せふだん考えていないことなので，ちょっと御免こうむりたい。」

　ついでながら，この「心根」は，＜自己決断のしにくさ＞を介すると，「医学的真実へ情緒的介入が起こりやすい傾向」につながりやすい。このあたりは＜近代的自我＞の確立・未確立といった込み入った話になると思うのだが，やや詳しくは拙稿[4]に譲りたい。ともあれそうなると，ことはRCTだけでなくなる。そこここで医学の論理が歪み，医師も患者も巻き込まれる。化学療法や手術の適応が歪むことがあるのも，医師の生計のためだけでも，医局講座制の圧力だけでもない。個々の患者と個々の医師の＜関係＞にもよるのだ。つまり，必然的にあいまいさが共存せざるを得なくなる。日本の臨床空間で＜論理の普遍性＞が貫徹しにくい究極の理由ではないかと私には思われる。進行胃癌に対する拡大手術の適応に懐疑が投げかけられたアナウンサーの逸見政孝さんの事例だって，そういった側面が否定できない。そして，こういったことの小型版は，日常茶飯事である。表面化しないだけだ。ちょっと違う角度からみると，「越中富山の薬売りは人情も売った」といわれる意味も，この辺りにあるのがわかる。雪深い田舎を訪ねては，なくなった分の薬を足し，必ずしもその場でお金を要求しない彼らの商売では，薬効と同時に人情が物を言ったのは事実であろう。

　最近，次のような記事[5]を目にした。

　私は1960年にNHKの科学産業部に入り，以来，科学・医学を担当してきました。そもそもNHKに科学を扱う部署ができたのは，第二次大戦後，日本人は合理的にものを考える習慣がなく，心情的・感情的にものを処理する傾向がある

といわれ，一般の人に科学的知識を啓蒙しようと NHK や新聞で科学を取り扱うようになったからです。それが 1955 年辺りの社会的ムードでした。

　そして筆者は，医学ジャーナリスト協会会長として，「病院はマスコミを通じ大衆に知らせることをもっと重視するべき」と主張する．論旨には私も大いに賛成である．しかし，1955 年辺りから半世紀が経って，一般の人の科学的知識もはるかに啓蒙されたのに，「医学的真実へ情緒的介入が起こりやすい傾向」が連綿と続いている様をみると，啓蒙だけでは切り込めない深奥を感じる．

　話を RCT に戻そう．RCT に代表される質の高いエビデンスをいつまでも欧米諸外国から借りたままでも，果たしていいのだろうか．EBM の世界では「外的妥当性の検討」というらしい．なるほど，個別の臨床状況への妥当性を検討するのは一定の意義があるだろう．しかし，直輸入・翻訳だけの学問的現状全体を刷新しようと思えば，そんな外的妥当性をいくらたくさん検討しても無意味であろう．つまり，根本の問題は，「日本人以外のデータを，果たして日本人に適用できるのか」ということではなく，「日本人のデータがないからといって，日本人以外のデータの外的妥当性の検討ばかりにいつまでも終始するという学問的姿勢には問題はないのか」ということである．日本人の肉体的特性ではなく，精神的特性こそが考察の対象にされなければなるまい．1997 年 6 月号の『内科』は早くも EBM 特集であったが，「感冒」に関するエビデンスの 1 つとして私は次のように書かせてもらった．思いは，今も変わらない．

　　エビデンス：「無作為化（ランダム化）が馴染みにくい」文化圏への EBM の直輸入・翻訳の有効性は，確立していない．
　　「熱い風呂はどうです？　銭湯なら？」「卵酒はどうですか？」といった日本の文化にかなり固有な医学的問いへの回答は，欧米諸国の文献の翻訳からは出てこない．かといって，これらへの回答が近い将来に私達自身の医療現場で RCT（に近い方法）に則って作り出されるとは，とても考えられない．本来なら，無作為化が軟着陸しにくい日本の文化の型こそが真剣に吟味されるべきである．

1) 砂原茂一：臨床医学の論理と倫理．東京大学出版会，1974
2) 砂原茂一：臨床医学研究序説—方法論と倫理．医学書院，1988
3) 久道茂：がん検診のはなし．p 73-77，新企画出版社，1998
4) 松村理司：北米臨床内科との接点を求めて—＜西洋近代医学＞の影をめぐって（その2）．病院 53（12）：1123-1124，1994
5) 大野善三：マスコミを大事に育て，大いに利用しよう．Medical Management，通巻201：1-2，2002

5 臨床医学の倫理に関して—インフォームド・コンセントを阻むもの

約10年前に以下の長い文章を書いた頃は，家族に相談せずに，癌患者本人に最初にインフォームド・コンセントをすることもあった．'うまく'いくことも，けっこうあった．（これが私の'告知'です．別冊宝島，166号，1992より改変）

45歳の男性．食料品店経営．1日2箱のヘビースモーカー．2～3カ月前から咳が続き，胸の写真でも曇りがあるということで，近所の開業医より紹介されてきた．仕事がとてもいそがしいということもあり，外来で検査することになった．胸部写真は典型的な肺癌像ではなかったが，症状と合わせると，まず肺癌に間違いなかった．そこで，初診日には「肺結核や肺化膿症も考えられますが，肺癌の可能性もあります」と本人に説明．2日後の胸部CT検査では，肺癌および肺門リンパ節転移と診断された．本人には断定をやや避けた格好で，「肺癌の可能性が強いみたいです．はっきりさせるためには，もっと詳しい検査が要ります．しんどいですけど，気管支鏡という検査で組織や細胞を採って確かめましょう」と説明．さらに1週間後は気管支鏡の結果説明日．奥さんも初めて同席．

「肺癌です．詳しく言いますと，小細胞癌です．タバコとの関連もいくらかいわれていますが，はっきりした原因はわかりません．…点滴による化学療法が一番いいと思われます．手術？　かえって飛び散りやすいんです，この小細胞癌は．転移のことかって？　ええ，そうです．今はまず飛んでないと思いますよ．ただ念のため，頭やお腹のCTもとって確認しときましょうね．」

「きょう申し上げたことのうち診断や治療の科学的な内容については，全国どこでも似たようなもんだと思いますね．素人向けの病気の本を読まれても，きっ

と同じことが書かれているはずですよ。だけど，説明の仕方や手順はかなり違います。内科系と外科系との差もありますし，医者によっても違います。この病院でもそうです。その意味では，私流の言い方ということになりますけど，うちの内科ではできるだけインフォームド・コンセントに乗っかって医療を展開したいと考えてるんです。…他のお医者さんの意見も聞きたいということでしたら，もちろんいつでも紹介状は書きますよ。」

「大病なんです。闘ってゆく覚悟が要るんです，あなたにも奥さんにも。私達も，及ばずながらできるだけのことができればと考えています。長くお付き合いできればと心から思いますが。」

「どれくらいもつかって？ それは，一概には言えませんね。えっ，恒例の家族旅行があるって？ そりゃ，いいですね。どうぞ，どうぞ。今年が最後になるかもしれんって？ そんなことはないよ。長生きされてる方も何人もいますよ。ひとごとだから言えるって。そりゃ，私も肺癌になったことはないけど…。」

このように最近は，真実からあまり遠ざからないように癌を告知している。そのほうが自然だと思うようになってきた。この方に対しても自然に振舞ったわけは，いくつかある。私と同年輩と比較的若く，医師の友人もおり，一般的な医学的知識も平均以上と見受けられたこと。とにかく忙しいことを強調され続けるので，本当のところを言わないと，副作用の強い治療への合意が得られそうになかったこと。特に今は自覚症状が軽いときている。奥さんが前面に出て来られず，本人が直接説明を受けたいという姿勢が貫かれていたこと。一般内科医兼呼吸器科医の私にとっては，肺癌は専門とするところであること。

患者には，知る権利や治療を拒否する権利と同様，知りたくない権利ももちろんある。しかし，この知りたくない権利の保証は，癌非告知に関してはとても難しい。本人に面と向かって，知りたいか知りたくないかを選択させることは，知る権利を優先させることになる。かといって，配偶者や近親者にまず真相を打ち明ける一般的なやり方では，知る権利を奪いすぎてしまう。玄人と素人の思惑はとてもずれやすいとされる。ということは，私の判断も完全に外れていたのかもしれない。癌非告知派の医師の傲慢さが告知賛成の素人から糾弾されだして久しくなるが，逆に告知派の医師だって，告知反対の患者や家族には冷酷そのものだ。要するに，個々の癌告知・非告知に関して，コントロールド・スタディ（対照検討）はできないのだ。

冷酷な私にも，若干の配慮はある。

第1は，告知を小出しにしていること。時間をかけることにより患者や家族のショックを和らげるためだが，告知にまつわる双方のずれを修正するためでもあ

る。患者の言外の表情や仕草にも気をつける。私の勤務する10万都市の市立病院では，共に働くナースが，患者の性格や家族内関係をよく知っていることが多い。その情報を極力利用させていただいている。

第2に，開業医との連携を特に密にしている。地域の中で，これまで患者を診てこられているし，家庭や職場環境にも通じておられることが多いからだ。

第3に，プライバシーの尊重があげられる。混み合った外来診療の中でこなすための知恵を最大限発揮する。私の場合，初診外来日で約30人，再診外来日で約60人の患者を診る。朝9時から午後3から4時，時には5時頃まで，文字通り分刻みの労働である。15分間程度の昼食時間すら取れないことが多い。おまけに週5日の外来ときている。他の医者も，スケジュールは違っても皆忙しい。ホスピスとは縁遠いのだ。こんな状況での癌告知だから，前もって適当な時間帯を予約しておくべきなのは当然だ。また，欧米に比べるまでもなく安普請の病院建築だから，告知に適した空間なぞおよそ見いだしにくいが，それでもあれこれ工夫する。

第4に，告知後の付き合いが最も大切だ。短期的にも長期的にもだ。癌告知は，一般に比較的早期のものや医者に裁量権が大きい場合になされやすいから，非告知の場合よりも医療者と患者の相互接触はおのずから高まる。しかし，その後の経過中には，合併症で他科の医師にかかったり，集中治療室で若手研修医の手に委ねられる局面も生じる。癌の告知や非告知，あるいは広くインフォームド・コンセントに関する医師の考え方や態度はさまざまだから，そのずれから思わぬ不安が患者にもたらされないとも限らない。そういう場合にも，精神的な支持は心がけたい。癒しというにはおこがましいが，患者のそばに佇む親切心なら習い性となり得る。

医者になって18年以上になる。うち初めの10年は，肺外科の修練と実践に明け暮れた。肺癌の手術説明もたくさんした。ちょっと振り返ってみよう。当初は，当時の諸先輩を見習って，「肺結核」で押し通したこともある。結核が薬で治る病気になったことを国民が等しく知りだしてからは，この手は使えなくなった。「肺膿瘍」は，まだまだ武器として使えた。素人にはわかりにくい病名だし，手術適応がなお存在したからだ。「肺腫瘍」は健在だった。とっさに素人は身構えるが，「良性」で押し通す当方の落ち着いた態度が有効だった。知識のある素人には「悪性に転化する可能性もあるので」と釘をさした。懐疑派の素人も「悪性転化率は，約25％」と言い放つ毅然とした白々しさの前に沈黙した。

これらの嘘は，10年後の今も十分有効な方便として使えるようだ。なのに私のアプローチが変わってきたのはどうしてなのか。まず，その分だけ年がいったといえる。両親も老いたし，自分の体をいたわる必要も感じる。癌を患う友人医師

もでてきた。癌が処世の対象ではなく，身近なものになってきたのだ。若いときは3〜4年ごとに赴任先が変わったが，ここ9年は同じ病院での勤務なのも次に大きな理由になる。癌患者を最期まで看取る率が高くなってきたのだ。それだけの長期間を非告知1本では凌げないという私なりの判断も働いている。外科医から内科医への転換も，間接的な理由になった。内科医のほうが外科医よりも癌告知率が高いと主張しているわけではない。実際，今の私なら，手術できる癌を告知するのにほとんどためらいはない。かなり高齢であってもだ。そうではなくて，発見時にすでに進行期の癌患者とも付き合う必要が内科医には多いということなのだ。対象癌患者の幅が広くなり，その分告知の是非をめぐって悩む時間が増えたという事情がある。しかし，9年前の米国での体験には，何といっても強烈な印象を受けた。

1年弱の臨床見学だったが，多くのことが新鮮だった。死をめぐる玄人と素人の反応も，その1つだった。「あなたの病気は，肺癌です。その中でも，腺癌といって比較的小さいうちから血流中を飛び散り，転移する傾向があります。あなたの場合は幸いまだ転移はしていないので，手術を勧めます。なぜなら，手術をしたほうがしないよりも長生きできる可能性が強いからです。もちろん，手術には危険が伴います。1カ月以内の手術死亡率も3%あります。その他の危険性や生存率についてより具体的に当院の成績を申しますと…」70歳のおばあさん，80歳のおじいさんにも以上のように切り出すのがふつうだ。ということは「大変お気の毒ですが，あなたの病気は肺癌の中でも小細胞癌といって，一番たちの悪いものです。しかも，既に肝臓に転移しています。手術はできないわけですが，私達は化学療法を勧めたいと思います。相当強い副作用を伴いますが，そのほうが放置するよりは予後が良いからです。具体的には…」という場合もあるわけだ。

病棟回診では，もっと驚かされることがあった。研修医が患者の枕許で，「He is dying（死にかけておられます）」なんて説明するのだ。当初は軽率さのためかと思ったが，そうでないのはその後の経験でよくわかった。患者も納得しているのだ。エイズ患者にも1人だけ接したが，「He is the patient with AIDS（エイズを患っている方です）」といとも直截なのだ。癌ではないが，次のような光景にもあった。原因不明の間質性肺炎の末期で人工呼吸中の患者の回診で，指導医が「もう人工呼吸器を外しましょう」と指導したのだ。「そんな無茶な。死んでしまいますよ」と抵抗する研修医に，「この方と私との約束なのですよ。もう助からないとわかったら，人工呼吸器を外そうというのは。今がそのタイミングです。勇気を奮って抜管しなさい。患者さんの手を握り続けることも，なお私達には出来るのですよ。」

テレビを見ていて胸が痛く，熱くなることもあった。白血病の子供達や母親達が大勢出演して，精神的支持について真摯に語り合っている。そして，7〜8歳のあどけない子供がこうしゃべるのだ。「白血病って知ってるかって？　うん，知ってるよ。転移も知ってるよ。どういうことって？　あちこちで骨なんかをこつこつ食べるんだよ。でも，僕は痛くないよ。ママが注射してくれてるから，ほら。今からどうなるのか知ってるかって？　うん，2週間で亡くなるといわれてるんだ。でも恐くないよ。亡くなったらどうなるかだって？…」

こんな日常だったから，『死の瞬間』で有名なキュブラー・ロス博士の講演をたまたま聞けたときも，あまり驚かずにすんだ。もっとも，ここでも多くの子供達が参加していたのは印象的だった。

このような闘病と臨死のあり方が米国民の最大公約数なのかどうかは，寡聞にして知らなかった。その文化風土にぴったり合っているかどうかも，よそ者の私にはわからなかった。また，こういったやり方が，何十年か後の日本で支配的になるともとても思えなかった。しかし，少なくとも一部の日本人の理性と感性に訴えるものであろうことは，ごく素直に信じることができた。

1986年10月某日，私の外来にやってきた谷口有一さんはそのような患者さんだった。46歳。やつれて，一見して悪液質だ。「どうしてここまでほっといたんですか？　えっ，働き過ぎで疲れるのかと思っていたって！　お仕事は何です？　牧師さん！」

即日入院してもらった。精密検査の結果は，胃癌の全身転移。当時の常として，まず奥さん（千永子さん）に告知したところ，「すべての真実を本人に告げてください。転移についてもありのまま告げてください。淀川キリスト教病院のホスピスを見学に行ったこともある人なんです。それでぐらつくような主人ではありません」との返答。そこでこわごわすべてを本人に告知したが，正に従容として受け入れられた。「こういう方は，本人に直接言ってもいいんだなぁ。いや，言うべきなんだろうなぁ。そうしないと，かえって失礼になるんだろうなぁ。それにしても，心の葛藤はどう処理されるんだろう？」というのが，その時の私の正直な感想。11月中旬には，化学療法後の輸血中ながら外泊され，自分の教会の説教壇で自らの闘病について語られた。そして，薬石効なく，12月2日賛美歌の合唱の中で永眠された。初診からわずか2カ月にして。

「ホスピスに行こうかどうか話し合ったんです。悟っているから，ここでいいということになりました。賛美歌も歌えるし…　えっ病理解剖！　ここでもできるんですか？　喜んで」と千永子さん。

………

さて最近の世論調査では，広く国民の癌告知を望む声は過半数を超える。身内の者への告知は50〜60％だが，自分のこととなると60〜70％となっている。私達の病院でも，抜き打ちで2つの意識調査を行った。1つのは，人間ドック受診者383名を対象とした。もし癌が見つかったら，次のうちどれを選ぶかというものだ。選択肢を，① できるだけ詳しく知りたい，② 大体の雰囲気を言ってもらえばよい，③ 早期の場合は言ってほしいが，末期の場合はいらない，④ 先に家族に言ってほしい，⑤ 考えたことがない，⑥ その他とし，重複は可としたところ，① 63.7％，② 10.7％，③ 16.7％，④ 6.8％，⑤ 8.4％，⑥ 1.8％だった。非告知は⑥に含まれ，3名しかいなかった。ほとんどの受診者は30〜60歳代だったが，年齢層による差はほぼなかった。もう1つは，当院職員271名の健康診断時に行ったものだが，それからもほぼ同様の結果が得られている。

ところが，これらの統計は医療現場の現実とは随分異なる。実際の癌告知はもっと低率のままだ。だからこそ，先進的な素人から「医者に患者の癌情報を隠す権利なんてないはずだ」という抗議が発せられるのだ。どうなっているのだろう。

日本のこれまでの医療の伝統に「説明と同意」が決定的に不足していたことは確かだ。インフォームド・コンセントの概念がなかったことは，その翻訳が乱れているのをみてもわかる。しかし，事態は変化してきた。病気の理解が一般化してきたし，きっちりと知る権利を要求する人々の数も増えてきた。医療政策上の動機付けももっとなされるだろう。だから，インフォームド・コンセントは今後割合急速に普及してゆくに違いない。ただし，それは治る病気の場合だ。では治らない病気，特に助からない病気のインフォームド・コンセント，つまり癌告知はどうなるだろうか。なお，一口に癌といっても，早期のものも進行したものもある。治る癌ももちろんあるし，治癒率の向上も指摘されて久しい。したがって，ここでいう癌はあくまで全体の一部である。

遅々とし，紆余曲折に富むのではないか，と私は思っている。2つの理由が考えられる。

第1に，近い将来に多くの医師が癌患者自身に告知の是非を質問するようになるとはとても考えられない。なぜなら，本人には内緒にして，配偶者や家族の代表者，あるいは村落共同体の長，時には血縁・地縁を飛ばして会社や組織の責任者と根回しする現状の構図は，日本の文化の型として随分堅固で，古くからあるものだからだ。その根を集団志向性社会に求めるなら，優に1,000年を越える。本人を悲しませたくないとの思いや，場合によっては集団内の利害や打算がそこかしこで強く働くから，本人にはついに非告知となりやすい。幾重もの善意の

(時には中立の，まれには悪意の）パターナリズム（父性主義）が貫徹されるのだ。ただし，非告知の方針を採った責任主体は明瞭でないことが多いから，むしろマターナリズム（母性主義）というべきかもしれない。

第2には，昨今の医療現場における先進技術の蔓延である。臨終の際の気管内挿管率や導尿カテーテル留置率も世界一かもしれないほどだ。医療の進歩は，末期の延命を可能にした。しかし，同時に死に際をとてもわかりにくくしてしまっている。いわば遺言のための時間が十分できたはずなのに，逆に遺言がされにくくなったともいえる。

この2つ，つまり医療者が癌患者本人との精神的直面を避けやすいことと，近代医療技術が病や死をわかりにくくさせる格好の手段として用いられやすい傾向は，国民全体に等しく及ぶ。昭和天皇も，国民統合の象徴として例外にはならなかった。

これに関して，医療者にプロとしての感性の高さが少なくとも2つ要求されると思う。

1つは，非告知は貫けても，患者の心を最期までごまかし切るのは大変むずかしいことの確認である。日に日に悪化してゆく体に対して心はますます敏感になり，いくら周囲を嘘で塗り固めても隠し通せることは少ない。これは，経験豊富な医療者にしかわかりにくいことだから，まず家族に告知する場合にも忘れずに情報として伝えたい。フローレンス・ナイチンゲールは，この点でもとても聡明だ。「おせっかいな励まし」と称して，次のように結んでいる。

「病人が直面している危険を，わざと軽く言い立てたり，回復の可能性を大げさに表現したりして，病人に『元気』をつけようとする，そのような軽薄な行為は厳に慎んでいただきたい。」

だから癌告知だ，と主張したいわけではない。告知にも精神の動揺がつきまとうが，非告知でも疑心暗鬼さらに魂の惨劇が生じやすいことを共通の認識としたいだけだ。そしてその津波は，家族にも，さらに医療者にも及ぶ。

もう1つは，人間の幸せのために技術が要ることの確認である。技術の行使のために人間が居るわけではないのだ。戦後50年，私達は先輩とともに，ひたすら医療技術の進歩に情熱を賭けてきた。国が貧乏なうちは，そのひたむきさは美しかった。しかし，世界有数の金満国の仲間入りを果たした今になってみると，近代医療技術の振り掛けの量だけがやけに目立ち，利用にまつわる論理と倫理が意外に未熟なことに気づかされる。そもそも以心伝心にたけたとされる私達なのだ。医療現場にこそ，病者の微妙な仕草や表情の変化にも敏感なまなざしが漂うべきではないか。癌告知にしても，書かれたものだけに価値を置く西洋の流儀以

外にも私達の採る道があるのではないだろうか。

　素人の側にも構えがいる。病を得ればいずれ人は死ぬし，老いてもいつか人は死ぬ。人間ドックを毎年受けても，寿命以上には生きられない。自然治癒力がある限り，薬石の効もあるが，それが破綻すれば，いかなる先進技術も無効になる。この意味では，癌にも奇跡はない。

　癌告知賛成の確信者には，もっときつい条件が要求される。ともかくふだんから，自分の姿勢を周囲に主張しておくことだ。家族の者とは特にきっちりと了解し合っておこう。医療情報を隠し合わないことを。不幸にして癌を得たときも，病室でも自己主張を絶やさないことだ。小さい声は，幾重ものパターナリズム（マターナリズム）や近代医療技術の振り掛けによって容易に掻き消されやすい。医者の傲慢さや鈍感さによることも間々あるが，多くの仲間と一緒に暮らすこの集団志向性社会での特に戦後の仕組みでもあることは忘れないでおきたい。

配偶者の出番

　冒頭の45歳の男性への告知は，後に苦い思いを残すことになった。本人が直接説明を受けたいという姿勢を貫かれたので，家族に相談せずに，本人と家族に同時に告知・説明したわけだが，その後の他院での治療がはかばかしくなかったこともあり（国立がんセンターを早急に受診したいという親族の依頼で分厚い紹介状を作ったのだが，結局，子細は不明ながら，他の大学病院で治療となったのを後に知った。脳転移巣摘出→左肺全摘→右大腿骨転移→舞鶴市内の他病院で死亡という'夢破れた'闘病経過だったようだ。全経過が数カ月強！），その間何度も連絡を試みたが，本人・家族からはなしのつぶてだった。つまるところ，「自分の出番が奪われた」ことが，奥さんの不満の種だったようだ。「先生，ひどい。なぜ私をもっと悩ませてくださらなかったんですか。主人だけが悩んで，荒れて…。この地域では，本人への直接の癌告知って一般的じゃないでしょう?!」という奥さんの恨みは，米国臨床医学からは学ばなかった。かつて（いつも）のように前もって家族の合意を得る根回しをしていたほうが，おそらく'うまく'いったのだろう。

親戚の出番

　1998年の日本内科学会講演会に併設された内科専門医会主催のシンポジウムの光景が忘れられない。主題は，「インフォームド・コンセント」に関し

てである。ある比較的若い弁護士が，声高に主張された。「医者に隠す権利は法的にありません。だいたい患者本人に対して守秘義務があるのに，家族とはいえ第三者に漏らすのは医師法違反です。自明でしょう？」彼よりは大分年長の文化人類学者の波平恵美子さんは，かなり違った角度をもっておられた。「医者の方々にとっては，いわゆる唐突に何度も面会を求める'おじの横車'などは，親戚による'暴力'ではないかと映ることがあるでしょう。しかし，家族や親戚にとっては，医者による癌告知なども'暴力'そのものなのです。'暴力'に対しては何とかしようとあがきます。その集団的団結の1つの形態が，'おじの横車'というわけです。戦後に民法が新しくなって，戦前の家父長制がなくなり，核家族制に移行しました。しかし，民法の中身が根付くのに，約50年かかるといわれます。今がやっとその時期かと思われます。」

「出番」の意味や形については，その後もいろいろ考えさせられたが，ある本の次のような箇所も，印象深かった。

　主人の病気で実感したことは，日本の現在の「告知せず」という方針は，要するに「暗にわからせる」ということで，医師も家族もひとことも触れず，患者も表だっては尋ねず，でもお互いになんとはなしの了解が成立しているという，まことに日本的な構造だった。そして最期のころは，これも悪くはないなとも思った。もし私が，主人と私という2人だけの問題として癌に向かい合ったなら，やはり主人に告げたかったし（ごく単純に彼には自分に何が起こっているのか知る権利がある。医師といえども，妻といえども，それを邪魔する権利は決してない，と考えて），告げただろうと思う。けれど，現実には，病気が発見された時点で私はこの家の嫁であり，彼の生きてきたあらゆるしがらみや血縁が，彼が健康なときには考えられないかたちで現れ出てきた。精神面，肉体面での看護の理想は，世代によって家によって，たぶん地域よってさえ，ずいぶんちがうと思われるし，現状でそして私の経験したかぎりでは，告知しないという説が妥当かもしれないと思う。

患者・家族が満足のいくインフォームド・コンセントの困難さは，癌告知に限らない。脳血管障害患者や重症心身障害患者が多い当科で近年考え込まされることが多い問題は，経鼻胃管栄養や胃瘻造設の適応である。いや，「む

せ」を経験しだした高齢者や超高齢者の周辺でも，大いに悩まされる問題であろう。人生の末期で，かつ自己決断が出来にくいこういった患者・超高齢者への処置に関する判断は，家族に相談するのがふつうである。家族は悩み抜くが，結局，経鼻胃管栄養に落ち着いたとする。しかし，本心は一時凌ぎでよい場合もあり，その場合は，暫くすれば見舞いの回数が激減する。そして，「みんな，どう思う？ ○○さんや△△さんのこと。初め積極的だった家族ももう全くみえないよねえ」といった会話と感慨が，医療者の口と心に湧く。「自分の両親が老いて，食べられなくなったら，どうする？ 自分だったら，どうする？」と，若い世代の医療者への質問に思わず力が入るのは，私事ながら，78歳の父親が痴呆と誤嚥性肺炎を患い，要介護5となり，経鼻胃管栄養に頼っているからでもある。私も他の家族（母と妹）も積極的には望んでいないのにこうなったのだが，秘められた私達の心情に共感される体験者の方々も多いことだろう。もちろん，主治医や病院・施設側の一方的な強引さによるわけではない。だから，この状態は，本人と家族のふだんからの心構えのありようの結末であるといえなくもない。ついでながら，父は，介護老人保健施設→療養型病床群（医療保険専用部分）→療養型病床群（介護保険専用部分）と動いてきたので，私達も保険のからくりにやっと慣れた。

　　尊厳死協会の資料を取り寄せました。私も今年60歳になりますので，何時その日が来ても後悔しないように，尊厳死協会に入会したいと思っています。夫も賛成で夫婦で入会するつもりですが，いざという時，貴病院ではこの尊厳死の『宣言書』に同意して頂けるのでしょうか？ 日本医師会では積極的に容認されていると書いてありますが，如何でしょうか？ 入会しても宣言書の通り医療を行ってもらえるか心配です。お忙しいとは存じますが，これについてお答え頂けると幸甚に存じます。

　上のような電子メールが，当院のホームページの質問箱にも時折届く。また，外来主治医になっている高齢の患者さんから，「先生，具合が悪くなったとき，鼻からチューブだけは嫌ですよ。人工呼吸も嫌ですよ。そのためにこうしてかかっているみたいなものですから。先生は忙しくておられないこと

も多いから，救急にかかったときに若い先生が勝手にいろいろしないように教育しといてくださいよ。ちゃんとカルテにも書いておいてくださいよ」と言われることはずっと以前からよくあり，「できるだけ御希望に沿うように頑張ってみましょう。このようにきっちり書いておきますよ」とチャートも見てもらうことにはしてきたが，このようなやり取りは，今後の「説明の医療」・情報公開の展開の中で一層増えることだろう。「人生の終末期に，うまくもなんともないものをチューブで注がれ，しかも意識のない状態はいやだ」という死生観は，最大限に尊重されるべきだろう。しかし，ごく最近の「医者がすすめる専門病院」といった類の本にもこういった情報がほとんどみられないのは，医者側の一般的な関心の薄さもさることながら，現実の医療展開のさまざまな不確実さにもよっている。希望をかなえる約束がしにくいのだ。さらに，日本においては，いざというときに，「そんなことは聞いていませんでした」といった家族・親族の思惑が重層的に漂いやすい。そうなると，〈人と人との関係〉への配慮が欠かせなくなる。だから私は，外来や入院に際して死生観を鮮明にされる患者には，「割合元気なうちに，医者に言うのも大事ですが，家族や親族にこそきっちり言っておいて納得しておいてもらうほうがずっと大事ですよ」と忠告している。

　個人の決断に家族が介在する事例は，もっとある。生前から病理解剖や献体をかなり強く主張される患者もおられる。そして，家族も一緒にその声を聞き届けておられたような場合でも，いざ亡くなられてみると，家族・親族の全体としての反対のために，結局解剖や献体ができなくなることがある。主治医の感慨は深い。「故人が生前に抱いていた病理解剖の意図が，'お世話になった先生への恩返し'であるのはよくあることだが，その思いの深さと広がりが，死後に家族・親族全体の納得・共感を得るには十分でなかったということか。主治医に対する愛想といった乗りの病理解剖だったわけか。しかし，単にそれだけか」などといろいろ思いを馳せてみるが，何せ万事が情感で動いているだけに，明確な声や思惑ははっきりせず，ほとんどの場合は患者の真の気持ちや家族の反対の理由が合理的には詰められない。しかし，家族・親族による「故人の生前の意志の反故」にはほかならないから，個人主義が尊重されている文化圏では起こりにくいだろう。

森鷗外の臨終

　家族・親族による「故人の生前の意志の反故」は，庶民に限られない。明治・大正の文豪である森鷗外の場合も，そうであった。東大医学部同期生で，無二の親友である賀古鶴所（かこつると）によって，「医薬を斥（しりぞ）くる書」と命名された賀古への書簡でわかるのだが，鷗外は 1922（大正 11）年 5 月 26 日の時点で，「左胸の何物かと腎の何物か」が命取りになりそうなことを自覚している。そして，名医によって「はっきり何々が何の程度にある」と見立てられ，「内部の汚らしい物とその作用の進む速度」を知らされたら，自分にも一定の修養はあるつもりだが，精神状態はかえって悪くなるだろうとしている。そうなると，大事な著述が台無しになるから，どんな名医にもみてもらわないと決意している。家族・親族の困惑と懐疑が相当なものであったことは，賀古の他の親族への書簡からよくわかる。端的には「1 人の町医者（額田晋）にだけ形ばかり診てもらうのではなく，東大の名医達になぜ診てもらわないのか」というところだろう。名医の診断は拒み続けた鷗外だったが，妻志げの痛ましいまでの説得には，6 月 19 日検尿提出で応じている。「僕の尿即ち妻の涙に候。笑う可きことに候。始めて体液を人にみせ候。定めて悪物多く含みあるべしと存じ候」との賀古への手紙が，自筆の最後の手紙となっている。7 月 6 日には，賀古に筆記を頼んで遺言を口述し，その 3 日後の 9 日に亡くなっている。その有名な遺言を示す。

　　　余は少年の時より老死に至るまで一切秘密無く交際したる友は賀古鶴所君なり　こゝに死に臨んで賀古君の一筆を煩わす　死は一切を打ち切る重大事件なり　奈何なる官権威力と雖（いえど）此に反抗する事を得ずと信ず　余は石見人森林太郎として死せんと欲す　宮内省陸軍皆縁故あれども生死の別るゝ瞬間あらゆる外形的取扱いを辞す　森林太郎として死せんとす　墓は森林太郎墓の外一字もほる可らず　書は中村不折に依託し宮内省陸軍の栄典は絶対に取りやめを請う　手続はそれぞれあるべし　これ唯一の友人に云い残すものにして何人の容喙をも許さず

　財産に関する遺言は別にあったようだが，上記はふつうの遺言ではない。

すさまじい自己主張である。憤怒だともいわれる。陸軍軍医総監にまで登りつめ，終生官に仕えていた者の遺言とは思いにくい。実際，鷗外が正面切って権力に反抗したのは，たった一度この時だけである。さて，肝心の遺言の実現度はどうか。墓は，うまくいった。森林太郎墓としか書かれていない。宮内省陸軍の栄典の取りやめは，必ずしもうまくいかなかった。死の前日の8日危篤状態の際に，従二位に叙せられているし，御見舞い品，祭資も下賜されている。実生活の上では妥協を重ねた鷗外ではあったが，結局，終焉も，その延長線上にしか敷けなかったというべきなのだろうか。それにしても，突然に近くこれだけの内容の遺言をされた場合に，完全に仕切れる者が，賀古を含めて鷗外の周囲に居るとも思えない。力量的にも，心情的にもである。最近公開された賀古の書簡に「別紙森の遺言は遺憾ながら充分にがんばる事能（あた）わざりしがその筋へ不敬に渡らぬ程度に切り上げ申し候」という文言があり，その解釈が分かれているようである。「がんばる」や「切り上げ」の対象を鷗外自身だと取る立場からは，鷗外の遺言に賀古の意思が介入している可能性もあげられている。しかし私には，この「がんばる」や「切り上げ」の対象は，宮内省陸軍だと思える。だから私の目には，遺言の過激さに驚きながら，しかも家族・親族が動揺する中で，少しでも無二の親友の意思を生かそうと立ち回る賀古の苦労が映る。

　この逸話は古く，不敬罪があった時代のことだから現代とは関係がないと簡単にはうっちゃれない。貴人・偉人の死の床の周囲での謀議や密議が今日でも行われていることは，想像に難くないからだ。地位の高い政治家の場合なら，＜関係性＞の輪がとてつもなく広がって，家族・親族を超えてしまうという経験もごく最近したではないか。小渕恵三元首相の臨死に際しての'5人組'の不明朗な活躍は，記憶に新しい。もしも遺言があっても，そんなものの遵守なんてどうなるかわからないということになりやすいのだ。集団志向性社会の中での善意や悪意の重層的なパターナリズムの展開である。なお鷗外の死因は，肺結核を隠して萎縮腎と発表された。主治医額田晋，賀古鶴所，小金井良精（鷗外の妹で歌人喜美子の夫）の3人だけの秘密とされたが，鷗外33回忌の1954（昭和29）年7月9日に長男於菟から公表されている。ただし，この遅滞は，何年間も肺結核を隠し続けた鷗外だけに満足だっ

たと思われる。ついでにいうと，社会に対する公人の死因の隠匿・改ざんという現象も，今でもみられる。竹下登元首相がそうであったらしい。本人が病気の真相を知った後にも，世間体というのか，武士の情けのような機序が働き，政治的対立陣営もマスコミも真相や死因を追求・報道しなくなるのは，極めて日本的である。

個人主義の米国

一方，米国では全く異なる。個人が中心だ。情報の告知・説明も，癌告知も含めて，家族に関係なく本人に直接するのが原則である。まず家族の合意を得てからというのでは，自己決定に反する。そんなことをすれば，いくら善意からであろうと，へたをすると医者は訴えられ，負けてしまう。友人の米人医師が言う。「自分達にだって患者に面と向かって言いたくない事実がありますよ。いくばくもない余命告知なんて最たるものです。だから，こちらからしゃべるわけでは必ずしもないのですよ。患者さんが autonomy を楯に聞いてくることが多いのです。嘘をつけば訴えられ，裁判で必ず負けます」(Paul Gerber 先生，126頁)。経鼻胃管栄養や胃瘻造設の割合が日本に比べてぐっと少ないのは，判断のできる時期に本人に直接聞くか，判断ができなくなってからは，家族に以前からの本人の姿勢を聞くからだという。どちらの場合も，「しないほうが，尊厳がある」との判断が勝つらしい。貴人・公人の老・病・死に関する自己決定も，自明のようである。ニクソン元大統領は，延命を拒否して脳血管障害罹患後1カ月以内に亡くなった。レーガン元大統領はまだ存命中だが，自分の口からアルツハイマー病への罹患を米国民に告げた。これは，さすがにその勇気が誉めたたえられた。

＜人と人との関係＞の日本

この'個人主義'の根がたかだか30年以内のものでしかなく，ベトナム反戦・市民権運動・消費者運動にのみ基づくとは私には思えない。もっともっと古く，西洋の歴史に遡れるのではないだろうか？　ともあれ，日本は米国とは異なる。患者の気持ちを抱きかかえる'善意のパターナリズム'はなお有効性を失っていない。奥さんの出番・家族の出番を奪ってはなるまい。＜人と人との間＞＜人と人との関係＞にいくら配慮を払っても，十分すぎるということはない。とはいっても，＜人と人との間＞が固定しているわけではな

い。常に動く。その構造を読み違えては失敗するから，こまめな点検が欠かせない。

　このように，倫理的課題の検討には相当な時間がかかる。米国の流儀を直輸入・翻訳しても，特にこの分野では上滑りしてしまう。なぜなら，文化や風土に触れる部分だからだ。米国社会では＜個人＞が屹立し合って＜関係＞ができるが，私達の集団志向性社会では，＜関係＞が＜個人＞に先んじることも多い。

　最後に，『癒しとしての死の哲学』[1]から引用させていただく。著者は，私の好きな評論家である小浜逸郎さんである。平易な言葉でわかりやすいが，いろいろな考え方を吟味検討した挙句の文言なので，少なくともこの前後の文章も併せ読まれることをお勧めしたい。

　　日本人は，要するに「相手を気にする」ことで「自分を立たしめる」民族なのである。日本人は格別「相手の立場を慮ってあげる」思いやりのある優しい民族なのではない。また，特に「真実と対面することから逃避しょうとする」臆病な民族なのでもない。相手と自分との関係に配慮することを通じてはじめて自分を実現させようとする民族なのである。

　　したがって，親しい者の癌について告知することをためらうという心情には，関係性の維持というところに自己存立の根拠をおいている日本人特有の実存構造が映しだされているといえるだろう。これは，いいことでも悪いことでもなく，ただそのようにしかありえないというにすぎない。そして，この構造はなかなかに変わりそうもないだろう。

1) 小浜逸郎：癒しとしての死の哲学. p 86, 王国社, 1996

IX

医療現場の和魂洋才

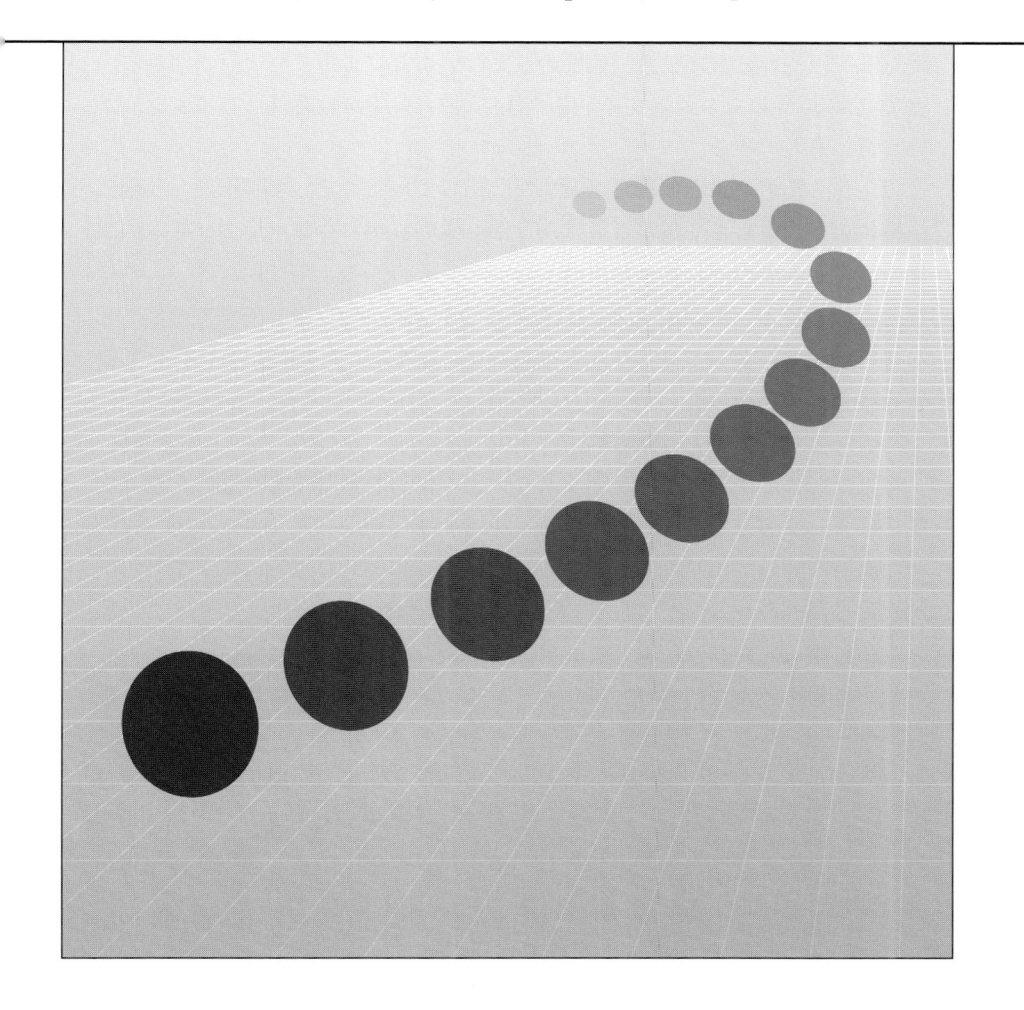

総括したい。

"大リーガー医"を招聘し始めた初めの動機は，実に単純であった。臨床医学の知識の豊かさと論理の明快さが，私達の医療現場でこそ欲しかったからである。私もまだ30代の半ばだったこともあり，「医療は，密室で展開されてはならない」という思いは強かった。また，高度経済成長の下で比較的容易に導入される高価な画像診断機器に象徴される'高級さ'への嫌悪も，人一倍だった。だから，「医療空間をもっと知的にしたい。それも，検査に振り回されるのではなく，頭脳と五感（病歴聴取と身体診察）を大切にする正統な方法を用いて」という初志を抱いた'無謀な'船出の羅針盤が，"大リーガー医"だったともいえる。病院の改築はいまだにままならない。だから，今では築30年にならんとする「寺子屋」式教育の中身は意外とハイカラ，という言い方もできる。

'正しい'知識や論理の浸透が万事だと信じていたので，'新発見'と「現代医療に欠ける優しさや暖かさ」ばかりが称揚されがちなジャーナリズムの風潮や識者の論調に，しきりに反発したのを覚えている。果ては，次のように偽悪ぶってしまった。「病める人は救いたいが，我が身を挺してまでとは思えない者が医者になってもちっとも困らない。医療者は，神様にも仏様にも偽善者にもなる必要はない。」

"大リーガー医"の＜洋魂洋才＞

それほどまで倫理には取り込まれないように用心したつもりなのだが，次第に考え込まざるを得なくなったのにはわけがある。"大リーガー医"達の＜洋魂＞を間近で感じたからである。彼らの「圧倒的な知識の質・量と科学的な論理展開」＝＜洋才＞は，若干の例外を除けば，実に鮮やかだった。病歴と身体診察にこだわり，検査を二義的，高級な検査なら'三義的'にしかみなさない姿勢もみんなに共通していた。検査の依頼項目や薬の処方の仕方に指導医間の差が少なく，またその差も論議可能である事実も，一貫していた。その浸透こそが当初の目的だったから，とてもすばらしい経験を味わい続けることができた。しかし，＜洋才＞を支える＜洋魂＞も，実にしっかりしているのがわかってきたのだ。例えば，個人または個人主義を尊重する気風が医療現場でもいろいろな形で出てくるのだが，概して快く，インフォームド・

コンセントの基底だと痛感させられた。日々の臨床の場面でも，＜洋才＞自体の限界について言及，検討される機会はけっこう多いが，その'悟り'は終末期にはとりわけ顕著であった。つまり，終末期における医学の引き際が自覚的であり，現今の日本で行われやすい何でもかんでも経鼻胃管栄養という姿からはほど遠い。もちろん，＜和魂＞とずれたり，まれには膨張主義的な＜洋魂＞もあるのだが，概して＜洋才＞の根になっているどっしりとした＜洋魂＞が感じられた。＜洋魂洋才＞であった。

臨床現場に密着する"大リーガー医"が，難解な呈示症例を丁寧に，そして見事に解きほぐした後，「あなた方の仕事は，さらにエビデンスを求めて，私達年長者の権威に挑戦することです」（Paul Gerber 先生，127頁）と実直に述べる光景に感激して，何人もの研修医が米国での臨床研修を望むようになった。ここでのEBMは，単なる＜洋才＞というよりは＜洋魂洋才＞であろう。「EBM，EBMと小うるさくないのに，EBM的な臨床スタンスがごく自然に世代間を交流する開明性」とでもいえるからだ。私もいささか上ずってしまい，造語の連発で気恥ずかしいが，「不確実性につきまとわれざるを得ない医学」の現状をわきまえた「民主的な議論に基づく科学的なチーム医療」の展開であろう。

日本の医療現場の＜和魂洋才＞の不備

翻って，日本の平均的な医療現場の＜和魂洋才＞ぶりを眺めると，幾重にも不備が目立つ。まず，＜洋才＞に普遍性が欠けることがしばしばである。極端な場合は，我流の寄せ集めになってしまう。教科書や参考書も陸続と出版される割に良いのが少ないのも同根であろう。EBMも臨床研究の方法論として以上にもてはやされてはいるが，医療界のごく一部の中で，それもいまだ＜洋才＞どまりの展開であって，＜和魂洋才＞の市民権を得ていない。このままだと，舶来の造花に終わりかねない。また，特に高次の医療現場が，肥大化した技術の誇示に陥りやすく，技術の応用に関する評価が乏しい。次に，＜和魂＞が希薄である。縮かんでしまうか，すっかり隠れてしまって，表面的には感じられにくい。患者・家族と医療者双方の人生観や死生観，いやそんな大仰な物言いでなくとも，不安や喜びや眼差しが漂う自然さが，医療空間からどんどんなくなってきている。＜無魂＞としか呼べない空間が作

られるようでは，近代化としてはあまりに心もとない。インフォームド・コンセントも広がってきて，癌告知をめぐる議論にも深化がみられるが，高齢者や寝たきり患者の周辺では，いまだに不備が目立つ。こういった＜洋才＞とこういった＜和魂＞を接ぎ木しても，「民主的な議論に基づく科学的なチーム医療」は展開できない。

＜日本風（に味付けされた）西洋近代医学＞

　いったい，誰のせいなのだろうか？　＜西洋近代医学＞のせいなのだろうか？　そうではないというのが，この小著の眼目であった。＜本家の西洋近代医学＞自体のせいではないのだ。なるほど＜本家の西洋近代医学＞も，さまざまな問題に直面している。しかし，その解決は，西洋人（米国人）の専権的課題である。そうではなくて，＜日本風（に味付けされた）西洋近代医学＞のせいだと言いたい。また，その自覚をせめてもの節制にしたい。そのほうが，謙虚な日本人にふさわしい。なぜなら，百数十年に及ぶ＜西洋近代医学＞の導入と維持は，＜脱亜入欧＞を決意した日本側の選択であったからだ。欧米列強の脅威には囲まれていたが，何をどう選ぶかは，全く私達の自由であった。明治初年のドイツ医学の採択も，決して強制されたわけではない。そして，その導入に際しての覚悟として，＜洋魂洋才＞ではなく，＜和魂洋才＞が唱えられたはずである。つまり，強大な魔力をもった＜洋才＞を導入するのはやむをえないが，「日本人らしさ」「日本らしさ」を失ってはならないとの苦肉の思いが，＜和魂洋才＞という造語の背景にある。＜和魂漢才＞の延長であるが，佐久間象山の唱えた＜東洋道徳，西洋芸術＞と源は同じである。

　歴史をひもとくと，＜洋才＞を支える＜洋根＞への敬意は，日本人の間でも枚挙に暇がない。単なる西洋かぶれでない，きっちりした肯定的評価も多数に昇る。例えば，西洋哲学を紹介した西周は，西洋留学の実地経験も踏まえ，＜洋魂＞の合理性に脱帽したという。＜洋魂洋才＞，あるいは＜洋魂＞をこそ見据えなければならないとする立場は，医学にもみられる。約100年前の明治34（1901）年，日本在留25周年祝典で，ベルツは次のように述べている[1]。

…自分が最も強調した点は，日本人が自身で産み出し得るようになるためには，科学の精神をわが物とせねばならないということであった。……わたくしの見るところでは，西洋の科学の起源と本質に関して日本では，しばしば間違った見解が行われているように思われるのであります。人々はこの科学を，年にこれだけの仕事をする機械であり，どこか他の場所へたやすく運んで，そこで仕事をさすことのできる機械であると考えています。これは誤りです。西洋の科学の世界は決して機械ではなく，1つの有機体でありまして，その成長には他のすべての有機体と同様に一定の気候，一定の大気が必要なのであります。

　しかしながら，地球の大気が無限の時間の結果であるように，西洋の精神的大気もまた，自然の探求，世界の謎の究明を目指して幾多の傑出した人々が数千年にわたって努力した結果であります。それは苦難の道であり，汗…それも高潔な人々がおびただしい汗で示した道であり，血を流しあるいは身を焼かれて示した道であります。それは精神の大道であり，この道の発端にはピタゴラス，アリストテレス，ヒポクラテス，アルキメデスの名前が見られますし，この道の一番新しい目標の石にはファラデー，ダーウィン，ヘルムホルツ，ウィルヒョウ，パスツール，レントゲンの名前がしるされています。これこそヨーロッパ人が至るところで，世界の果てまでも身につけている精神なのであります。

　諸君！諸君もまたここ三十年の間にこの精神の所有者を多数，その仲間に持たれたのであります。西洋各国は諸君に教師を送ったのでありますが，これらの教師は熱心にこの精神を日本に植えつけ，これを日本国民自身のものたらしめようとしたのであります。しかし，かれらの使命はしばしば誤解されました。もともとかれらは科学の樹を育てる人たるべきであり，またそうなろうと思っていたのに，かれらは科学の果実を切り売りする人として取り扱われたのでした。かれらは種をまき，その種から日本で科学の樹がひとりでに生えて大きくなれるようにしようとしたのであって，その樹たるや，正しく育てられた場合，絶えず新しい，しかもますます美しい実を結ぶものであるにもかかわらず，日本では今の科学の『成果』のみをかれらから受取ろうとしたのであります。この最新の成果をかれらから引継ぐだけで満足し，この成果をもたらした精神を学ぼうとはしないのです。…

明治39（1906）年に「智に働けば角が立つ」（『草枕』）と書いた夏目漱石だが，明治44（1911）年の講演「現代日本の開花」[2]では，次のように述べている。

西洋の開化（即ち一般の開化）は内発的であって，日本の現代の開化は外発的である。ここに内発的というのは内から自然に出て発展するという意味で丁度花が開くようにおのずから蕾が破れて花弁が外に向うのをいい，また外発的とは外からおっかぶさった他の力でやむをえず一種の形式を取るのを指したつもりなのです。もう一口説明しますと，西洋の開化は行雲流水の如く自然に働いているが，御維新後外国と交渉を付けた以後の日本の開化は大分勝手が違います。勿論何処の国だって隣づき合がある以上はその影響を受けるのが勿論の事だからわが日本といえども昔からそう超然としてただ自分だけの活力で発展した訳ではない。ある時は三韓また或時は支那という風に大分外国の文化にかぶれた時代もあるでしょうが，長い月日を前後ぶっ通しに計算して大体の上から一瞥して見るとまあ比較的内発的の開化で進んで来たといえましょう。少なくとも鎖港排外の空気で二百年も麻酔した揚句突然西洋文化の刺激に跳ね上った位強烈な影響は有史以来まだ受けていなかったというのが適当でしょう。日本の開化はあの時から急劇に曲折し始めたのであります。また曲折しなければならないほどの衝撃を受けたのであります。これを前の言葉で表現しますと，今まで内発的に展開して来たのが，急に自己本位の能力を失って外から無理押しに押されて否応なしにそのいう通りにしなければ立ち行かないという有様になったのであります。それが一時ではない。四，五十年前に一押し押されたなりじっと持ち応えているなんて楽な刺激ではない。時々に押され刻々に押されて今日に至ったばかりでなく向後何年の間か，または恐らく永久に今日の如く押されて行かなければ日本が日本として存在出来ないのだから外発的というより仕方がない。……現代日本が置かれたる特殊の状況に因ってわれわれの開化が機械的に変化を余儀なくされるためにただ上皮を滑って行き，また滑るまいと思って踏張るために神経衰弱になるとすれば，どうも日本人は気の毒と言わんか憐れと言わんか，誠に言語道断の窮状に陥ったものであります。

　当時の西洋近代に最も深く触れた日本の知識人の１人である漱石は，このように，西洋の開化の内発性（いわば，＜洋才＞を支える＜洋魂＞の確かさ）と，＜洋才＞の前での日本人の＜和魂＞の揺らぎにこだわり続けている。ただし，明治初年に別の選択肢がありえたとは言っていないし，状況打破の処方箋を提出してくれているわけでもない。ただ，こう呟くだけである。「どうすることも出来ない，実に困ったと嘆息するだけで極めて悲観的の結論であります。…ただ出来るだけ神経衰弱に罹らない程度において，内発的に変

化して行くが好かろうというような体裁の好いことを言うより外に仕方がない。」

　＜和魂＞の一部は，不幸なことにその後＜大和魂＞となって，天皇制の下での帝国主義的な膨張に際しての愛国的スローガンとなってしまった。日米開戦の翌年の1942年秋に，雑誌『文学界』において「近代の超克」という座談会が行われたのは，「日本は西洋近代の影響を受けすぎた。それを超克するためには日本的なものを打ち立てなければならない」という命題を解くためであった。当時の錚々たる顔ぶれの学者・文化人が結集している。一流陣の集まりではあっても，当時の時流に大いに押されているのは否めないが，「日本的なものを打ち立てるのもよいが，やはりもっと西洋に徹した理解をもつのも必要ではないか」との意見も散見される。この座談会で最も興味を引くのは，超克の最大の標的が，「機械文明」だとされていることである。西洋近代では，人間が自然を支配・管理するとされ，自然科学が発展した。自然は人間に多大な恵みを与えるようになったが，時には逆襲するようにもなった。科学技術が途方もなく肥大化すると，自然生態系を破壊し，ついには自然の中の人間にも害が及ぶ。平たく言うと，チャップリンの『モダン・タイムズ』にみられる喜劇は，悲劇そのものにほかならないとする立場である。ここまでならそれほど問題はないのだが，残念なのは，「日本的なもの」＝＜大和魂＞を既に国家主義に収斂させていた日本が，その後急速に，「日本的なもの」さえあれば機械文明に劣っていても戦争に勝利できるという狂信に突っ走ってしまったという歴史的事実である。

医療現場の＜和魂洋才＞の復権

　さて，話を医学に戻そう。私達は，これまで随分多くの恩恵を＜西洋近代医学＞から受けてきた。いまさら＜洋才＞を廃止して，＜和才＞や＜無才＞に立ち返るわけにはいかない。ごく近年のことでいっても，例えば，医療空間からのITの廃絶なんて想像すらできないではないか。漢方薬・東洋医学をはじめ代替医療の価値を強調する立場も，今後の日本の医学が，それ一本でゆけると主張しているわけではあるまい。だから，＜日本風（に味付けされた）西洋近代医学＞の吟味と修復と深化にこそ全力を注ぐべきである。さて，＜洋才＞についてはどうか？　例えば，検査漬けの点検はどうか？　国

家の医療経済政策による抑制ではなく，科学的・合理的な技術評価だとするなら，医療現場の秀でた"臨床医・教師"による＜洋才＞の展開抜きにはありえないだろう．EBM ならどうか？　輸入・翻訳・解釈・説明まではお家芸である．しかし，日本の EBM は，臨床現場で生き生きと輝く水準には達していない．生き生きと輝くためには，EBM の使い手の臨床力が格段に向上しないとだめだ．だから，＜洋才＞をもっと磨くべきだ．それから，1 人診療や学生講義の際ならいざ知らず，基本的には臨床空間が開明的でないと花は開くまい．その改革には，＜和魂＞の参加も不可欠だ．次に，＜和魂＞についてはどうか？　例えば，インフォームド・コンセントはどうか？　いろいろな局面でまだまだ不十分であり，もっともっと推し進められるべきだ．医療情報の収集もなお不備であり，刷新を要するが，それには＜洋才＞の参加が不可欠だ．このように，＜洋才＞から眺めても，＜和魂＞から眺めても，＜和魂洋才＞の（復権の）大切さがよくわかる．

「＜和魂洋才＞が大切なのはよくわかったが，それだと，＜洋魂洋才＞とどう違うのか？」「＜和魂洋才＞と＜洋魂洋才＞に量の差はあっても，質の差はないのか？」「端的にいうと，ここは米国ではなくて，日本である．日本らしさ，日本人らしさがなくていいのか？」これらのもっともな質問に答えようと試みたのが，第 VIII 章 4「臨床医学の論理に関して―EBM の日本的限界」と 5「臨床医学の倫理に関して―インフォームド・コンセントを阻むもの」である．自らの医療実践から勝手に思い込んでいるだけなのに，あえて書かせてもらった．浅学の極みと恥ずかしいが，"大リーガー医"にどうしても学べない事とその由来を明らかにしたかったからである．現在の私には，「米国の際立った特徴の 1 つは，自由を支えるすさまじいまでの個人主義や自己決定権．日本の際立った特徴の 1 つは，集団志向性社会ゆえの＜関係＞の根強さと＜個＞のあいまいさ」と，かなり言い古されてきた解釈しかできないが，その差はいやというほど私達の医療現場で実感してきた．ともあれ，この面での両国の距離はとてつもなく遠い．対極に位置するといってもよいくらいだ．

近刊の『ハーバードの医師づくり』[3] に，MGH（マサチュセッツ総合病院）での錚々たるハーバードの教授達の診療マナーの良さが書かれている．「一

般病棟で大物教授にくってかかる無保険者や生活保護者は数多くいても，大物教授のほうはうやうやしい態度を取り続ける」という趣旨の記載もある。この原型は，私も自らの体験からつとに感じ取っていた（92頁❶）。偽善では決してなく，プロフェッショナリズムの極致と取るべきであろう。「医療訴訟を起こす率が最も高い層」に対する防衛策の一環でもあるようだが，「個人を尊重する気風」も種明かしの1つではないだろうか。

　もしそうだとすると，＜個＞のあいまいなこの日本では，そういったプロフェッショナリズムはどのような磨かれ方・発揮のされ方が最適なのだろうか？ '赤ひげ' の形しかとれないのだろうか？

トランスペアレンシーとアカウンタビリティ

　李啓充先生が書かれた『アメリカ医療の光と影』[4)] の「あとがき」に，ボストン大学公衆衛生大学院教授で，『患者の権利』などで有名なジョージ・アナス先生（134頁）の次のような指摘が載っている。「医療のグローバル・スタンダードとは，市場原理とかマネジドケアではない。transparency（トランスペアレンシー；透明性）と accountability（アカウンタビリティ，説明責任）の2語に尽きる。」世界にはいろいろな医療があるから，「トランスペアレンシー；透明性」と「アカウンタビリティ；説明責任」が，「世界的グローバル・スタンダード」であるとは私には思えない。しかし，アナス先生の発言は，これらが「医療版米国発グローバル・スタンダード」の光なのだという鮮烈な自負に満ちている。なるほどと思う。私達が招聘した"大リーガー医"達は，現場の臨床医だからこういった言葉の使い方はしてこなかったが，彼らの医療実践も全く同方向を向いている。

　このうち，「透明性」は，私の言葉では「開明性」に当たる。これは出来る限り追求してきたし，出来てきた。「説明責任」は，残念ながらそれほどには実践できていない。患者・家族も，私達の「民主的な議論に基づく科学的なチーム医療」の一員であるという水準には達していない。十全でない意味と理由については，第VII章6「説明の医療」と第VIII章3「医療事故に関して」で縷々述べた。今後もそう簡単には解決できまいが，一層深化させるべき検討課題である。

　そうすると，結局，私の抱く＜医療現場の和魂洋才＞は，市場原理主義と

かマネジドケアといった医療経済政策を除くので,「医療版米国発グローバル・スタンダード」の地域的(国による)修正と考えざるを得なくなる。EBM然り,インフォームド・コンセント然りである。つまり,刷新した挙句の＜医療現場の和魂洋才＞は,「トランスペアレンシー；透明性」と「アカウンタビリティ；説明責任」に象徴される「医療版米国発グローバル・スタンダード」の近似であり,その概念の範囲を超えられないのだ。これまでの私達の臨床研修プログラムの達成は,端的に言ってその程度のものであった。しかし,この文脈での「医療版米国発グローバル・スタンダード」は,広くヨーロッパ,英連邦,その他の東南アジア諸国などに共有されている。だから,握手できる潜在的な医療空間はぐっと広くなる。漠然とした私達の了解に反して,日本の臨床医学は世界的な広がりに欠けるから,これは一定の前進のはずだ。残念ながら,日本の医学の世界性や普遍性は,これまでは基礎研究と画像診断技術といった分野に限られてきたのだ。そして,さらなる前進は,どんな切り口のものであろうとも,21世紀の日本の若手医師の頭脳と肩にかかっている。

「医療版米国発グローバル・スタンダード」

4点追加したい。1点は,ここでの「医療版米国発グローバル・スタンダード」には,市場原理主義が含まれていないことの再確認である。EBMやインフォームド・コンセントは,市場原理主義とセットでなく展開できることを信じている。2点目は,「政府から,研修医1人に8〜10万ドルが支払われていて,うち,4万ドルが給料,1万ドルが保険,残り3〜5万ドルが病院の取り分」(234頁)という教育資本の豊かさも,「医療版米国発グローバル・スタンダード」の1つに含まれることである。十分な資本を投入してシステムを築くという米国式の上手さも,しっかりと伝わるべきコンセプトである。3点目は,「医療版米国発グローバル・スタンダード」の維持には公正な不断の点検が欠かせないことである。卒後医学教育認定評議会(Accreditation Council for Graduate Medical Education；ACGME)の裁定によるエール大学の内科研修プログラムの停止(234頁)なんて,その象徴である。生き残りの条件が,研修の中身に及び,厳しいのだ。残りの1点は,「医療版米国発グローバル・スタンダード」も,他の「米国発グローバル・スタンダード」

と同様に, ややもすると独善的になりやすく, 膨張しやすいことへの警戒がいることである。一般に宗教心が厚く, それもユダヤ・キリスト教という一神教が支配的だからか, ＜洋魂洋才＞にも「正しさ」が色濃く漂いやすい。インフォームド・コンセントにしても, 私達日本人からみると,「米国原理主義」としか映らない局面が出てくる。癌告知にまつわる家族の出番, 経鼻胃管栄養にまつわる家族の躊躇逡巡は, 今日の米国人には軽視されるだろう。集団志向性社会に由来すると考えられる「あいまいさの豊かさ」[5]も, 米国人にはおよそ理解できないかもしれない。「人情を売った富山の薬売り」は, 米国では存在場所すらないだろう。こういう際に, 私達日本人の態度は, 従来とかく寛容に徹しすぎた。悪く言えば, 面従腹背であった。これだと, そもそも議論がないわけだから, 日本人と違って察する文化に乏しい米国人には何のことかわからない。そうではなくて, 英語での発信には手間取るが, 私達がその差をきっちり説明することこそが,「医療版米国発グローバル・スタンダード」をもふくよかにすることであり, "Show the flag"（旗幟鮮明にしてほしい；2001年9月11日の事件直後に米国側から日本に突きつけられた）といった言葉や態度に対する私達の反応の内容であるべきだと思われる。また, 医療の日本らしさを点検するこういった作業を私達自身がするのでなければ, 日本の医療は真に豊かにもなれまい。

民主的な議論に基づく科学的なチーム医療

ややこしいことはともかく,「民主的な議論に基づく科学的なチーム医療」を目指す私達の臨床研修の原則は,「中心に存在する抜群の臨床力, ジェネラリズム志向性, 医療空間の開明性, 医師集団の規模の適切さ, 構成員全員の教育熱心さ」の5つである。その他としては, 体力があり, 英語を毛嫌いさえしなければよい。「患者中心の医療」が十全にできている自信はないが, 掛け声倒れにならない前提はできている。管理層はピカピカした建物も, 大きな画像診断機器も一切用意しなくてよい。そういう意味ではコンセプトの追求だけなので, 誠にささやかである。全国に咲く他のいろいろな研修プログラムと同様に, 引き続き御愛顧・御検討いただきたい。

EBMも一緒にしよう！ 智に働いても角が立たないようにみんなでしよう！ インフォームド・コンセントも一緒に考えよう！ そして,'一億総経

鼻胃管栄養化'もみんなで超克しよう！

1) トク・ベルツ編，菅沼竜太郎訳：ベルツの日記（上）．p 235-241，岩波文庫，1997
2) 夏目漱石：漱石文明論集．p 25-38，岩波文庫，1990
3) 田中まゆみ：ハーバードの医師づくり．p 23-56，医学書院，2002
4) 李啓充：アメリカ医療の光と影．p 253，医学書院，2000
5) 徳永進：臨床医のノート．p 150，MED，2001

あとがき

　実習を終えた医学生（5年生）からの次のような手紙は，冬の日本海特有のどんよりした天候が続いたときに沈みがちな私達の気持ちを生き返らせてくれる．

　舞鶴の先生方ですばらしいと思う点は，お互い教えあって，良い医療を作り上げていこうという姿勢がどの先生からも感じられることです．お互いの知識・考え方を共有し合おうとすることで自然と平均的に質の高い医師が育ち，良い医療の提供へつながっていることを，たった4日間でありながらひしひしと感じました．
　時に医師同士で意見が食い違うことがあっても，まず最初に自分が正しかったかをどうかを省みる，そして翌日には自分の反省点を素直に述べて以前以上の信頼関係を築きあげるという一場面も垣間見ることができました．すばらしいのは医師同士の関係だけではありません．看護婦（士），検査技師，薬剤師などを含めたスタッフ同士の関係も対等で，お互いに相手の職種を尊重しあっているように感じました．少なくとも大学病院よりは理想的なチーム医療の形に近いのではないかと思います．
　先生方の指導の仕方が上手なのはもちろんなのですが，教えてもらう側の姿勢もまたすばらしいものでした．自分が興味をもったことであれば素直に「おもしろい」を連発するからです．自分の話に興味をもってもらえたら教える側も嬉しいに違いありません．なんとなく日本離れした雰囲気がとても好きになりました．また，いつどこでディスカッションが生まれるかわからない，そんな雰囲気もとても気に入りました．
　大学病院でベッドサイド・ラーニングを経験してから舞鶴市民病院で実習させていただきますと，ハード面では確かに大学病院のほうが充実していますが，医師のレベルがハード面についていけていないようにみえます．逆に舞鶴では医師のレベルにかろうじてハード面が食らいついている，別の言い方をすれば医療機器を有効かつ効率的に活用しているような印象を受けました．こんなすばらしい医師が大学教育にも携わっていれば…日本にこのような医師があふれていれば…と想像を楽しむ一方で，現状を残念に思いました．

「民主的な議論に基づく科学的なチーム医療」という私達の目標をきっちりつかんでくれている手答えが感じられるのが，嬉しさの一番大きな理由である。

いろいろな事を書かせてもらったが，巨視的な医療経済の話は抜け落ちている。この本の内容にはあまり関係がないのと，私にとって経済はもっとも苦手な分野だからでもある。ただし，日本でお馴染みの検査漬けは，経済効率の面からも戒められるべきだとの内容については触れている。これは，"大リーガー医"にも共通している。市場主義が横行する現在の米国の医療経営や支払い方式のありようには，相当の文句が各人にあるのだが，医療現場での資源の節約の必要性は，一般内科医と専門医の区別なく，どの"大リーガー医"も強調される。米国では，出来高払い制が少なく，各種医療保険による制約に敏感でなければならないという理由もあるが，節減の科学性・理屈に深みがあり，説得的である。日本の検査漬け・薬漬けも，経済的・行政的締め付けの前に，科学的吟味による反省が医療現場でこそ必要である。

インフォームド・コンセントやEBMといった言葉は，翻訳の日本語よりも浸透している。医療空間の一層の開明化や医療情報開示の推進を背景に，今後ますます普及することが強く望まれるが，個人主義の米国とは違って，集団志向性社会に基づく＜人と人との関係性＞への動的な配慮が欠かせない。

医学書院の横田公博さんの誠に粘り強い忍耐に感謝したい。執筆の話が最初にあった時から優に5～6年が経過してしまった。舞鶴に来られた横田さんと郊外をドライブしたことがある。海辺の半農半漁村を運転していたら，農作業にいそしむ患者さんを見かけた。60歳代前半のXさん，女性。1992年秋に発熱と汎血球減少症で入院し，結局ループス腎炎（WHO V型）主体のSLEと診断された方。もともとSS（全身性硬化症）とシェーグレン症候群があるので，MCTDを提唱したところ，「MCTDなんてものはそもそもありません」（152頁）と主張されるHadler先生に'てこずった'ことを覚えている。「ともかく，今も元気そうに農婦ができているんだなあ」と嬉しく回想していたら，峠を越えた村で，また別の患者さんを見かけた。平坦な農道だが，さっそうと自転車に乗っている80歳になるYさん，男性。大動

脈弁狭窄症兼閉鎖不全症（狭窄優位型）。半年前の心エコーでの左室–大動脈圧較差が 100 mmHg を超えていた方。何年も前に，圧較差 80 mmHg のときに Constant 先生（100 頁）に呈示したら，「…しかし，症状がないわけですから，もちろん手術は不要」とのコメントが返ってきたのを覚えている。

「できるだけ間口を狭めず，かといって深み・緻密さ・微妙さを極力失うことのない一般内科と地域医療の展開」を維持していきたいと思う瞬間である。

ほぼ書き終えつつあったところで，Jon Lurie 先生（128 頁）から Paul Gerber 先生の突然の訃報を知らされた。2002 年 1 月 2 日，お仕事中に急死されたと。病気の履歴もなく，服薬歴もなく，病理解剖にても死因が不明だったと。Gerber 先生については，22, 126, 255, 301, 305 頁でたびたび扱わせてもらったが，「臨床現場の良識」という形容がぴったりの方だった。「医療版米国発グローバル・スタンダード」の'良心的'権化ともいえよう。「息子の Aaron が高校を卒業したら，もっとたっぷり来鶴できます」が口癖であった。その Aaron 君が，今 18 歳。次回の来鶴を詰めようとしていた矢先であった。1946 年のお生まれなので，享年 55 歳！ 招聘"大リーガー医"の初めての訃報である。

2002 年 1 月滞在の Jack Ende 先生が言う。「Paul Gerber とは会ったことはありませんが，電話で話したことはあります。かなり複雑な病気を抱えた方がダートマスの近くに引っ越されることになったので，内科部長の Harold Sox に誰に診てもらうのが最適かと相談したのですよ。そんな複雑な症例なら，彼に限ると紹介してもらったのが Paul Gerber でした。2～3 年前になります。」2002 年 2 月末に来鶴の Thomas Cooney 先生も Gordon Noel 先生も，悲報を御存知であった。Noel 先生は，1989～1992 年の 3 年間ダートマスにおられ，一緒に働かれたと。悲しすぎる地球の狭さである。

255 頁で目から鱗が落ちた表情の研修医は，実は森本剛医師（69 頁）であり，Gerber 先生こそ，彼にとっての一般内科医の有力なロールモデルであった。現在たまたまボストンで勉強中ということもあり，2 月 24 日の大学主催の Memorial Service にスピーカーの 1 人として弔辞を述べる機会が与えられた。その中で私の以下の弔辞も挟んでもらったが，たどたどしく作りながら，何度も目頭が熱くなるのを禁じ得なかった。

As a director of 'the Program with American Physicians in Residence', I would express my and our heartfelt condolences. I have been writing a book on the program which has lasted for 18 years. When I heard the sad news about Paul, I had just finished describing what he had insisted in medicine and had lectured for us. Paul was truly the person who liked the general internal medicine for the people and disliked the fragmentation of internal medicine. Paul was kindly contributory to us and visited us three times for these 11 years. Each time every resident as well as staff physician in internal medicine was heartily impressed with his clinical competence which was always wide, deep and up-to-date. Because general internal medicine continues to be immature in Japan, Paul could be appropriately termed as the very role model as clinician-educator for us and even Japanese people. Paul's pleasant and modest personality with devotion to the patients always gathered a large audience in his lecture and many residents in his rounds and office. Naturally he was chosen as one of the best teachers by our residents.

Paul was happy talking to me about the thunderstorm he had experienced on a hill during a bicycle summer journey with Rachel. Paul and I were happy discussing on his and Brenda's return after Aaron's graduation from high school.

Paul's conscientiousness, honesty and what he had stressed in medicine will survive in all of our minds forever. We all miss him very much.

Maizuru, Kyoto, Japan
Tadashi Matsumura

森本医師の事後報告によると,「Gerber 先生の優しい人柄が偲ばれる本当に崇高な式でした。同僚,研修医だけでなく,学生や患者さんなど 300 人くらいが列席し,最前列で車いすに乗った患者さんと思しき老婦人が痰のからんだ咳の合間に涙を流されているのが印象的でした。松村先生のメッセージは私の弔辞の間に読ませて頂きました。Jonathan Ross 先生も松村先生との交流をお話ししておられました。その後に弔辞をされた(真打ち) Harold Sox 先生は自分に持病があることを紹介しておられ,その主治医が Gerber 先生であったことを打ち明けておられました。恩師や上司に主治医に指名されることほど医者として高く評価されることはないのではないでしょうか。」

合掌

2002 年　新緑の候